Q&A 生活習慣病の科学 Neo

京都大学健康市民講座

中尾一和 編

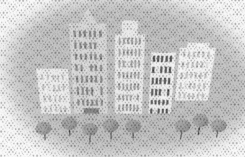

京都大学学術出版会

予防・診断・治療の大変革——新版の発行に際して

　『Q＆A生活習慣病の科学』の初版は、2005年に出版されました。京都大学医学部内科学第二講座の「疾患を臓器別にとらわれず全身的に診療する内科学」の伝統を受け継いで、毎年の生活習慣病に関する研究成果を市民公開講座として社会還元する活動を展開してきました。その活動の10年間に患者さんから寄せられた多くの質問をまとめて、質問と回答（Q and A）方式でまとめたものが本書でした。今から振り返りますと、我が国のメタボリックシンドロームの概念と定義が出来た年（2005年）の年頭のことで、その後に厚生労働省の全国的な「メタボ特定検診」がスタートすることになるのです。丁度、生活習慣病に対する社会の関心が高まり始める頃であり、「生活習慣病の科学」として、可能な限り分り易い科学的な内容にするように心がけました。

　そして更に10年間が経過しました。毎年の進歩としては、遅々としたものと感じていた研究成果でしたが、最近の10年間の進歩をまとめて考察すると、進歩の程度は疾患により異なりますが、著しく進歩した領域もあり、内容的に従来の見解と比較検証すると「大変革」と言わざるを得ないような証拠も増えてきています。可能な限り、注意深く最新の進歩を科学的に考察すると少なくともおよそ10分の1〜2に相当する記載は、修正しなければならないと考えるに至っています。

　特に、生活習慣病で重要な栄養・食事療法では「大変革といえる10年間」でありました。また、人生50年から人生80年の長寿社会の達成を受けて、認知症の増加とその対策が喫緊の課題となっており、生活習慣病対策の成果が認知症対策にも応用できることが明らかになって

きています。そこで新たに「栄養と食事療法」と「認知症」の章を新設し、その他は可能な限り新しい知見を取り入れました。

　「栄養と食事療法」では、食生活の欧米化の中で、脂肪（脂質）過剰摂取を肥満の原因と考えてきた従来の考え方を整理・検証して、40年以上に亘って米国で実施されてきた脂肪摂取制限（脂質摂取制限）の撤廃という大変革「米国栄養ガイドライン2015」を、長年の診療と研究活動の経験と論文検証を実施して、新章としてまとめ、「適度の相対的高脂質高蛋白質低糖質食」を提案しました。日本人の食事に、国際的な評価の高い「地中海食の長所」を取り入れ、「母乳の成分と効果」に認められる驚異的なデータを参考にしたものです。これを「モデレートダイエット（MD食）」と名づけました。私たちは、現在まさに、生活習慣病対策で最も重要な食事について大変革の時期にいるのです。

　「認知症」は、滋賀医科大学神経難病研究センターの西村正樹教授と研究室の皆さんにお願いしましたが、本書の特徴を尊重していただき、期待通りの内容になりました。認知症対策と生活習慣病対策は基本を同じにするところが多いことが明らかになっています。

　科学研究の進歩では、まさに10年間で解釈が逆転するに近いことが起りうることを経験しました。読者の皆さんには「科学の進歩」とは、そのようにダイナミックなものであることを、ご理解いただきたく思います。ですから本書の内容もこれから10年間で、多少の変更や新情報の追加が必須になることが予想されます。むしろそれが科学と医学の進歩には望ましいことであるのです。今後も正しい最新情報をお伝えするために京都大学学術出版会にお願いして本書のフォローアップのためにウェブサイトを開設していただき、各章の参考文献をリストアップすること、新知見が証明された時には、ウェブサイト上に掲載することになりました。また、米国などで使用されている新情報に関するウェブサイトにもアクセス出来るようにしましたので、ご

利用いただければと思います。

　日本人の寿命は、人生50年の時代から80年の時代になってきていますが、長寿化した更なる30年以上の延長期間の健康維持にそなえて、積極的な生活習慣の工夫が期待されているのです。特に食事、運動、睡眠は医薬と同等あるいはそれ以上の意義を有していると考えています。「医食同源」は医（薬）と同等に食の重要性を示すものですが、医食に加えて、運動（動と略す）と睡眠（眠と略す）も生活習慣として重要で「医食動眠同源」として提案したいと思います。私たちは、このような視点から、将来、生活習慣病の新たな創薬の標的分子が発見され、生活習慣病の新しい治療薬が開発できるに違いないと考え、「継続した挑戦」を研究活動の合言葉にしています。

　この10年間には思わぬ悲しみもありました。運動療法の共著者の鴨田佳津子さんと心理療法の著者の岡嵜順子さんがご逝去されました。単独で執筆していただいていた岡嵜順子さんの「生活習慣病と心のケア」の章は、内容的に改訂すべき点は少なく、著者のお人柄の溢れるものであり、最少限の変更にとどめました。お二人に、哀悼の意を表し、ここに新版 Neo をささげたいと思います。

　この新版が、2016年の現時点で男性で約10年間、女性で13年間である平均寿命と健康寿命のギャップを無くすような生活習慣の改善・是正の一助として利用されることを切に希望して新版の挨拶とさせていただきます。

　また、新版への改訂に当って原稿整理や事務連絡をお手伝いいただいた秘書の柳瀬陵子さん、出版へむけてご尽力くださった京都大学学術出版会の鈴木哲也さん、高垣重和さんに深く感謝します。

　2016年8月26日　京都の猛暑の中に秋の気配を感じながら

中尾一和

初版へのまえがき

　人類は数十万年をかけて飢餓に苦しみながら生存進化し、工業化した文明社会を実現してきましたが、その文明社会の中で生活習慣病と呼ばれている難病が激増しています。痛みなどの気がつきやすい初期症状は全く無く、知らぬ間に徐々に進行して、気がついたときには回復不能な手遅れ状態まで進行していることもある難病です。また、患者さんに難病であると認識されにくく、現代の文明社会では誰もが罹りやすい厄介な病気です。

　生活習慣病という言葉は医学用語ではなく、厚生労働省によって厚生行政のために創られた行政用語です。特定の病気を意味するのではなく「生活習慣を修正することにより病気の発病を予防することができること、あるいは病気の進行を遅らせることができること」が特徴である病気の総称です。

　最近激増している主な生活習慣病としては、肥満症、糖尿病、高血圧症、高脂血症が挙げられます。長寿社会を実現してきたわが国でも最近の数十年間でこれらの病気が激増しています。この傾向はわが国のみでなく、急激に欧米化した生活様式を取り入れた発展途上国でも、わが国以上に肥満症や糖尿病などが増加しており、新世界症候群とも呼ばれて社会問題化しているのです。

　それでは、なぜ急速に生活習慣病が激増しているのでしょうか。生活習慣病の成因は遺伝要因と環境要因よりなることが知られています。遺伝要因は病気に罹りやすい体質を決める要因ですが、これは数十万年かかった人類の進化の過程におこった遺伝子の変化によるものです。人類はこの間絶え間なく飢餓と戦ってきましたので、その進化

の過程で飢餓に対して好都合な体質、つまり食物エネルギーを体内に脂肪として蓄積させやすい効率的な遺伝子を持つものが自然淘汰され、生存したと考えられています。現代に生きる私たちはその子孫であるため、飢餓に強い遺伝子による体質を持っていますが、豊かな食生活の可能な現代では逆にこの体質が肥満を促進し、肥満によって悪化する糖尿病などの激増を招いているのです。一方、環境要因は、食物の過剰摂取（過栄養）、特に高脂肪食などの欧米化した食生活（米国栄養ガイドライン2015では高脂肪食の制限は事実上撤廃された）、リモコンなどの普及による座りがちの生活様式、肉体を使うことの少ない労働様式、徒歩や自転車での移動から車を主要な移動手段とする車社会の発達などの社会環境の変化よりなるものです。わが国でこの数十年間という短期間に増加している生活習慣病の原因は、遺伝子の変化がこのような短期間では起こり得ないことより、環境要因の変化、即ち（欧米化した）食生活と運動不足にあることは科学的に疑う余地はありません。つまり、経済的な豊かさの反映である食生活の変化と利便性の向上による運動不足が、私たちの健康をむしばみ生活習慣病を激増させているのです。

　肥満症、糖尿病、高血圧症、高脂血症が増加しているのですが、別々に増加しているのではなく、これらの生活習慣病をあわせて持つ人が増加していることがわが国のみならず欧米でも深刻な問題になっています。その中で上位を占めているのが肥満症であり、特に腹部に脂肪がたまる内臓肥満の危険性が指摘されています。肥満症は肥満によって引き起こされる健康障害を持つ病気として認識されるようになっています。糖尿病、高血圧症、高脂血症はいずれも肥満によって増悪する代表的病気ですので、肥満症が生活習慣病の本体といえるのです。最近、国際的には、肥満を上位にして、糖尿病、高血圧症、高脂血症が合併して全身の動脈硬化症を促進する病気の集合体を、メタボリック症候群と呼ぶようになりました。最終的には動脈硬化症を促

進して心臓病、脳血管障害、腎臓病などを発病します。生活習慣病、肥満症、メタボリック症候群は、ほとんど同じ病気の集合体を別の視点から命名したものなのです。

　このような生活習慣病の診療と研究に携わりながら、私たち京都大学附属病院内分泌代謝内科（第二内科）が生活習慣病対策の市民講座（当初は「成人病対策市民講座」と呼称）を始めたのが1993年です。最新の生活習慣病対策の情報を易しく正しく市民の皆さんにお伝えしたいと考えたからです。最初の市民講座は1993年4月24日の土曜日の午後、京都大学医学部の臨床講堂から始まりました。以来12年、毎年4月に教室員手作りの市民講座を公開してきました。最近は毎年500名を超える市民の皆さんにご参加頂いており、映像や実技指導などを交えてQ&A方式の公開講座を開催してきました。その十余年に及ぶ実績のなかから、市民の皆さん共通の切実な疑問が浮かび上がってきました。それらを基に京大病院での臨床活動の経験を加えてより広がりのある内容に構成して、再び市民の皆さんの元にお返ししようとして生まれたのが本書です。本書は市民の視点で編まれたものであり、皆さんの生活習慣病の予防と治療のためにぜひお役立て頂きたいと思います。

　本書では、市民の皆さんからの疾患別の質問に、教室と関連する専門家が最新の科学情報に基づきできる限り分かり易く回答する方式をとりました。また、生活習慣病の診療活動において、医師と患者さんの間で活動している看護師、臨床心理士にも執筆して頂きました。本書はどこから読んで頂いても良い構成になっていますし、看護師や臨床心理士の優しさも感じて頂けると思います。

　本書が完成するにあたっては、多くの方々のお力添えを頂きました。生活習慣病対策市民講座への参加を通じて、または日頃の外来診察などを通じてさまざまな意見を寄せて頂いた市民の皆さん、冒頭の

対談で卓見をご披露頂いた恩師の井村裕夫先生、執筆にご協力頂いた先生方、秘書の藤岡友美子さん、最後に本書の刊行にご尽力頂いた京都大学学術出版会の小野利家さんに深甚な感謝の意を表します。

　2004年11月

編者記

目次

予防・診断・治療の大変革——新版の発行に際して　i

井村裕夫先生に聞く　生活習慣病と日本人　001

序　章　生活習慣病とは　013
- Q 0 - 1　生活習慣病とはどのような病気ですか？　014
- Q 0 - 2　生活習慣病と成人病はどう違うのですか？　016
- Q 0 - 3　生活習慣病が common disease と呼ばれるのはなぜですか？　018
- Q 0 - 4　生活習慣病の予防のために重要なことを教えてください。　020
- Q 0 - 5　生活習慣病の遺伝因子と環境因子とは何ですか？　024
- Q 0 - 6　科学研究と医学研究における種差について教えてください。　026
- Q 0 - 7　年齢層による生活習慣病の特徴を教えてください。　029
- Q 0 - 8　日本人の生活習慣病の特徴にはどのようなものがあるでしょうか？　031
- Q 0 - 9　生活習慣病に関する科学研究者と医学研究者、医師の違いをわかりやすく説明してください。　033
- Q 0 -10　夢の生活習慣病予防と治療（テーラーメイド医療）について教えてください。　035

第 1 章　肥満症　037
- Q 1 - 1　肥満は病気ですか？　どのような種類があるのですか？　038
- Q 1 - 2　どのようにして肥満を判定するのですか？　また、肥満症の診断はどのようにするのですか？　041
- Q 1 - 3　肥満の原因には、どのようなものがありますか？　046
- Q 1 - 4　肥満の環境因子にはどのようなものがあるでしょうか？　049
- Q 1 - 5　肥満の遺伝因子は何ですか？　052
- Q 1 - 6　肥満の治療法にはどのようなものがありますか？　夢の治療法について教えてください。　055
- Q 1 - 7　肥満の食事療法はどのようにして行うのですか？　061

- Q 1-8 肥満ではどのような病気を伴いやすいのですか？ また、どのくらい体重を減らせばよいでしょうか？ 063
- Q 1-9 栄養が十分摂れていても食べ過ぎてしまうのはなぜでしょうか？ 067
- Q 1-10 肥満と関連するレプチンとはどのようなホルモンですか？ 070

第2章　糖尿病　073

- Q 2-1 糖尿病とはどのような病気ですか？ 074
- Q 2-2 糖尿病はどうして起こるのですか？ 077
- Q 2-3 糖尿病の環境因子は何ですか？ 079
- Q 2-4 糖尿病の遺伝因子は何ですか？ 081
- Q 2-5 糖尿病の診断はどのようになされているのでしょうか？ 083
- Q 2-6 糖尿病では、血糖値をどれくらいにコントロールすればよいですか？ 085
- Q 2-7 糖尿病の合併症にはどのようなものがありますか？ 088
- Q 2-8 運動していれば、食事療法をしなくてもよいですか？ また、眼や腎臓が悪くても運動療法をしてよいですか？ 091
- Q 2-9 食事や運動に気をつけても、血糖値が下がりません。どうしたらよいでしょう？ 093
- Q 2-10 血糖値を下げる薬にはどのようなものがありますか？（経口薬編） 095
- Q 2-11 血糖を下げる薬にはどのようなものがありますか？（注射薬編） 098
- Q 2-12 糖尿病の夢の治療法について教えてください。 100

第3章　高血圧症・動脈硬化症　103

- Q 3-1 高血圧はどうして起こるのですか？ 104
- Q 3-2 血圧がいくつになると高血圧なのですか？ 107
- Q 3-3 高血圧の環境因子は何ですか？ 111
- Q 3-4 高血圧の遺伝因子は何ですか？ 114
- Q 3-5 血圧が高いとなぜ治療しなくてはいけないのですか？ 116
- Q 3-6 血圧がいくつになると治療しなくてはならないのですか？ 120
- Q 3-7 高血圧症はどのように治療するのですか？ 123
- Q 3-8 脂質異常症とはどういう病気ですか？ 125
- Q 3-9 動脈硬化はどのようにして起こるのですか？ 128
- Q 3-10 夢の治療法といわれる"再生医療"とは何ですか？ 131

第4章　心臓病　133

- Q4-1　心臓の構造はどのようになっていますか？　134
- Q4-2　心臓病にはどのようなものがありますか？　136
- Q4-3　心臓病の危険因子はどのようなものがありますか？　139
- Q4-4　心臓病の遺伝因子は何ですか？　142
- Q4-5　虚血性心疾患とはどのようなものですか？　どのようにして診断するのですか？　144
- Q4-6　虚血性心疾患の予防法・治療にはどのようなものがありますか？　146
- Q4-7　心不全とはどのような病気ですか？　148
- Q4-8　心不全の診断法や治療法にはどのようなものがありますか？　150
- Q4-9　男性と女性で心臓病の発症に差がありますか？　153
- Q4-10　心臓病なのですが、どのように運動すればよいですか？　155
- Q4-11　心臓病の未来の夢の治療法にはどのようなものがありますか？　156

第5章　腎臓病　159

- Q5-1　腎臓病とはどのような病気ですか？　160
- Q5-2　生活習慣病と腎臓とはどのような関係がありますか？　162
- Q5-3　腎臓病の環境因子と遺伝因子は何ですか？　164
- Q5-4　腎臓病はどのようにして診断するのですか？　腎機能が落ちるとどうなりますか？　167
- Q5-5　腎臓病の治療にはどのようなものがありますか？　169
- Q5-6　腎不全のときに受ける透析療法とはどのようなものですか？　172
- Q5-7　痛風とはどのような病気ですか？　なぜ血中尿酸が高いと体に悪いのですか？　175
- Q5-8　痛風の治療法について説明してください。　177
- Q5-9　妊娠と腎臓病とはどのような関係がありますか？　179
- Q5-10　腎臓病の未来の夢の治療法にはどのようなものがありますか？　181

第6章　肝臓病　183

- Q6-1　肝臓病とはどのような病気ですか？　生活習慣病と肝臓病の関連について教えてください。　184
- Q6-2　B型肝炎ウイルスを持っているのですが、どんな点に注意したらよいですか

    186
- Q6-3 血液検査でC型肝炎だとわかったのですが、どうしたらよいでしょうか？
    190
- Q6-4 肝臓病の環境因子は何ですか？ 192
- Q6-5 肝臓病の遺伝因子は何ですか？ 195
- Q6-6 肝臓が悪いと飲酒したらいけないのでしょうか？ 198
- Q6-7 脂肪肝はどのような病気ですか？ 200
- Q6-8 肝硬変とはどのような病気ですか？ 202
- Q6-9 肝臓病の治療法にはどのようなものがありますか？ 205
- Q6-10 最新の肝癌治療、未来の夢の治療について教えてください。 208

第7章 認知症 211
- Q7-1 認知症とはどのような病気でしょうか？ アルツハイマー病と同じですか？
    212
- Q7-2 認知症の初期症状はどうなるのでしょうか？ MCIとはなんですか？ 215
- Q7-3 認知症は年々増加しているのですか？ 男女差についても教えてください。
    217
- Q7-4 アルツハイマー病では脳に何が起こっているのですか？ うつる（感染する）可能性はあるのですか？ 219
- Q7-5 アルツハイマー病の原因遺伝子と発症関連遺伝子はどの程度解っているのでしょうか？ 222
- Q7-6 認知症はどのように診断されますか？ 早く診断されると治るのですか？
    224
- Q7-7 認知症と高血圧や糖尿病などの生活習慣病との関連はどうですか？ 226
- Q7-8 認知症予防に効果が期待できる生活習慣（運動、食生活、趣味など）はありますか？ 228
- Q7-9 アルツハイマー病に対してどのような治療法の開発が研究されていますか？
    231

第8章 骨粗鬆症 233
- Q8-1 骨粗鬆症とはどのような病気ですか？ 234
- Q8-2 どうして骨粗鬆症になるのでしょうか？ 236

- Q8-3　骨粗鬆症にはどんな種類がありますか？　238
- Q8-4　骨粗鬆症の環境因子・遺伝因子は何ですか？　240
- Q8-5　骨粗鬆症の診断と検査法について教えてください。　243
- Q8-6　骨粗鬆症の食事療法はどのようなものがありますか？　246
- Q8-7　骨粗鬆症に運動療法は有効ですか？　248
- Q8-8　カルシウムが骨粗鬆症予防に良いと聞きましたが、どうなのでしょうか？　250
- Q8-9　骨粗鬆症の治療薬にはどのようなものがありますか？　251
- Q8-10　骨粗鬆症の未来の夢の治療法について教えてください。　254

第9章　歯周病　257
- Q9-1　歯周病にはどのような症状があるのですか？　歯周病って、歯槽膿漏のことですか？　258
- Q9-2　歯周病はそんなに一般的な病気なのですか？　260
- Q9-3　年をとるとみんな歯周病になるのでしょうか？　261
- Q9-4　歯周病の原因は何ですか？　264
- Q9-5　歯周病にならないためには何に気をつければよいのですか？　267
- Q9-6　歯周病にはどんな治療法が最も有効ですか？　269
- Q9-7　妊娠中や特殊な薬を飲んでいると、歯周病になるのは仕方ないことですか？　270
- Q9-8　歯周病は薬で治せるのでしょうか？　271
- Q9-9　人工歯根（デンタルインプラント）という良い治療法があるので、歯周病で歯が抜けたって困らないのでしょうか？　273
- Q9-10　歯周病で失われた歯に対する将来の夢の治療法について、教えてください。　274

第10章　栄養と食事療法　275
- Q10-1　地中海食は健康に良いと聞きましたが、どんな食事ですか？　276
- Q10-2　母乳の栄養成分について　278
- Q10-3　アトキンスダイエットなどの低糖質食、低炭水化物食について教えてください　280
- Q10-4　果物やジュースが大好きです。果物やジュースでも太ることがあるのです

- Q10-5 ペットボトル症候群とはどんな病気ですか？ 285
- Q10-6 脂質摂取制限やコレステロール摂取制限はしなくて良いのですか？ 287
- Q10-7 人生80年の長寿社会で推奨される生活習慣病対策の食事療法について教えてください。 292
- Q10-8 食事療法は続けるのが難しくて困っています。継続しやすい「適度の食事（モデレートダイエット：MD食）」についてもっと教えてください。 300
- Q10-9 「適度な食事（モデレートダイエット：MD食）」のエビデンスを具体的に教えてください。 304
- Q10-10 糖質は必須栄養素ではないのですか？ 脳は糖質制限しても大丈夫ですか？ 307
- Q10-11 時間が取れない時などの「適度の食事：MD食」レシピを具体的に教えてください。 310

第11章 運動療法 313

- Q11-1 普段から運動していると、どのような病気が予防できますか？ 運動によって改善が期待できる病気はどのようなものがありますか？ 314
- Q11-2 健康増進のために効果的な運動の方法とは、具体的にどのようなものですか？ 316
- Q11-3 これから運動を開始する場合、どのようなことに注意が必要ですか？ 318
- Q11-4 自分にあった運動の強さや時間はどのようにして決めたらよいのですか？ 320
- Q11-5 運動の効果には男女差や年齢差はありますか？ 遺伝素因が強い人でも運動することで効果はありますか？ 323
- Q11-6 食事療法や薬物療法をおろそかにしても、運動をがんばることで生活習慣病の改善が期待できますか？ 326
- Q11-7 運動しても目に見えて効果が出ない場合、それでも運動は続けるべきですか？
  薬を服用してよくなった場合でも、運動は続けるべきですか？ 328
- Q11-8 三日坊主にならず、運動を習慣化するのに効果的な方法はありますか？ 329
- Q11-9 膝や腰に負担のかからない運動はどのようにしたらいいですか？ 331

- Q11-10 健康のための筋力トレーニングやストレッチングはどのように行えばよいでしょうか 334

第12章 ホルモン補充療法　337

- Q12-1 ホルモンとは何ですか？　338
- Q12-2 ホルモンにはどのようなものがありますか？　341
- Q12-3 ホルモンが原因で起こる病気は、どのようなものがありますか？　344
- Q12-4 「ホルモン補充療法」とは何ですか？　346
- Q12-5 更年期とはどのような時期ですか？　348
- Q12-6 女性ホルモン補充療法とはどのようなものでしょう？　350
- Q12-7 女性ホルモン補充療法は、ずっと続けてもよいのでしょうか？　352
- Q12-8 男性にも更年期があるのでしょうか？　354
- Q12-9 最近よく耳にする「環境ホルモン」とは何ですか？　356

第13章 生活習慣病と心のケア　359

- Q13-1 生活習慣病とストレスの関係を教えてください。　360
- Q13-2 生活習慣病になりやすい性格特性はありますか？　363
- Q13-3 癌にかかりやすい性格特性はありますか？　365
- Q13-4 肥満に陥りやすい性格特性はありますか？　367
- Q13-5 生活習慣病対策として望ましいライフスタイルについて教えてください。　369
- Q13-6 生活習慣病を予防するための食行動を教えてください。　372
- Q13-7 良い生活習慣として、質の良い眠りについて教えてください。　376
- Q13-8 人間関係が辛いです。上手な対人関係の築き方を教えてください。　378
- Q13-9 気分転換、上手な心身のリラックス法を教えてください。　381

第14章 生活習慣病と看護　383

- Q14-1 生活習慣病と看護の関係について教えてください。　384
- Q14-2 食事制限を始めてから便秘がちです。下剤を飲んだほうがよいでしょうか？　386
- Q14-3 肥満で動くのが億劫です。どうしたらよいでしょうか？　389
- Q14-4 昔からお風呂が嫌いで、洗髪も1週間に1回ですが、いけませんか？　390

Q14-5	薬の副作用が気になって、怖くて飲めません。どうしたらよいでしょうか？ 393
Q14-6	病院でもらった薬の使用期限はどれくらいですか？ 薬が少し足りないとき、どうしたらよいでしょうか？ 394
Q14-7	日常生活で感染症を予防するためには、どうしたらよいでしょうか？ 395
Q14-8	介護サービスは寝たきりの人しか受けられないのでしょうか？ 397

付　　録　401
あとがき　413
索　　引　415

一口メモ

生下時体重と生活習慣病	012
平均寿命と健康寿命	022
人類は石器時代には骨髄や脳を食べていた？	023
トランスレーショナル研究とトランスレーショナル医学	034
先制医療と Precision Medicine（精密医療）	036
新しい内臓脂肪量の評価方法　―デュアルインピーダンス法	043
サルコペニア肥満	048
肥満と腸内細菌叢	051
リバウンドについて	066
レプチンとグレリン	072
ヘモグロビン A1c（エーワンシー）	086
血糖自己測定について	087
グリセミックインデックス（glycemic index）	094
DXA 法	245
正しい歯磨き方法に関する最新情報	262
種実（ナッツ）の食材としての特徴と穀類との対比	277
炭水化物と腸内細菌叢	281
推奨出来る甘味料と出来ない甘味料	286
脂肪とオイルの調理法	291
ケトン体―脳のエネルギー源とシグナル伝達因子	294

Gタンパク質共役型受容体	294
草食、肉食、雑食	296
草食動物である牛やヤギ、パンダ、コアラの話	296
食糞	299
食欲調節と報酬系	309
適度の食事（モデレートダイエット：MD食）の四字熟語	311
Slow Jogging（スロージョギング）	325
アーネスト・スターリング教授と辻寛治教授	340
高峰譲吉	343
ハンス・セリエのストレス学説	362
睡眠の仕組みと種類	377
フローレンス・ナイチンゲール	385

Neo 改訂・執筆者一覧

序章　生活習慣病とは
中尾 一和（京都大学医学研究科メディカルイノベーションセンター　特任教授）

第1章　肥満症
田中 智洋（京都大学医学研究科メディカルイノベーションセンター　准教授）
日下部 徹（京都大学医学研究科メディカルイノベーションセンター　准教授）

第2章　糖尿病
日下部 徹（京都大学医学研究科メディカルイノベーションセンター　准教授）
田中 智洋（京都大学医学研究科メディカルイノベーションセンター　准教授）

第3章　高血圧・動脈硬化症
園山 拓洋（ケンブリッジ大学　研究員）

第4章　心臓病
中尾 一泰（国立循環器病研究センター病院心臓内科）

第5章　腎臓病
向山 政志（熊本大学生命科学研究部腎臓内科学　教授）
森 潔（静岡県立総合病院腎臓研究科　部長）
横井 秀基（京都大学医学研究科腎臓内科　講師）

第6章　肝臓病
西田 直生志（近畿大学医学部消化器内科　准教授）
米田 俊貴（京都医療センター 消化器内科、米田診療所）
田中 智洋（京都大学医学研究科メディカルイノベーションセンター　准教授）
宮澤 崇（京都大学大学院医学研究科メディカルイノベーションセンター　准教授）

第7章　認知症
西村 正樹（滋賀医科大学神経難病研究センター　教授）

第8章　骨粗鬆症
八十田 明宏（京都大学医学研究科糖尿病内分泌栄養内科　講師）
三浦 晶子（音羽病院糖尿病・内分泌・生活習慣病センター内分泌内科部長）

第9章　歯周病
別所和久（京都大学大学院歯科口腔外科　教授）
第10章　栄養と食事療法
中尾一和（京都大学医学研究科メディカルイノベーションセンター　特任教授）
第11章　運動療法
林　達也（京都大学大学院人間・環境学研究科　教授）
勝川史憲（慶應義塾大学スポーツ医学研究センター　教授）
第12章　ホルモン補充療法
荒井宏司（京都工芸繊維大学保健管理センター　所長・教授）
全　泰和（ミシガン大学　助教授）
宮澤　崇（京都大学医学研究科メディカルイノベーションセンター　准教授）
日下部徹（京都大学医学研究科メディカルイノベーションセンター　准教授）
第13章　心のケア
中尾一和（京都大学医学研究科メディカルイノベーションセンター　特任教授）
第14章　生活習慣病と看護
岩崎由加子（京都大学医学部附属病院看護部）
清水彬礼（京都大学医学研究科メディカルイノベーションセンター　研究員）

Neo 改訂・執筆協力者

青谷大介（京都大学大学院医学研究科メディカルイノベーションセンター　講師）
泉　諒太（京都大学大学院医学研究科メディカルイノベーションセンター）
井田みどり（洛和会東寺南病院内科）
上　育代（京都駅前ホリイ内科クリニック）
川月章弘（滋賀医科大学神経難病研究センター　助教）
神田　一（京都大学大学院医学研究科メディカルイノベーションセンター　研究員［リーダー］）
小山博之（名古屋市立大学大学院医学研究科消化器・代謝内科学）
中尾一祐（京都大学医学研究科歯科口腔外科　助教）
野口倫生（京都大学医学研究科メディカルイノベーションセンター　講師）
野村英生（京都大学医学研究科メディカルイノベーションセンター）

堀井 和子（京都駅前ホリイ内科クリニック　院長）
松原 正樹（京都大学医学研究科メディカルイノベーションセンター　研究員）
山本 祐二（滋賀大学保険管理センター　センター長・教授）
渡邊 直希（滋賀医科大学神経難病研究センター　助教）

初版執筆者一覧

序章　生活習慣病とは
中尾 一和（京都大学医学研究科メディカルイノベーションセンター　特任教授）
第1章　高血圧症・動脈硬化症
伊藤 　裕（慶應義塾大学医学部 腎臓内分泌代謝内科　教授）
第2章　心臓病
斎藤 能彦（奈良県立医科大学 第一内科学教室　教授）
原田 昌樹（原田医院　院長）
第3章　糖尿病
益崎 裕章（琉球大学医学研究科内分泌代謝・血液・膠原病内科学　教授）
井上 　元（日本赤十字社 和歌山医療センター糖尿病・内分泌内科　部長）
第4章　肥満症
小川 佳宏（東京医科歯科大学分子内分泌代謝学　教授）
細田 公則（国立循環器病研究センター病院動脈硬化・糖尿病内科　部長）
益崎 裕章（琉球大学大学院医学研究科内分泌代謝・血液・膠原病内科学　教授）
海老原 健（自治医科大学内科学講座内分泌代謝学　准教授）
第5章　腎臓病
向山 政志（熊本大学大学院生命科学研究部腎臓内科学　教授）
菅原 　照（大阪赤十字病院腎臓内科　部長）
森　 　潔（静岡県立総合病院腎臓研究科　部長）
第6章　肝臓病
西田 直生志（近畿大学医学部消化器内科　准教授）
米田 俊貴（京都医療センター 消化器内科、米田診療所）

第7章　骨粗鬆症

小 松 弥 郷（京都市立病院 内分泌内科 部長）

八十田明宏（京都大学医学研究科糖尿病内分泌栄養内科　講師）

第8章　歯周病

別 所 和 久（京都大学医学研究科歯科口腔外科　教授）

第9章　ホルモン補充療法

赤 水 尚 史（和歌山県立医科大学 内科学第一講座　教授）

荒 井 宏 司（京都工芸繊維大学保健管理センター　所長・教授）

第10章　運動療法

林　　達 也（京都大学人間・環境学研究科　教授）

鍋田佳津子（故人）

第11章　生活習慣病と看護

佐藤智恵子

岩崎由加子（京都大学医学部附属病院看護部）

第12章　心のケア

岡嵜 順 子（故人）

　　　初版執筆協力者〔五十音順〕

有 安 宏 之	高見知世子
伊 藤 照 明	田中早津紀
宇 佐 美 覚	寺 田 佳 代
内 海 孝 子	土 居 健太郎
梅 田 陽 子	中 川 靖 章
小倉紀美子	中 西 道 郎
金 本 巨 哲	中 野 雅 子
川 上 利 香	夏 井 耕 之
岸 本 一 郎	西 村 貴 文
木 下 秀 之	西 村 治 男
久 野 雅 人	簾 谷 雄 二
桑原宏一郎	福 田 善 弘
西 條 美 佐	松 尾 孝 彦
菅 波 孝 祥	三 浦 晶 子
管 谷 愛 美	保 野 慎 治
高 橋 伸 基	山口美代子
	米 光　 新

ご案内

本書の内容をより詳しく知りたい方、新しい情報を手に入れたい方のために、ウェブサイトを用意しました。執筆の参考にした論文や書籍のリストや、関連するウェブサイトへのリンクは下記をご覧下さい。
http://www.kyoto-up.or.jp/qrlink/201612/kenko/index.html

本サービスの利用によって生じたあらゆる損害に関して、当会は一切の責任を負いかねます。また、本サービスは、予告なく変更、全部または一部の利用停止、廃止されることがあります。あらかじめご了承下さい。

井村裕夫先生に聞く
生活習慣病と日本人

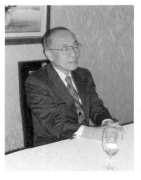

●聞くひと：
中尾一和
編者・京都大学大学院
医学研究科内科学教授

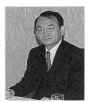

●答えるひと：
井村裕夫
前総合科学技術会議議員・
元京都大学総長
京都大学名誉教授（内科学）

なぜ、生活習慣病が増えたのか

——きょうは、最近（平成16年1月5日）まで内閣府の総合科学技術会議で日本の科学技術の総合的な方向づけを検討するという要職についておられた井村先生に、わが国の医療行政をリードされてこられたお立場から、生活習慣病についてお話をうかがいたいと思います。

まず最初に、これまで「成人病」と呼ばれていた疾患群が「生活習慣病」に名称が変更されました。——その名称を変更した歴史的意義、「生活習慣病」の定義についておたずねしたいと思います。

井村 生活習慣病という考え方は、厚生省（現厚生労働省）がその政策を遂行するために創ったものでありまして、医学的な概念ではないわけです。それまでの成人病と生活習慣病の医学的な意味での「境界」はあまりはっきりしておりません。とにかく、生活習慣がその発症と進展に大きな影響をおよぼしている病気を総称して生活習慣病と名づけたのです。

たしか1956年だったと思いますが、当時の厚生省は「成人病」という考え方を提唱しました。これは、中年以降に多い脳卒中や心臓病な

どの病気を早期に発見して進行を防ごう、というものでした。これをうけて、各地で成人病検診が実施され、成人病センターなどができました。

　この成人病と名づけたそもそもの目的は、病気を早期に発見して、早期に治療、進行を防ぐというものでした。ところがその後40年の間に、日本の人口のなかで急速に高齢者の割合が大きくなり、その絶対数も増加してきました。その高齢者に多い病気すなわち高血圧症、糖尿病、脂質異常症、あるいは動脈硬化といったものを「防ぐこと」が第一であるということになってきたのです。つまり、早期診断して治療するより、発病そのものを抑制すること、すなわち予防することが重要になってきたのです。こういった病気の多くは生活習慣に深く根ざしたものですから、厚生省は、1996年から「生活習慣病」という考え方を提唱してきたわけです。

——その生活習慣病が、ではなぜ近年急速に増えてきたのでしょうか。人類の進化という側面と何か関連があるのでしょうか。

井村　ご存じのように、かつては人類はきわめて厳しい労働をしなければ生きてこれなかったし、食べ物も不足しがちだった。たとえば、かつては栄養障害、栄養が足りないがために病気になっていた。ビタミン欠乏症などがその代表です。

　ところが、ここ30〜40年の間に日本は非常に豊かになって、食べ物があふれる状態になってきました。と同時に、いろいろな交通手段が開発されたり、科学技術の発展で人間は身体を使わなくなってきた。テレビをつけるにも、身体を動かさずにリモコンで操作できる。この運動の不足と食べ物の過剰、この二つが、生活習慣病を増やしたもっとも大きな原因であろうかと思います。

　人間の歴史という視点から考えても、人類の祖先は500万年前からの、われわれ現代人の祖先になりますと15〜20万年前からの長い歴史を持っていますが、その間、祖先たちは一貫して飢餓に悩まされてき

ました。食糧が少し安定してきたのは農業や牧畜が始まった約1万年前からといわれています。それでも、まだ技術が不十分で生産量は決して多くはなかった。つねに飢餓というのは人間社会の大きな問題でした。

　それが、第二次世界大戦後に急に食物が豊かになってきた。それ以来のこのわずかな期間で、従来の飢餓に対応していた人間の遺伝子が変わるわけはありませんから、最近の生活習慣病の増加は結局環境の大きな変化が起こしていることになるわけです。野生の動物を飼育するような場合でも、運動させずに食べ物を与えるだけで放置しますと、やはり糖尿病になったりします。

　とにかく、飢餓に強い体質のひとだけが生き残ってきたわけで、その子孫が現代人であるわけです。

——飢餓に強いという体質は、身体に脂肪として栄養を蓄えやすいということですね。つまり、食べ物が過剰で運動不足の現代では飢餓に強い体質は逆に肥満症や糖尿病などの生活習慣病になりやすいということですね。

井村　そのとおりです。

生活習慣病予防は、長寿社会に生きる人々すべての責任

——先生は、内科医として長年診療の現場にたずさわってこられました。その医師の立場から、生活習慣病の患者さんにこれだけは注意を喚起したいということがございますか。

井村　まず、人生が非常に長くなったということを考えなければいけません。かつては「人生50年」といわれ、70歳まで生きる人は古来稀でした。それが、いまや平均寿命がおよそ80歳以上という時代になりました。そうしますと、まず自分自身で健康を維持するという強い意識を持たなければならない。それが、長寿社会に生きる個人の責任であろうかと思います。そういう自覚をつねに持ちながら、生活習慣を

より良い方向へ維持すべきだと思います。
　生活習慣を変えるということは、非常にエネルギーのいることです。苦痛をともないます。しかし、それを乗り越えるのが本人の自覚ではないでしょうか。生活習慣病に関して、一番重要なポイントはここにあるのではないか——私個人としてはそう思いますね。
——生活の質＝クオリティ・オブ・ライフの向上ということがいわれるようになってきましたが、この点について、医学的にどのようにとらえればよいのでしょうか。
井村　私は、クオリティ・オブ・ライフというのには、二つの意味があると思います。一つはライフ＝「生活」ということです。つまり、他人の世話にならずに自分で自分の日常生活をするということ。自分で自分のことができる——これが第一のクオリティ・オブ・ライフで、非常に大切なことです。
　ライフにはもう一つ、「生命（いのち）」という意味があります。これは、「生きがい」とか「社会への貢献」といってもいいもので、別の哲学的な意味でのクオリティ・オブ・ライフです。とくに現在日本では少子化が進んで、高齢者を支えるべき若い人口がどんどん減ってきています。したがって、高齢者はこうした若い世代に迷惑をかけないでやっていくことが重要なわけです。高齢者は、これからは自分で社会に参加して、何らかの形で社会に役立っていくべきだと思います。
　日本人は定年制が好きで高齢者の社会参加がしにくい状況ですが、私は、活動できる人はいつまでも元気に活動して、少しでも社会に貢献するようにすべきだと思います。

日本人は生活習慣病にかかりやすい
——ところで、欧米人などと比較してみて、われわれ日本人の生活習慣病には何か特徴があるとお感じになられますか。
井村　日本人と欧米人の生活習慣病の違いについて、その詳細はまだ

明らかになっていないのではないかと思います。ご承知のように、生活習慣病は遺伝的な素因とさまざまな環境因子が複雑にからまりあって発症するわけです。

　まず遺伝素因についてですが、やはり民族によって少しずつ違いがあるということはいえるでしょう。

　環境因子については、環境変化の「時間差」という点で、明らかにわれわれ日本人を含むアジア圏の人々と欧米人では違いがあると思います。われわれはきわめて短い期間に急速に生活習慣が変わったのに比べて、ヨーロッパでは何百年もの長い時間をかけて環境が徐々に変化してきました。したがって、その違いを医学的に明らかにするには、もっとわれわれ日本人の研究をやっていく必要がありますね。

――日本人の場合のほうが、たとえば肥満度が欧米人に比べて軽くても糖尿病を起こしやすい、といえるのでしょうか。

井村　明らかにそういえるでしょう。糖尿病でも、インスリン分泌の状況を比べますと、初期では、アメリカ人やヨーロッパ人の場合には過剰に出ます。日本人はそういった過剰反応というのはきわめて稀で、初期から低反応です。なぜそうなのか、このあたりはまだよくわかっていません。

――そうすると、日本人は欧米人に比べて、より生活習慣病を発症しやすいのでしょうか。

井村　そうですね。非常に急速に生活が変わりましたから。肥満度が強くなくても、糖尿病や脂肪肝になりやすい傾向にあります。

――ところで、日本政府としては、生活習慣病対策にどのように取り組もうとしているのでしょうか。

井村　総合科学技術会議というのは、自ら研究を推進するのではなくて、科学技術研究の全体の計画を作り、各省がそれを推進するにあたって調整し、結果を評価することがその目的です。2001年、この会議が発足した年に、5年間の第1期科学技術総合計画を決めました。

そこで重点４分野を選定したのですが、その一つが「生命科学」＝ライフ・サイエンスです。そのトップに掲げられたのが生活習慣病で、その成因を究明し、その予防法・診断法を確立することとしています。

ここには、癌も含まれています。癌がどこまで生活習慣病かは難しい問題ですが、たとえば、喫煙者に多い癌や、脂肪の多い食べ物を食べると大腸癌になりやすいという点では、広い意味での生活習慣病といえるわけです。

この計画でとくに重視してきたのは、遺伝素因の解明です。高血圧症にかかりやすい人、糖尿病になりやすい人の特徴を明らかにすることなどが、プロジェクトとしてスタートしています。

この間に、人の染色体上の遺伝情報＝ゲノムの解読が終了しました。したがって、私たちはいま、自分たちの身体を作っている設計図を知ることができるわけです。しかしその設計図は暗号で書かれていますから、これの解読をあわせてしていって、生活習慣病の原因を解明する——これが、これからの課題になりますね。

——もう一つおたずねしたいことは、生活習慣病と年齢とのかかわりについてです。当然、生活習慣病は高齢者に多いのですが、若い人と壮年の方、お年寄りで、同じ生活習慣病に対してどういうことがいえるでしょうか。

井村　むつかしい問題ですね。人間の身体は年齢によって変わってきます。20歳代のときの体重と50歳代のときの体重では、同じ人でも違ってきます。いえることは、50歳を過ぎると個人差も大きくなってくるということです。この個人差ということが、医療の現場でも現在ではまだあまり念頭に入れられていないのが実情でしょう。

現在は、グループとして健康問題を考えているわけですが、今後個人の遺伝的特徴が明らかになってくれば、個人の特徴に応じた対策が講じられるようになると思います。

——とくに生活習慣病の場合、それぞれに応じたガイドラインが一般の市民に向けられて出されています。もしかすると、これにとらわれすぎるということはないでしょうか。

井村　ガイドラインというのは、非常に多くの患者さん共通のエビデンス＝証拠にもとづいて出されています。これはこれで非常に大切なことです。しかし、それをあまり強く押しつけると個人の特徴を無視することにもなります。

　この問題について、私は、糖尿病でも高血圧症でも、やがていくつかのサブタイプに分かれていくのではないかと思うのです。そのサブタイプに応じた、きちんとしたエビデンスのある治療法が開発されるのではないか。今後、10年、20年ののちにはそのようになっていくと思います。最終的には個人の特徴に応じた治療がなされるようになるのではないでしょうか。

——その究極には、テーラーメイド（個人に合わせた）医療があるわけですね。

井村　そういうことです。そこまでいくには、まだ時間がかかりますが。

——最後に、先生ご自身の生活習慣病対策を、一般市民の皆さんへのアドバイスという意味もこめてお聞かせください。

井村　忙しくて、じつはあまり大したことはやっていません。食事については腹八分目、ということを心掛けています。間食はしない、甘いもの、辛いものはできるだけ控えるようにしています。運動面については、これがなかなかうまくできなくて困っています。私は数年前に膝を痛めましたので、あまり長い距離を歩けない。そこで、健康器具としてエルゴメーターという車輪のない自転車を買いまして、外に出られないときは、部屋の中でテレビを観ながら30分くらい漕いでいます。

　もう一つ大切なことは、ストレスに対応することです。現代生活は

非常にストレスが多い。私自身も、いつもストレスに出くわす生活をしています。その際、私が心掛けていることはストレスから逃げないで、正面からぶつかっていくようにしています。そのほうが、身体にかえってよいのではないか。ストレスへの対処法は、こうした心の持ち方が一番大切だと思っています。

——大変貴重なご意見をたくさんいただき、本日はどうもありがとうございました。これで、本書が意図した市民のための生活習慣病対策を、より広い視野から眺めることができるようになったと思います。重ねてお礼申しあげます。

（2004年春収録。於：京都）

対談を振り返って

　「井村裕夫先生に聞く生活習慣病と日本人」は10年前の対談ですが、内容を再検討させていただくと、その内容は10年たった今日でも「生活習慣病の科学」の理解に有意義なものでした。そこで、初版のまま掲載させていただくことにしました。一方で、この10年間には、生活習慣病の科学では「5つの大きな研究の進展と発見」がありましたので、新版 Neo では、この5件に関する紙上対談を、Q＆A方式で取り上げました。是非最近の10年間に起きた生活習慣病の科学における進展と発見についての紙上対談をお楽しみください。更に詳しくは井村裕夫著『健康長寿のための医学』（岩波新書）をご参照ください。

―胎児期や新生児期の環境が成年後の生活習慣病に影響するのですか？

　第二次世界大戦中のドイツ占領下であった1943年のオランダでは、1日当たりの摂取カロリーが1800キロカロリーから600キロカロリー程度に減少し、強い飢餓状態が5ヶ月以上に亘って続いたといわれています。この間に生まれた赤ちゃんは、生まれた時の体重が平均200g

少ないことが分り、胎児期の栄養環境が成人後の健康へ及ぼす影響を明らかにするモデルになると考えられました。「オランダ飢餓コホート」として、胎児期に飢餓の影響を受けた人と受けなかった人を追跡し検討するコホート研究となりました。その結果は、20歳代では統合失調症が増加すること、更に40歳代になると肥満、糖尿病、高血圧、心筋梗塞、乳がんなどのNCD（non-communicable disease、伝染性ではない病気）が増加することが明らかになりました。妊娠中の最初の3ヶ月間に飢餓状態になった妊婦から生まれた人に多くみとめられ、胎児の発生過程で影響の出やすい時期にあるためと解釈されています。赤ちゃんは、妊婦の子宮内での栄養不足の影響を受けており、成人後には生活習慣病を含むNCDが増加する原因となると推測されています。その後に行われた動物実験による研究では、脳の食欲調節に関与する部位として知られる視床下部の構造上の変化がおこっており、その変化には脂肪組織から分泌されて満腹感を起こすと考えられているレプチンの関与が示唆されています。最近、DOHaD（Developmental Origins of Health and Disease、健康・疾患の発達由来説）が提唱され、学会も出来ています。

—100〜1,000兆個の腸内細菌が生活習慣病にどんな影響を及ぼしているのですか？

　実験動物のマウスでも人でも、肥満個体と非肥満個体では腸内細菌叢（腸内フローラ）の構成が異なり、肥満（症）の発症に影響を及ぼすことが証明され、臨床的意義が注目されています。草食動物の牛や山羊などの反芻動物では、共生する細菌が消化産生する短鎖脂肪酸などをエネルギー源として吸収し利用していることは良く知られています。食べた牧草のカロリー量よりはるかに大きなエネルギー源となり、牧畜に利用されているのです。人類（ホモサピエンス）は、肉食も草食も可能な雑食動物ですから、草食動物と同じとまでは行かなく

ても、100～1,000兆個の腸内細菌の産生するエネルギー源を吸収していることが明らかにされたのも、この10年間のことで、更に短鎖脂肪酸、中鎖脂肪酸、長鎖脂肪酸などの受容体が存在することも明らかになり、食欲調節や代謝調節における意義や臨床応用が期待されています（Ｑ１-４の一口メモも参照）。

―体内時計と生活習慣病の関連を教えてください。

体内時計とは、約24時間周期で変動する生理現象で、動物、植物、菌類などほとんどの生物に存在しており、一般的に概日リズム（circadian rhythm）とも言われています。厳密な意味では、体内時計は内因性に形成されるものですが、光、温度、食事など外界からの刺激によっても影響・修正されることが知られています。脳の視交叉上核という部位に中枢が存在し、周期に影響を与えていると考えられています。体内時計は、ホルモン分泌や自律神経機能などに影響していることが明らかになっています。海外旅行などで、時差ボケを体験した人も少なくないはずです。体内時計の異常は、高血圧、肥満、狭心症、糖尿病などの生活習慣病に影響することは良く知られています。ストレスの多い社会ですから、体内時計への悪影響は、ホルモン分泌や自律神経機能への影響を介して、生活習慣病の誘因になったり、悪影響を及ぼすことになるのです。生活習慣の食行動や睡眠への悪影響にも関連してきます（Q13-7も参照）。

―ライフコース・ヘルスケアについて教えてください。

一般的に、人生で生活習慣病を意識し始めるのは40歳代からでしょう。しかし、DOHaDのように胎児期の子宮内の栄養環境などが成人後の生活習慣病の発症に影響を及ぼすことが知られてくると、生活習慣病が現実の脅威となる40歳代から気をつけるのでは、有効な対策とはいえなくなるのです。人生のいろいろな時期を考えながら、生活習

慣病の予防や治療に取り組むことが重要になってくるのです。生活習慣病の予防や発症前の先制治療を人生のいろいろな時期で有効性と安全性を考慮して実施することが必要になります。このような視点に立つ研究や健康政策のアプローチは、ライフコース・アプローチと呼ばれ、予防や治療を意味するヘルスケアを加えて、ライフコース・ヘルスケアが健康長寿のための医学として提唱されています。

―米国栄養ガイドライン2015に代表される栄養・食事療法の大変革、特に脂肪摂取制限の撤廃や糖質制限をどのように考えていけばよいのでしょうか？

　米国では動脈硬化を促進する肥満の増加が問題となっており、その対策として、1970年代より脂肪摂取制限政策が提唱され実践されてきました。わが国でも欧米化した食事、特に高脂肪食が生活習慣病の増加の一因と考えられた時期もありました。しかし、脂肪の制限が勧められていた間も、米国でもわが国でも肥満と糖尿病の増加が続きました。21世紀を迎えて最近の10年間では、低脂肪食よりも低糖質食や地中海食のほうが体重減少に有効であることや心血管病の発症が抑制されることが明らかになっています。特に、適度な高脂肪食と考えられる地中海食が有効であるというエビデンスは、科学の進歩により、脂質の質の重要性を強く示唆するものです。そして、2015年に発表された「米国栄養ガイドライン2015」で脂質摂取制限が40年ぶりに撤廃されたことは、大変革の始まりになっているのです。コレステロールの摂取制限の撤廃も同時に提唱され、わが国でも報道されて大きな話題になったことは、記憶に新しいところです。

　本書ではこの話題の詳細を「栄養と食事療法」の章を新設して取り上げています。読者の皆様には、科学の着実な進歩は、地動説から天動説のような大変革とはいかなくても、「生活習慣病の科学」に関する従来の解釈から新しい解釈がうまれて変革がおこることこそ、科学

や医学の進歩とご理解いただき、生活習慣病の予防や治療に生かしていただきたいと思います。

一口メモ：生下時体重と生活習慣病

「妊婦が糖尿病や肥満になると、胎児が大きくなりすぎて難産になる」、「巨大児は、大人になってから糖尿病や肥満になりやすい」ということはよく知られています。ですから、「子供は小さく産んで大きく育てる方がよい」と考えている人が多いのではないでしょうか。最近、若い女性の「やせ」願望なども加わって、妊娠中の母親の栄養摂取量が不足し、日本での生下時体重は年々低下しており、出生児の10人に１人が低出生体重児（生下時体重が2500g以下）になっているようです。

最近の疫学研究によると、「低出生体重児は、大人になってから高血圧や糖尿病、肥満といった生活習慣病に罹患しやすい」ことが多く報告されています。例えば、胎生期の低栄養により、胎児・新生児の摂食調節にかかわる視床下部の神経回路が変化すること、腎臓糸球体の数や膵臓β細胞の数が減少し、成人期に肥満、高血圧、糖尿病を発症しやくなることなどが報告されています。これらの研究結果から、胎児期〜乳児期の栄養環境が成人期の健康や疾病の罹患に影響するという概念が提唱され、Developmental Origins of Health and Disease (DOHaD) 仮説と呼ばれています。まだ詳細なメカニズムは解明されていませんが、胎児の器官が形成される胎生期や、胎児の発育が著しい新生児期の栄養環境が、遺伝情報を調節するメチル化やヒストン修飾などを変化させるようです。

胎児は大き過ぎても、小さ過ぎても、将来、生活習慣病に罹患するリスクが高くなります。妊婦の方や妊娠可能な女性は、過剰な栄養摂取はもちろん、極端な痩せにならないように注意する必要があります。

序　章

生活習慣病とは

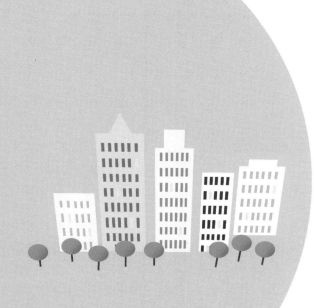

Q 0-1 生活習慣病とはどのような病気ですか？

　生活習慣病には、肥満症、糖尿病、高血圧症、脂質異常症などがあり、体質を決める遺伝性素因に加えて、運動不足や塩分・糖分・脂肪過多などの食生活、喫煙・飲酒など、ライフスタイル（生活様式）による環境要因が発病の原因と病気の進行に重要であることより生活習慣病と呼ばれます（図A）。最近の肥満症や糖尿病などの増加は、人類の長い期間にわたる進化の過程から考えて戦後のわずか70年ほどの短期間に遺伝子の変化が起こることでは説明できないので、環境要因の変化によるもの、つまり日本人の食生活の変化、車社会に代表される運動不足、ストレスによる摂食過剰などが考えられています。

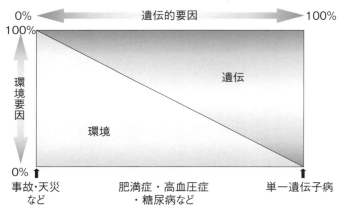

図A　生活習慣病の遺伝因子と環境因子

　生活習慣病は最終的には動脈硬化の進展と密接に関係するものが多く、ほとんどの生活習慣病が動脈硬化の危険因子ですが、生活習慣病をいくつも併せ持つことすなわち、肥満症、糖尿病、高血圧症、脂質

異常症が同一患者さんに同時に重なって発病すること（重積すること）によってさらに動脈硬化を進めることが明らかになっています。生活習慣病は「生活習慣に起因する疾患」を定義する行政用語であって、医学用語ではありません。医学的には、シンドロームX、インスリン抵抗性症候群、死の四重奏、内臓脂肪症候群などと呼ばれてきました。最近では、国際的に統一されて「メタボリックシンドローム（メタボリック症候群）」と呼ばれることが増えています。複数の生活習慣病が重積している患者さんでは個々の病気の重症度は軽くても併発することにより動脈硬化が進行しやすいことが知られています。

　動脈硬化が進むことによって、最終的には虚血性心疾患（心筋梗塞や狭心症）、脳卒中などが起こります。生活習慣病で恐ろしいことは、「サイレントキラー」といわれるように、初期にはほとんど自覚症状がないまま病気が進行していくことです。症状が出たときには取り返しがつかないほど悪化していることも珍しくありません。地域や職場の健診などの機会に定期的に検査されることが何よりも大切です。

　一方、環境要因としての食生活の偏り（塩分・糖分・脂肪過多など）、運動不足、喫煙、飲酒は主要な生活習慣病の増加に共通していることから、このような生活習慣を修正・改善することにより生活習慣病を同時に防ぐことができるのです。理論的には戦後の70年余りの間の生活習慣の変化によって増加している生活習慣病を、生活習慣の修正・改善により以前の発病頻度まで減少させることができることを意味しているのです。

生活習慣病と成人病はどう違うのですか？

　生活習慣病と成人病とはおおよそは同じものです。
　1950年代後半から40年間、厚生省（現厚生労働省）は壮年期以降（40歳以降）に発症する罹患率が高い脳卒中、癌、高血圧症、心臓病、糖尿病などに対し「成人病」という名称を用いてきました。この「成人病」は医学用語ではなく厚生省が用いてきた行政用語です。戦後、人々の暮らしが豊かになり、食事の欧米化や電化、自動車の増加が進み、以前のように身体を使わないでよくなる（運動量の減少）と同時にこれらの疾患が増加し、大きな問題になってきたと考えられています。これらの疾患が文明病、工業化社会病などと呼ばれるゆえんです。
　しかしこれら「成人病」は、生活のスタイル（食生活・運動不足・喫煙・飲酒などの習慣）を変えることにより、その発症や進行を防ぐことができる部分が多いことが明らかにされてきました。成人病は英国では以前より「life-style related disease」つまり生活のスタイルと関連した疾患と呼ばれていました。厚生省は「成人病」という名称では加齢とともに自然に発症してくる、というニュアンスがあり、これに対してこれらの疾患は生活習慣を変えることによって予防できるものであるということを強調するために、1996年10月、厚生省の公衆衛生審議会において「生活習慣病」という名称に変更することが決定されました。これまで「早期発見、早期治療」つまり二次予防に重点が置かれていた成人病に対して、生活習慣病においては、自分で意識して生活のスタイルを変えることで病気の発症自体を防ぐという一次予防に重点が置かれたのです。健診の受診に加えて、生活習慣の改善、つまり脂肪・塩分を控えた食事、ウォーキングなどによる運動不足の

解消、禁煙などの必要性が指摘されています。

　現在の生活習慣病と従来の成人病はこのように若干のニュアンスの相違があります。つまり従来の成人病ではどちらかといえば三大死亡原因である癌、脳卒中、心臓病がメインであったのに対し、生活習慣病では糖尿病、肥満症、高血圧症、脂質異常症、脳卒中、虚血性心疾患などの動脈硬化性疾患とその危険因子がメインにとりあげられています。これは生活習慣病が生活スタイルの変更により予防、あるいはいったん発症しても進行を防ぐことができる部分が大きいのに比べ、とくに癌は遺伝性素因の関与も多く、また環境因子の関与も解明されていない部分が多く、生活習慣の注意だけでは防ぎきれないので、一次予防より早期発見・早期治療などの二次予防が中心になるからです。

Q 0-3 生活習慣病が common disease と呼ばれるのはなぜですか？

（誰でもかかる可能性のある病気）

　患者が1〜5万人以下の稀な疾患（稀少疾患：rare disease）に対して、患者が100万人単位の非常に発症頻度の高い疾患を common disease と呼びます。

　生活習慣病は、すべてまさに common disease であり、たとえば高血圧症は老年人口のおよそ1/3、糖尿病は境界域まで含めると全人口の1/10以上の罹患率といわれています。誰でもかかる可能性があるのが common disease です。一方 common disease であることから、生活習慣病に対して油断が生じます。つまり、あまりにもありふれているために危機感が少なくなってしまうのです。「赤信号、みんなでわたれば怖くない」と同じ状況です。重大な病気を持っているという認識をしている人はむしろ少数派で、「ちょっと血圧が高いだけです」「時々尿に糖が下りるだけです」と大したことがないという意識の人、さらには肥満症などは病気のうちに入らないと思っている人も少なくないのです。

　しかし、生活習慣病は、先ほど触れましたようにサイレントキラーと呼ばれ、初期のうちにはほとんど症状がなく、また知らない間にどんどん動脈硬化が進行し、気のついた時には心筋梗塞、脳卒中、失明、腎不全など取り返しのつかない病気を発病したり、そのための特殊医療が必要となったりしますので、著しく QOL（生活の質）を損なうことになります。

　医療経済という切り口で考えても、これだけの人口が治療を受けるとなると医療費も膨大なものとなり、国民の生活を圧迫することになります。さらに生活習慣病が進行しますと先ほど述べたように特殊医療でますます膨大な医療費がかかります。この負担はわが国の経済に

とっても深刻な問題です。

　生活習慣病は望ましい生活習慣を実践することで予防でき、あるいは進行を防ぐことができます。ところがそれを怠ると国民人口のかなりの割合が生活習慣病を発症し、さらに重篤な疾患になってしまうのです。日本人の三大死因の二つ、心臓病と脳卒中は生活習慣病の末路です。うまくいけば健診費用だけですむ可能性もありますが、逆にとんでもない膨大な費用で国の健康保険制度を圧迫する可能性もあるのです。生活習慣病の特徴を正しく理解して生活習慣病対策に取り組むことは個人的にも社会的にも重要な課題です。

生活習慣病の予防のために重要なことを教えてください。

　重要なのは、食事と運動そして睡眠です。毎日の習慣の積み重ねは、長期的には予想以上の影響をもたらします。我が国では2015年における平均寿命は男性81歳、女性87歳で、男女を合わせた平均寿命は世界第一の長寿国になっています。人生50年と言われた時代から人生80年の社会が達成されました。今後人生は100年の時代も夢ではありません。一方、介護・医療の必要のない健康寿命は、男性71歳、女性74歳で、男性10年、女性13年と介護の必要な期間の長さにも注目し、対策を考えることが重要です。人生100年を想定して良い生活習慣を学び、実践することは、充実した人生の基盤となるものです。人生設計にも大きな影響を及ぼすことになるのです。

　まず栄養から考えてみましょう。肥満症や糖尿病などの生活習慣病の予防、治療を考えるとき、予防には食事療法と運動療法、治療には食事療法と運動療法を基本として、薬物治療が併用されます。外科治療の有効性も注目されています。栄養は食品と量と質を考える食事療法です。食品中の有効成分を突き詰めると、食品と薬物の中間に位置する健康に良い食物を米国ではsuperfoodと呼ぶ食品、我が国では特定保健用食品（通称トクホ）があります。トクホは消費者庁の許可を受けた食品であり、厚生労働省の許可を受ける薬品とは異なるものです。

　人類（ホモ・サピエンス）にとって正しい食事とはどのようなものでしょうか？当然のように、生きる時代によって摂取可能な食物は異なっており、正しい食事とは時代や文化によって自ずと異なります。農耕・牧畜生活により、稲、麦、芋、トウモロコシなどの植物の栽培が始まり、精米や小麦粉などが不足なく食べられるようになり、また

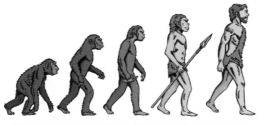
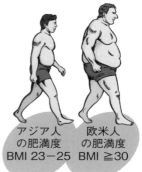

図B　人類の進化と現代人の肥満度

　甘味料の砂糖や美味しい果物、牧畜による肉類、ミルク、卵などが十分に摂取できて過食で太るようになったのは、20万年の人類の歴史上でもきわめて短い期間です。更に、自動車に代表される工業化社会の発展で、過食に加えて運動不足を来すようになりメタボリック症候群を象徴とする肥満（症）が増加する現代は、それよりも更に最近の短期間で約40年間であり、メタボリック症候群の定義が確立されて10年余りに過ぎません。この短期間に遺伝素因が変化することはなく、肥満増加の原因は疑いもなく環境因子によるものです（図B）。

　運動は、生活習慣の重要な構成因子ですが、生活習慣病が問題視されるようになった工業化社会では自動車、エレベーター、リモコンに代表される現代生活の運動と、仕事における運動共に大きく減少しています。即ち、自然環境からの採取や狩猟生活における運動の時代から、農耕や牧畜に伴った運動の時代と比較して、座りがちな仕事の増加する現代は、各自の生活習慣に応じた運動不足の解消が必須の時代です。運動の必要性の認識は変わりませんが、運動のやり方に関するこの10年間の科学の最新の進歩を取り入れる必要があります。生活習

慣病対策のみならず、認知症や骨粗鬆症の対策としても意義があることを示す証拠が増加しています。スポーツ選手に相当するような高度の運動を伴わない平均的な中程度以下の運動の日常生活を送る人は、個々の生活習慣に相応の身体活動レベルの食事量と運動の工夫が必要であることを認識してください。

　健全な睡眠は、心身の健全な働きに必須です。最近、睡眠や生活のリズムと生活習慣病の関連も明らかになりつつあります。栄養の中心である食事療法は第10章の「栄養と食事療法」で、運動は第11章の「運動療法」で詳しく説明しています。また、睡眠についてはQ13-7で説明しています。

　人生を、成長のための食事、運動、睡眠が必要な成長期、働き盛りで運動不足と睡眠不足に加えて、過食に悩む成熟期、基礎代謝の減少と健康を考え、睡眠にも悩み始める壮年期、筋力低下と骨量減少、認知機能が気になる老壮期に分けて、「人生の年代を意識した医食同源、運動も加えて医食動同源、更に睡眠も加えれば医食動眠同源」を工夫することは、充実した人生100年を達成するためにも必要でしょう。

一口メモ：平均寿命と健康寿命

　平均寿命は、0歳の平均余命と定義されています。0歳の赤ちゃんが何歳まで生きられるかを年数で表したものです。健康寿命は、WHOが2000年に提唱した概念です。健康寿命（Healthy life expectancy）とは日常的に継続的な医療・介護に依存せずに、自立した生活ができる生存期間のことを指します。出生時の予測健康余命です。日本人の平均寿命は2015年で、男性80.8歳、女性87.1歳です。健康寿命は2013年で、男性71.2歳、女性74.2歳と発表されています。平均寿命と健康寿命の間に、男性で9.6年、女性で12.9年の差が認められており、医療や介護に依存しない健康年齢の延長、即ち平均寿命と健康寿命の差が最少化されることが期待されます。

一口メモ：人類は石器時代には骨髄や脳を食べていた？

　人類は、狩猟採集の時代には、厳しい生存競争に生き残るために、肉食獣が食べ残した動物の骨の骨髄を食べていたのではないかとの説があります。骨の中に残された骨髄は脂肪含量が多く栄養価の高い肉類に相当するタンパク質源となります。人類は進化して親指の発達により片手で石器をつかめるようになり、クルミなどの種実の殻を割るように、骨を割ることが出来たと推定されます。小動物や鳥、鳥の卵、魚類や貝類などをタンパク質源とするのと、どちらが効率的かは議論になるところですが、在り得たことと思われます。骨髄はω3脂肪酸が豊富に含まれており、脳の栄養源として優れているとの説もあります。骨から出汁をとることは、骨髄を食べることと似た行為ですので、大昔の人類の食生活を感じることも出来るでしょう。頭蓋骨を割ると骨髄ではありませんが脳が取れますので世界のあちこちに残っている動物の脳の伝統的な料理はその名残りかもしれません。骨髄や脳は脂質の豊富な組織です。パプアニューギニアでは人の脳を食べて感染した病気が知られています。

Q0-5 生活習慣病の遺伝因子と環境因子とは何ですか？

　体質を決める遺伝子の本体はアデニン（A）、グアニン（G）、チミン（T）、シトシン（C）の4種類の塩基の2本のひもが縄ばしごのように連続したDNA（デオキシリボ核酸）という物質で、個体の情報がすべてここに読み込まれています。この4種類の塩基の三つずつの組み合わせでアミノ酸が決定され、タンパク質が形成されるため、遺伝子の異常は、正常とは異なるタンパク質を形成し、それだけで疾患の原因になることや病気になりやすくする性質を獲得することになります。

　たとえば高血圧症の発症に関係のあるアンジオテンシノーゲン遺伝子、2型糖尿病の発症に関係のあるインスリンやインスリン受容体などの遺伝子、肥満に関係する$β_3$アドレナリン受容体遺伝子に正常と思われる塩基配列と異なる塩基配列が見つかっています。この一塩基配列をSNP（Single Nucleotide Polymorphism）、すなわち一塩基多型と呼び、これが体質の個人差を決めていると考えられています。

　疾患によっては一つの遺伝子に異常が見られるとほぼ100％発症するものもあります（単一遺伝子疾患）。糖尿病、肥満症、脂質異常症などのごく少数例に単一遺伝子異常により発症する患者さんが知られています。これに対してほとんどの生活習慣病は複数の遺伝子異常によって起こる多因子遺伝病であると考えられており、まだその全貌は解明されていません。体質はこれらの複数の遺伝子異常の取り合わせによって決まると考えられています。

　以上、体質を決定する遺伝因子について説明しましたが、生活習慣病の発症には環境因子が影響します。

　生活習慣病の環境因子は、すでに述べたとおり、食生活（塩分・糖

質・脂質過多など)、運動不足、喫煙、ストレスなどの生活習慣です。Ｑ０-１の図Ａに示したように生活習慣病の遺伝因子と環境因子の強さは患者さん個人個人で幅があり、発病に遺伝因子の影響の強い人と環境因子の影響の強い人がいるのです。

　たとえば遺伝的素因の強い人はわずかな環境要因が加わるだけで発症しますし、遺伝因子の弱い人はかなり多くの環境要因の変化が加わらないと発症しないことになります。このことは、まだ個人個人の遺伝情報が定量的に扱えるほど解明されていませんので環境要因を決定する生活習慣の修正・改善を同じ程度に実施しても、その効果は個人個人で大きく異なることを意味するのです。実際に摂取カロリーの制限や減量の程度を決める際にも問題になります。親子や兄弟は顔が似てくるように体質を決める遺伝因子も似ていますので、親や兄弟のかかった病気の遺伝素因は強いと考えるのが一般的です。たとえば親が糖尿病の人は糖尿病の遺伝素因は強く、少々の過食や運動不足でも糖尿病が発症してしまう危険性があるということです。これは糖尿病だけでなく、高血圧症、肥満症、高脂血症でも同じです。しかし、遺伝素因の強い病気がわかった場合も、不運と落胆するのではなく、より正しく生活習慣の修正・改善をすることで発病の可能性を減少させ、病気の進行を遅らせることが可能です。

　一方、病気にかかりやすい遺伝子異常は、健康な人でも誰もが数個以上持っていることが知られていますので、健康であることを過信しない注意が必要です。

Q 0-6 科学研究と医学研究における種差について教えてください。

　医学は科学の一分野で、研究成果は厳密な実験条件の設定、結果の再現性に基づく客観的な法則性を有する真実を追究して、人類（ホモサピエンス）即ち人の生理学や疾患の成因、病態、予防、治療などを研究する分野です。しかし、すべての医学研究の対象を人にして臨床現場で行うことは不可能です。新規の治療法の開発も例外ではありません。疾患モデル動物を使った動物実験での有効性や安全性の研究、即ち「前臨床研究」の成功を踏まえて、はじめて人を対象とした臨床試験や臨床治験が実施され、有効性と安全性が確認されて新規の治療法として承認されるのです。

　医学研究では、飼育管理、実験上の扱い、遺伝的血統維持、疾患モデル開発などが容易な哺乳動物であるマウスやラットが多用されます。体型の大きな犬や豚、人間に近い霊長類のサルなどの研究は、時間と管理にさらに膨大な研究費が必要になるのです。疾患モデル動物で有効性と安全性が確認されても、人では治療効果が不十分なことや全く治療効果が認められないことも少なくありません。いや、そのような場合のほうが多いと言わざるを得ないのが現状です。これが新規の薬剤の開発研究に膨大な研究費がかかることになるのです（図C）。

　逆に前臨床研究で使用されるマウスやラットなどの疾患モデル動物では有効性がなくても、異なる動物種の疾患モデルを用いて人の画期的な新規治療法になった例もあるのです。その代表的な例は、コレステロールの血中濃度を下げる薬のスタチンで、マウスやラットの疾患モデル動物では無効であったのですが、ウサギの高コレステロール血症モデルでは有効で、人の高コレステロール血症の治療に現在、最も使用される薬剤になっています。臨床医学では、動物モデルにおける

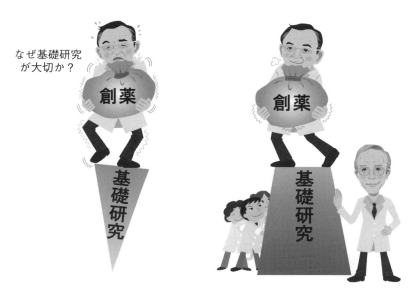

図C　臨床医学研究は基礎研究との連携が大切

有効性・安全性が証明されても、人における有効性がないと意味がないことは容易に理解していただけるでしょう。

　一方、科学研究では「種を超えた法則性」を証明する研究が重要であり、研究モデル動物は、哺乳類でなく進化上では下等な酵母、線虫、昆虫、魚類などを用いたものであっても、全く未知の生命現象の画期的な発見は、科学研究として生物学を含む生命科学や医学への応用が期待できる重要な糸口になるのです。酵母で最初に発見されたオートファジーと呼ばれる生命現象は、自分自身の構成成分を自己消化して再利用するものですが、人でも認められる現象として基盤研究と臨床的意義の研究が進められています（オートファジーの研究で大隅良典先生が2016年度のノーベル医学生理学賞を受賞された朗報は、執筆後のことでした）。

　以上、生理学の理解や健康維持のために膨大な生物の生命が科学研

究や医学研究に利用されていることを理解していただきたいと思います。本書では「生活習慣病の科学」の名称を使いましたが、本書はあくまで人における研究成果、即ち人の生活習慣病について説明するものです。記載内容において、科学としての法則性と客観性、進化上の人の位置づけを認識し、人を対象とした臨床医学的研究成果を科学的に説明するように心がけ、タイトルを「生活習慣病の科学」とさせていただきました。

　マスコミで生活習慣病の研究成果が取り上げられる際に、①動物疾患モデルにおける発見、②人を対象とした臨床医学研究、③新規の治療薬や医学検査機器の承認など、基礎研究から臨床応用の承認まで、実用化への時間は大きく異なることを理解する必要があります。①の場合は、臨床応用研究が順調に進んでも実用化までに最低5年から10年はかかるのが普通であり、臨床応用まで到達しないものの方が多いのです。③の場合は1年以内に使用可能になるでしょう。

Q 0-7 年齢層による生活習慣病の特徴を教えてください。

　青年期、壮年期、初老期、老年期という年齢層により発症する生活習慣病にも興味深い特徴が認められます。

　一般的な糖尿病（2型糖尿病）を例にとると、大半は40歳以降（壮年期以降）に発症します。高血圧症や脂質異常症の罹患率もこの頃から上昇してきます。その原因の一つに、壮年期（中年期）から始まる基礎代謝量の減少と肥満の発症が挙げられます。エネルギーを消費する効率が落ちていき、"燃費の良い体"に変わっていくため、若い頃と同じカロリーを摂取していたのではおのずから太ってしまう、ということになります。

　初老期、老年期を迎えると体内の筋肉（骨格筋）量も減少していきます。骨格筋はブドウ糖を利用する重要な臓器で、筋肉量の減少は糖代謝の低下（糖尿病）を招きます。最近、骨格筋や肝臓に余分な脂質が蓄積すると糖代謝が悪化することが注目されています。脂肪組織への脂質の過剰蓄積は、本来は脂質を蓄積しない組織における脂質の蓄積を加速します。加齢とともに組織における脂肪の燃焼に関わるミトコンドリアの機能も低下していき、若い頃と同じ食生活を続けてしまうと組織の中に脂肪分がたまりやすくなります。

　女性の壮年期から初老期には女性ホルモンの低下により"更年期"と呼ばれる状態を迎えます。女性ホルモンはそれ自身で血中コレステロール濃度を下げる作用や動脈硬化を抑制する作用を有していますので、天然の脂質異常症治療薬、天然の動脈硬化防止薬であり、閉経を境にしてこの女性ホルモンが減少するため血中のコレステロール濃度が上昇し、心筋梗塞などの動脈硬化性疾患の発症が男性と同じくらいに増加していきます。また、女性ホルモンの不足は骨粗鬆症を加速さ

せ、股関節や背骨の骨折が起こりやすくなります。最近、女性のみならず、男性においても更年期が存在することが注目されています。男性ホルモン（テストステロン）の低下により気分が塞ぎ込んだり、性的機能が低下したりして体調不良を起こしやすくなります。

　一方、青年期にはファーストフード、加工食品、動物性タンパクの過剰摂取、清涼飲料水の飲みすぎに代表される"肥満しやすい食習慣"を持っている人が少なくなく、20歳代に発症する肥満症、脂肪肝、糖尿病などの原因の一つと考えられます。

　「食事の量も内容も変わっていないのに肥ってきてこまります」と訴えられる患者さんの数はきわめて多数です。自身の年齢層を考慮して食生活の修正や運動習慣をつけることが、生活習慣病の予防に必須であることをわかっていただけたと思います。

Q0-8 日本人の生活習慣病の特徴にはどのようなものがあるでしょうか？

　日本と米国における生活習慣病の病像を比較すると、食生活や体質の差が大きな鍵を握っていることがうかがわれます。

　10年前、米国において人口の15％以上を肥満者が占める州はわずかに7州でしたが、現在は46州にも達しています。過去10年間、米国では30歳から60歳の糖尿病人口も激増しており、全米における糖尿病関連医療費は癌の治療費用とほぼ同額に達しています。米国の糖尿病人口の増加は肥満者の増加と密接に関連しているようです。日本では米国に比べて軽症肥満者の割合が多く、糖尿病人口の増加が軽症肥満者の増加と関連しています。

　ハワイやカリフォルニア州に移住した日系二世の人々を対象とした研究によると、穀物を主食とする和食に馴染んできた日本人がアメリカ的な高カロリー食を食べると糖尿病の発症率が著しく上昇することが知られています。アメリカ人（とくにアフリカン・アメリカンと呼ばれる黒人の人々）と比較し、日本人では血糖を下げる（糖を代謝する）ホルモンであるインスリンの分泌能力が弱い可能性が提唱され、持続する過栄養に対してインスリンをたくさん出し続けることができないと考えられています。一方、アメリカ人の糖尿病の多くはインスリンはむしろ過剰に分泌されており、高濃度のインスリンをもってしても血糖を下げることができない状態、すなわち、インスリンが効きにくい状態（インスリン抵抗性）になっています。

　米国では心筋梗塞による死亡率が大変高く、国を挙げて血中コレステロール濃度を下げるキャンペーン活動を続けてきました。その甲斐あって米国の平均血中コレステロール濃度は着実に低下してきており、現在、平均血中コレステロール値は日本人のレベルを下回ってい

ます。2015年の米国栄養ガイドラインでは、コレステロールの食事摂取の制限が撤廃され、米国のみならず日本でも話題になっています。大きな変革期を迎えているのです。

今後、日本人における心筋梗塞の発症がいっそう増加していくことが懸念されています。心筋梗塞の発症を左右する要因として、血中コレステロール値（とくに悪玉コレステロールと呼ばれるLDLコレステロール）の重要性が知られていましたが、近年、糖尿病も心筋梗塞を引き起こす強力な危険因子であることがわかってきました。高コレステロール血症を発症基盤とする心筋梗塞に比べて、日本の心筋梗塞は糖尿病を背景として発症するものが少なくないことが注目されます。前者では1本の冠動脈（心臓の筋肉を流れる動脈）が中枢側（比較的太い部分）で狭窄していることが多いのですが、糖尿病を背景として発症する心筋梗塞では同時に2本、3本の冠動脈が末梢側（細い部分）まで狭窄している場合が多いなど、病気の経過にも特徴が見られます。

白人黒人からなる欧米の2型糖尿病と日本を含む東アジアの2型糖尿病のインスリン分泌能やインスリン感受性の相違、即ち東アジアのインスリン感受性は良いがインスリン分泌能が低下していることについて共通理解があると考えられていますが、両者の相違、特に東アジアのインスリン分泌能低下を欧米との肥満度の相違のみでは説明することは困難であると考えられています。これまでの両者の比較研究は、肥満度の大きく異なる欧米と東アジアの2型糖尿病の比較を、生活習慣、即ち食事や運動など生活習慣の全般と糖尿病の病期、時代と共に変化する両者の糖尿病の病態（例えば、2016年の病態を肥満度や生活習慣が異なる1980年代の検査結果で解析する）などの条件を一致させて検討することが必要ですが、現実的には困難でほとんど不可能です。異なる条件下で別々に行われた研究結果の比較に過ぎないのが現状です。今後の更なる研究の進展が期待されるところです。

Q0-9 生活習慣病に関する科学研究者と医学研究者、医師の違いをわかりやすく説明してください。

　医学研究は、自然科学研究としての本質は他の自然科学と同じです。医学は、健康な人の生理学から人の病気の診断、病態生理、治療に関する研究成果の人における有効性と安全性に十分に配慮した実践の科学です。広義の科学に医学が含まれることはすでに説明しましたが、狭義の科学研究は基礎研究を意味します。したがって、医学研究は、従来より基礎医学研究と臨床医学研究に大別されてきました。現在でも、医学教育は、基礎医学と臨床医学に大別され、基礎医学教育は臨床医学の教育実習を経験したことのある医学部卒業生（基礎医学研究者）と医学部以外の理学部、薬学部、工学部、農学部などを卒業した生命科学研究者から構成されています。

　生活習慣病の患者さんからの疾患由来細胞の樹立や疾患モデル動物の確立は、疾患研究をする上で医師免許は必要でなくなり、優秀な生命科学者が基礎医学の分野で活躍する時代になっています。一方、臨床教育を担当する臨床医学研究者は、臨床教育と病院を主たる活動の場として、病院では医療を担当する医師でもあります。更に患者さんを対象とする臨床研究は、臨床研究者の指導の下に、医師が参加して実践されます。

　生命科学などの基礎研究と臨床医学の著しい進歩は、基礎研究と臨床医学の高度な専門技術を併せ持つ臨床医の存在が困難な時代をもたらしています。したがって、この両者をつなぐ領域を持ち場とするトランスレーショナル科学を担当する臨床医学研究者の必要な時代となっています。基礎研究の成果で発見されたものや発見されたことを人を対象として臨床応用する科学です。基礎研究のすばらしい研究成果が臨床応用されることは、決して多くはないのです。種差や個体差

が著しく、疾患モデル動物では、有効で安全な治療法が人では無効であったり、副作用が強いことも珍しくないのです。図Dには基礎研究者と臨床医学研究者、臨床医の担当領域を示しています。

長くて暗く出口が見つかり難いトンネル

基礎研究:
To discover
基礎研究者

トランスレーショナル
研究（TR）:
From bench To bedside
From bedside to bench
臨床医学研究者

病院（臨床）:
To care patients
臨床医

図D　トランスレーショナル研究のトンネルと臨床医学研究者Clinician/Scientistの貢献

一口メモ：トランスレーショナル研究とトランスレーショナル医学

　基礎研究の成果を臨床応用することをめざした研究活動です。基礎研究や前臨床研究で利用される疾患モデル動物などで有効で安全な薬品でも人の病気の治療に実用化できるとは限りません。薬として効かないことや動物では認められない副作用が人では発見されることがあるからです。逆にマウスやラットでは効かないのに、人では有効な薬もあることが知られています。したがって人の身体の仕組みに詳しく、動物モデルの仕組みも理解した基礎研究と臨床医学の双方に精通し、基礎研究における画期的な発見を知識や経験を生かして、巧みに臨床診療の診断や治療に応用するトランスレーショナル研究や科学（Translational Research, Translational Science）の重要性が、1990年代から2000年前後に強く認識されるようになって来ました。トランスレーショナル医学（Translational Medicine）はこのような医学研究をあらわす言葉です。

Q0-10 夢の生活習慣病予防と治療（テーラーメイド医療）について教えてください。

　遺伝子、DNAの構造が解明されて50年、2003年には人の全遺伝子構造が解明されました。個人の体質が遺伝子の一塩基多型（SNP）によって決定されることはQ0-5で説明しました。一方、薬の効果がひとりひとり違う原因もSNPによることが証明されました。1個の塩基が置換されるだけではあまり重大な問題が生じないことが多いのですが、塩基配列が違うとアミノ酸が変わることもありますので、合成されるタンパク質に変化が生じ、これが薬の効果が人により違う原因となると考えられています。これは大変重要なことで、将来、個々の薬の効きやすさを決めるSNPに応じて、それぞれの処方薬の種類や容量が決められるようになると予想されます。

　また遺伝子を調べて、その人が将来どんな生活習慣病に罹り易いかを予め知っておくことができるようになると予想されますので、理想的な生活習慣を注意深く保つことによって疾患の発症を抑えること、また発病しても進行を抑えることが可能になると考えられます。

　これらの未来の治療は個人個人の遺伝子を調べ、ひとりひとりにきっちり合った洋服を仕立てるように治療を行うのでテーラーメイド医療、あるいはオーダーメイド医療と呼ばれます。しかしもちろん遺伝情報に関するプライバシーなど、重大な未解決の問題も存在します。

　生活習慣病予防と治療の新しい薬剤の開発も期待されるところです。第11章で述べられる運動する効果と同じ作用を持つ夢の薬剤は、生活習慣病予防と治療の有力な手段になることが期待されるところです。これは運動嫌いの面倒くさがりやさんに対する薬という意味ではなく、たとえば運動をしたいのだが、膝痛、あるいは麻痺によって運

動がどうしてもできない方々に朗報をもたらすと思われます。

　現在世界中で理想的な抗肥満薬の研究が活発に行われています。肥満が生活習慣病の上位（上流ともいう）にあり、肥満が糖尿病、高血圧症、脂質異常症の発病や増悪に与っている証拠がそろってきているのです。したがって理想的な抗肥満薬は理想的な抗生活習慣病薬として複数の生活習慣病の治療に効果を発揮するでしょう。生活習慣病を一網打尽に治療できる薬剤も可能です。

　また生活習慣病の最終病態は動脈硬化症ですので、これを治療するための血管再生医学も生活習慣病の進行した時期には極めて有効な治療法になると期待されます。抗肥満薬と血管再生医学については「肥満症」（第1章）と「高血圧症・動脈硬化」（第3章）を参照してください。私たちの研究成果も紹介しています。

一口メモ：先制医療と Precision Medicine（精密医療）

　予防は病気の発症を未然に防ぐことを目標とするもので一次予防とも言います。二次予防は病気を早期に発見して進行を防止することを目的としています。三次予防は病気の再発を抑えることを目的に使います。予防は従来より集団を対象にしたものでしたが、先制医療は個々の患者で病気の症状が出る前、即ち発症前に診断して発症前に治療することを目的にしたものです。井村裕夫先生が提唱されました。米国ではオバマ大統領が、遺伝子情報やバイオマーカーなどの客観的なデータに基づいて行なう個の医療を Precision Medicine（精密医療）と呼ぶことを提唱しています。具体的には、「認知症」（第7章）でも取り上げられていますが、アルツハイマー病の発症前にバイオマーカーで診断して発症前の段階で治療するものなどです。

第 1 章

肥満症

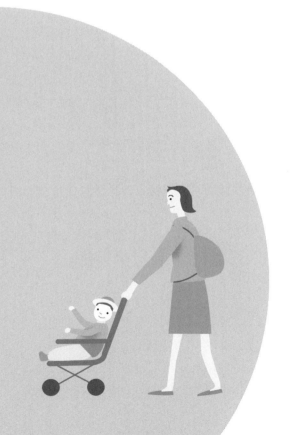

Q 1-1 肥満は病気ですか？　どのような種類があるのですか？

　肥満の定義は「脂肪組織に脂肪が過剰にたまった状態」ですが、太っていても健康的に活動している人は多数いるため、肥満がただちに病気であるとはいえません。しかし、肥満によって糖尿病、高血圧症、脂質異常症、高尿酸血症などの生活習慣病や、腰痛や膝関節痛などの整形外科的な病気が起こりやすいこと、また肥満が増悪するとこれらの合併する病気も悪化することが知られています。肥満の程度が軽くてもこれらの病気がある人、逆に肥満の程度が高度であってもこれらの病気の少ない人もいます。つまり、肥満には病的なものと病的側面が比較的に少ないものがあります。日本肥満学会が提唱している「肥満症」の診断基準では、「肥満」により引き起こされた病気がある場合や、現時点では病気がなくても将来病気の発症する可能性が高い場合は、治療が必要であり「肥満症」と診断します。つまり、「肥満」は徴候（sign）であり「肥満症」は病気の名称です。「肥満症」は治療の対象となります。

　肥満には、「原発性肥満」と、特定の病気に伴って肥満を起こす「二次性肥満」があります。肥満者のほとんどは原発性肥満で、さまざまな原因が考えられています。また、脂肪がどこにたくさん付いているかによって、「上半身肥満」と「下半身肥満」に分類することもできます。上半身肥満は「りんご型肥満」、下半身肥満は「洋梨型肥満」とも呼ばれます（図A）。また、「内臓脂肪型肥満」と「皮下脂肪型肥満」と分類することもできます（図B）。内臓脂肪型肥満は、消化管（腸）など、腹腔内の臓器の周囲に脂肪がたくさんたまる肥満で、皮下脂肪がたくさんたまる皮下脂肪型肥満に比べて糖尿病、脂質異常症、高血圧症などの病気を合併する可能性が高く、肥満症として

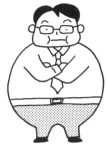
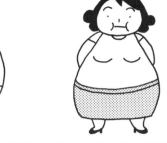

りんご型（内臓脂肪型）肥満　　洋梨型（皮下脂肪型）肥満

図A　肥満のタイプ

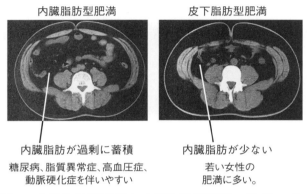

内臓脂肪型肥満　　　　　　皮下脂肪型肥満

内臓脂肪が過剰に蓄積　　　内臓脂肪が少ない

糖尿病、脂質異常症、高血圧症、
動脈硬化症を伴いやすい

若い女性の
肥満に多い。

図B　内臓脂肪型肥満と皮下脂肪型肥満の腹部CT像

治療が必要となる場合が少なくないと考えられています。内臓脂肪型肥満は中年以降の男性に多い傾向があり、女性の場合は若い人を含めて一般的に皮下脂肪型が多いことが知られています。

　また、皮下脂肪や内臓脂肪に蓄えられる以上のエネルギーを摂取すると、本来は脂肪を蓄えない臓器（肝臓、筋肉、膵臓など）にも、脂肪を蓄えるようになります。これらの脂肪を特に「異所性脂肪」と呼びます。一方、脂肪組織に蓄えられた脂肪を「正所性脂肪」と呼びます。肝臓に脂肪が蓄積した状態は、特に脂肪肝と呼び、これに炎症や

線維化が加わった病気が非アルコール性脂肪性肝炎（NASH）で、肝硬変や肝がんの原因となることが分かっています。

　脂肪組織が萎縮する脂肪萎縮症という病気では、上記の異所性脂肪が著しく増加します。肝臓や筋肉の脂肪蓄積はインスリンの効き目を低化させますし、膵臓の脂肪蓄積はインスリン分泌を低化させ、これらが相まって糖尿病の発症を高めることが知られています。日本人を含めたアジア人が、それほど肥満していなくても糖尿病を発症しやすいことと関連しているかもしれません。

どのようにして肥満を判定するのですか？また、肥満症の診断はどのようにするのですか？

　肥満とは「脂肪組織に脂肪が過剰にたまった状態」ですが、スポーツ選手のように筋肉がたくさん身についている場合や妊婦さんなどの例外を除いて、

　体格指数（BMI; Body Mass Index）＝体重（kg）/ 身長（m）^{2}

が体の脂肪量とよく相関するので、BMIにより肥満を判定します。表Aは日本肥満学会とWHO（世界保健機関）による肥満の診断基準を示しています。正常BMIは18.5〜25までで同じですが、わが国の調査では、BMIが25以上になると、高血圧症や糖尿病などの合併症が有意に増加するので、BMI 25以上を肥満と判定します。東アジアの国々でも同じ傾向が認められています。WHOでは、BMI 30以上を肥満と定義しており、BMI 25〜30はpreobese（肥満前状態）と分類されています。疫学的な調査結果によると、BMI 22で肥満に伴う合併症の有病率が最も低いので、BMI 22に相当する体重、つまり身長（m）^{2}×22（kg）を標準体重（理想体重）としています。

表A　肥満度分類

BMI	日本肥満学会基準	WHO 基準
＜18.5	低体重	低体重
18.5≦〜＜25	普通体重	標準体重
25≦〜＜30	肥満（1度）	肥満前状態
30≦〜＜35	肥満（2度）	肥満クラス1
35≦〜＜40	肥満（3度）	肥満クラス2
40≦	肥満（4度）	肥満クラス3

　BMIのほかに、体脂肪率でも肥満を判定できますが、その判定基準や正確さは測定機器によって異なる場合があります。一つの目安と

して、体脂肪率が男性で20％以上、女性で30％以上のとき肥満と判定する判定基準があります。

わが国ではBMI 25以上で肥満と判定されて、さらに、表Bに示すような肥満に合併する疾患（健康障害）がある場合、あるいは将来、それらの疾患の発症する可能性が高い内臓脂肪型肥満が認められる場合に減量治療が必要な「肥満症」と診断します。

表B　肥満に合併する健康障害

耐糖能障害（２型糖尿病・耐糖能異常など）
脂質異常症
高血圧
高尿酸血症・痛風
冠動脈疾患：心筋梗塞・狭心症
脳梗塞：脳血栓症・一過性脳虚血発作
非アルコール性脂肪性肝疾患
月経異常・不妊
閉塞性睡眠時無呼吸症候群・肥満低換気症候群
運動器疾患：変形性関節症（手・膝・股関節）・変形性脊椎症
肥満関連腎臓病

内臓脂肪型肥満の人は、合併症の有病率が高くなります。日本人ではウエストまわりが男性で85cm以上、女性で90cm以上の場合、内臓脂肪型肥満の可能性が高く、臍（へそ）の高さの腹部CTスキャンによる内臓脂肪面積測定の対象となります。腹腔内の内臓脂肪面積が100cm^{2}以上なら内臓脂肪型肥満と判定します。このような場合、診断時には合併する健康障害がなくても、近い将来に健康障害を合併する可能性が高い病態として、肥満症（BMI 35以上の場合は高度肥満症）と診断します（図C）。

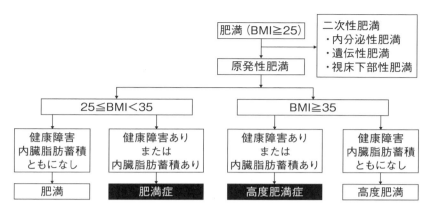

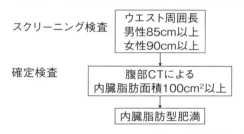

図C　肥満症の診断

一口メモ：新しい内臓脂肪量の評価方法　－デュアルインピーダンス法－

　お腹の中にはどれくらいの内臓脂肪がたまっているかは、どのようにすればわかるでしょうか。現在、ウエスト周囲長測定、腹部CT、インピーダンス法などが用いられています。

　ウエスト周囲長は、簡単に測定可能で費用もかかりません。しかし、ウエスト周囲長は腹部内臓脂肪だけでなく、腹部の皮下脂肪の影響も受けてしまいます。

　標準的な内臓脂肪蓄積評価方法として用いられているのは、腹部CTによる内臓脂肪面積です。この方法では、臍の高さでの腹部断面画像を用いて、実際に内臓脂肪の占める面積（cm^2）を計測します。しかしCTは大掛かりな装置であり、費用も掛かる上、放射線を用い

るため被曝を避けられず、減量治療中に何度も繰り返し測定することは不可能です。

そこで近年、デュアルインピーダンス法による内臓脂肪測定装置（DUALSCAN、オムロンヘルスケア製）が新しく開発されました。デュアルインピーダンス法では、放射線に曝露されることなく、何度でも簡便に内臓脂肪蓄積量を測定できます。測定は5分以内で可能です。まず、ベッド上で仰向けになり、軽い呼気時に腹部の厚みと横幅を測定します。次に腹部に電極ベルト、手足に電極を装着し、非常に弱い電流を流すことで得られるインピーダンス値から内臓脂肪面積（cm^2）が算出されます（図1）。電流は非常に微弱であり、痛みやしびれを伴うことは全くなく、医療機器としての安全性が確立されています。

デュアルインピーダンス法による内臓脂肪面積は、CTによる内臓脂肪面積と高い相関があることが確認されています。京大病院で行った研究では、肥満患者さんを対象にカロリー制限による減量治療を行った際に、週1回ずつデュアルインピーダンス法による内臓脂肪面積を測定しました。図2は、内臓脂肪面積が早い時期に体重やウエスト周囲長よりも大きく減少する様子を示しています。

デュアルインピーダンス法による内臓脂肪測定装置は、内臓脂肪型肥満の診断と評価、減量治療の経過観察や臨床研究などで有用であり、測定可能な施設が増えています。被曝がないので小児肥満での応用が特に期待されています。

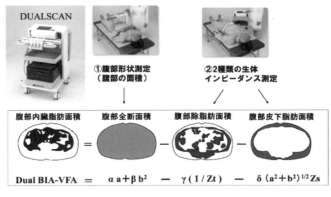

（図1）デュアルインピーダンス法の原理

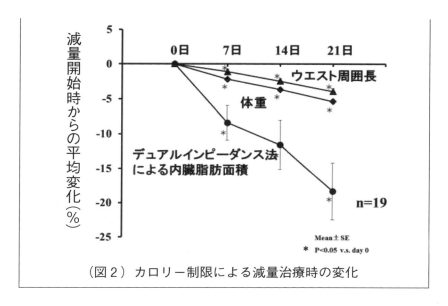

（図2）カロリー制限による減量治療時の変化

Q 1-3 肥満の原因には、どのようなものがありますか？

　肥満は、原因の点から、原発性肥満と二次性肥満（症候性肥満）の二種類に分類されます。

　肥満者の大部分（約95％）を占めるのは原発性肥満です。これは、肥満をきたす原因となる他の病気が明らかではなく、食事内容、食べすぎや食事パターンの異常を含む摂食異常や運動不足などの環境因子、太りやすい体質などの遺伝素因の複数の原因が関与している肥満のことを指します。原発性肥満の原因は、最近までは、主に食事で摂取されるエネルギーと消費されるエネルギーのアンバランスと考えられてきました。食事で摂取されるエネルギーが消費されるエネルギーを上回れば、過剰なエネルギーは体脂肪として蓄積され、肥満につながるとの考え方によるものです（図D）。

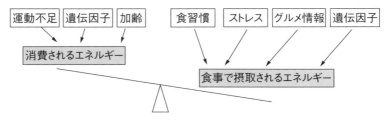

図D　原発性肥満の原因に関するエネルギー説の模式図

　実は、我が国の戦後の平均エネルギー摂取量は減少傾向にありますが、肥満は増加しており、エネルギー摂取量のみでこれを説明するのは困難であると考えられます。食事内容の過少申告や肥満者と非肥満者の人口の二極化も指摘されており、今後の検討が必要です。

　一方、最近では高脂肪食悪者説が大変革の時代を迎えており、脂肪

制限食より糖質制限食や良質な脂質を取る地中海食の方が減量効果が大きいことが報告されています。心血管イベントや動脈硬化に対する効果も報告されています。糖質制限は血糖値の上昇を減弱させて分泌されるインスリンを抑制し、インスリンによる脂肪蓄積作用を減少させます。

　食事で摂取されるエネルギーを調節する上でまず第一に重要なのは、脳の中で食欲を調節している視床下部と呼ばれる部位です。1994年に食欲を調整する主要なホルモンであるレプチン（Q1-10に詳述）が発見されて以後、視床下部の食欲調節機構の研究が急速な勢いで進み、食欲を促進するホルモン（グレリン）や食欲を抑制するホルモン（レプチンなど）が次々と発見されています。しかし、その全体像はまだ解明には至らず、今後、原発性肥満における食欲調節異常のメカニズムのいっそうの解明が期待されます。さらに最近の研究では、視床下部による食欲調節メカニズムに加えて脳内の報酬系などによる食欲調節メカニズムがあることが明らかとなり、精力的に研究が進展されています（Q1-9、Q10-10　一口メモ参照）。

　一方、消費されるエネルギーは、大きく二つに分けることができます。一つは基礎代謝と呼ばれるもので、安静にしていても生物として生命を維持していくためのさまざまな活動に消費されるエネルギーです。もう一つは運動などで身体を実際に動かすことにより消費するエネルギーです。基礎代謝は遺伝因子の影響を大きく受けるとともに加齢により低下することから、必要なエネルギーは年齢とともに減少します。このことから若い頃と同じだけ食べる食習慣では、中年以降には肥満を発症することになります。一方、運動などで体を実際に動かして消費するエネルギーは生活習慣や社会経済的要因の影響を大きく受けます。現代は一般的には運動不足の時代です。

　肥満の原因を考えるとき、食事で摂取されるエネルギーが、消費されるエネルギーを上回っているかどうかを振り返って考えてみること

に加えて肥満における腸内細菌叢の意義や食事内容に関する新知見を含めた検討が大切と考えられます。

　二次性肥満（約5％）とは、肥満の原因となる疾患がある場合を指しています。二次性肥満の治療は原因となる疾患の治療そのものですので肥満自体を治療する原発性肥満の治療とは大きく異なります。二次性肥満の代表例としては、内分泌疾患による肥満（クッシング症候群、インスリノーマ、甲状腺機能低下症、多嚢胞性卵巣症候群、性腺機能低下症など）、脳の病変による肥満（前頭葉性肥満、視床下部性肥満など）、薬物性肥満（副腎皮質ステロイド剤、女性ホルモン剤、インスリン、抗精神病薬など）などが挙げられます。

一口メモ：サルコペニア肥満

　サルコペニアは加齢に伴う筋肉の減少のことで、65歳以上の日本人の7～20％がサルコペニアだと言われています。サルコペニアは、筋力低下、歩行能力の低下、転倒などの原因となるとともに、要介護度の上昇や余命の短縮など健康寿命にも関連すると考えられます。2014年に発表されたアジア人を対象とした診断基準では、運動能力と筋肉量との両方からサルコペニアを診断することを推奨しています。運動能力については、歩行速度の低下（毎秒0.8m以下）、ないしは握力の低下（男性26kg未満、女性18kg未満）のいずれかがあれば、機能低下あり、と判断されます。また筋肉量については二重エネルギーX線吸収法（DXA）ないしインピーダンス法（Q1-2　一口メモ参照）により測定される値から診断することになっています。握力や歩行速度の低下が気になる方は、筋肉量を測定されてみると良いかもしれません。特に、サルコペニア肥満は、体脂肪量の増加と筋肉量の減少の両者を併せ持つ状態のことを言います。サルコペニア肥満では、通常のサルコペニアよりも日常生活の制限をきたしやすく、より重篤な病態と考えられます。そのため、サルコペニア肥満の診断基準や治療法の確立が急がれています。

Q 1-4　肥満の環境因子にはどのようなものがあるでしょうか？

　国民健康・栄養調査によれば1980年代からの約30年間で、男性は全ての年齢層で人口に占める肥満者の比率が増加しており、特に30歳代以上では10％以上の増加が報告されています。これに対し女性では肥満者の比率はほぼ横ばいないしは減少傾向です。一方、女性では中年閉経期以降BMIやウエスト周囲長が大きくなることが明らかとなっており、男性の肥満は生まれた年代により、女性の肥満はその時の年齢により、大きく影響を受けていると考えられています。また肥満者の比率は特に最近では地域差が大きく、食習慣、運動習慣、その他の社会環境が肥満の発症に大きな影響を及ぼしていると考えられます。

　では、肥満を増やす原因は何でしょうか？　一般的には食事で摂取されるエネルギーが消費されるエネルギーを上回れば、過剰なエネルギーは体脂肪として蓄積され、肥満となると考えられてきました（Q1-3に詳述）。このバランスが崩れる原因には何があるでしょうか。最近の10年間に栄養と食事療法では、高脂肪食や高糖質食についての新しい知見が報告され、米国栄養ガイドライン2015では脂肪摂取制限、コレステロールの摂取制限が事実上撤廃されました。体重減少には脂肪制限食より糖質制限食や地中海食が有用であることが報告され（DIRECT試験）、心血管イベント予防について低脂肪食より地中海食の有効性が報告されています。

　これらの基準と最近のエビデンスを踏まえて我が国の肥満の環境因子を再検討してみました（表C）。

　摂取エネルギーに影響する環境因子としては、食べ物がいつでも簡単に入手できること、食事の内容の欧米化による摂取エネルギーの増加と脂質のみならず糖質摂取量の増加、ストレスによる食生活の乱れ

表C　肥満の環境因子

摂取エネルギーの増加
　　食事量（摂取エネルギー量）の増加
　　食事内容の変化（重量当たりのカロリーの多い食品や口当たりの良い食品、単純糖質など蓄積されやすい栄養素を含む食品の摂取など）
　　食事時間帯の変化（深夜の食事、シフトワーカー、不規則な生活習慣など）
　　いつでも食べ物が周りにある状況（飽食の時代）
　　空腹以外の要因による摂食習慣（ストレス、会食など）
　　グルメ情報の氾濫（テレビ、雑誌、インターネットなど）
消費エネルギーの減少
　　加齢による基礎代謝（生きるために最低限必要なエネルギー消費量）の減少
　　機械化等による肉体労働の量、頻度の減少
　　電化による家事労働の減少
　　空調環境の改善によるエネルギー消費の減少
　　自家用車など交通手段の発達による運動不足
　　インターネットの発達等による屋外活動の減少

　などが挙げられます。「気晴らし食い」「いらいら食い」も肥満を引き起こす環境因子です。多くの肥満者が、食べることでストレス解消を図っていることが報告されています。

　また、現在の日本では、肉体労働の減少、家事の自動化や交通手段の発達などによって身体を動かすことが明らかに少なくなりました。そのため消費するエネルギーも低下しており、慢性的な運動不足の状態であり、これらも肥満の増加につながっていると考えられます。実際に日本人の平均エネルギー摂取量は近年減少傾向が続いていると報告されています。一方、日本人の栄養摂取基準より申告に基づく日本人の平均エネルギー摂取量の方が20〜30％以上少ないという乖離が認められており、栄養調査で避けることが困難な、過少申告の可能性が指摘されています（第10章「栄養と食事療法」参照）。

　また、摂取エネルギーには含まれていない、腸内細菌によって産生され腸から吸収される短鎖脂肪酸も肥満に大きく影響することが明らかになっています。エネルギー量の増減だけではなく、食事内容や食事時間帯の変化、運動量の減少なども重要であると考えられます。こ

れら生活習慣全般の変化は長期にわたり続くことにより、遺伝子そのものは変えなくとも、肥満に関連する遺伝子の一時的な修飾変化（エピゲノム変化）をもたらし、肥満や肥満合併症の発症に影響を与える可能性が考えられています。これらのことから、肥満の予防と治療にあたっては、これら環境因子の是正、つまり、生活習慣の改善が極めて重要です。「医食同源」と言われるように、肥満では特に食習慣は薬物治療と同等、あるいは同等以上に重要と考えられます。

> **一口メモ：肥満と腸内細菌叢**
>
> 　私たちの腸内には1,000種類以上の微生物が生息しています。これらが腸内で構成する生態系（エコシステム）を「腸内細菌叢」といい、肥満を含む、人のさまざまな病気に影響を与えることが明らかとなっています。肥満の人から採取した腸内細菌を移植された無菌マウスは、痩せた人の腸内細菌を移植されたマウスに比べて肥満を示すようになります。なぜそのようなことが起きるのでしょうか？　腸内細菌の種類を詳しく調べると、肥満の人は悪玉菌とされるフィルミクテス門の細菌が多く、善玉菌とされるバクテロイデス門の細菌が少ないことが分かりました。では、肥満をきたさないように腸内細菌叢を改善させるにはどうすればよいのでしょうか。一番簡単にできることは食事の内容を見直すことです。発酵食品や食物繊維を摂取し、一方で糖質の摂り過ぎに注意することが大切と言われています。やはり肥満の治療で一番重要なのは食事療法ということがこのような最新の研究からも再確認されます。

Q1-5 肥満の遺伝因子は何ですか？

　生まれつき太りやすい人、あるいは"やせの大食い"というたとえのように、食べているわりには太らない人もいて、肥満には体質、すなわち遺伝的な要因が少なからず関係していると考えられます（表D）。たとえば、遺伝子が全く同じ一卵性双生児と二卵性双生児の肥満児を比べると、一卵性双生児では体重や皮下脂肪の差が少ないといわれています。また、両親が肥満の場合に肥満児の発生率が高くなることや、肥満児の兄弟姉妹にも肥満者が多いことが知られています。

表D　肥満の遺伝因子の特徴

1) 一般に多因子遺伝（複数の遺伝子の複合的作用として肥満を生じる）である
2) 肥満者の兄弟姉妹（とくに一卵性双生児）、親子で肥満の発症率が高い
3) 肥満の遺伝因子はおそらく単独の効果は弱く、非肥満者にも存在する可能性が高い（例：肥満感受性遺伝子）
4) 環境因子の影響が大きく、個人レベルでの生活習慣から心理社会的、社会経済的、文化的側面まで多岐にわたる（例：倹約遺伝子）
5) 稀に単一の遺伝子異常による肥満症がある（例：レプチン遺伝子、MC4R遺伝子など）

　近年の分子遺伝学の進歩により、単一の遺伝子異常で生まれつき重症の肥満を発症する場合があることが分かってきました。例えば、脂肪組織で作られるレプチン（Q1-10参照）は、栄養が十分であることを脂肪組織から脳に伝えて食欲を抑制するホルモンですが、遺伝子異常のためにレプチンを作ることができないマウスは食べ続けて著しい肥満をきたします（図E）。

　脳の視床下部に存在してレプチンによる食欲抑制作用を担う中心的な分子としてメラノコルチン4型受容体（MC4R）があり、MC4R

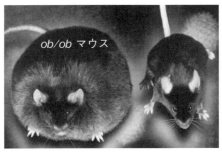

図E　満腹感を伝えるホルモン、レプチンの遺伝子異常による肥満マウス（ob/obマウス）

は食欲抑制だけでなくエネルギー消費の増加作用も担っていることが知られています。MC４Rの遺伝子異常は、単一の遺伝子異常による肥満の原因としてもっとも頻度が高いもので、欧米の先天性肥満児の実に数パーセントに遺伝子変異が見つかるとの報告もあり、この変異は常染色体優性遺伝すると報告されています。彼らは十分な食事を摂っても満足感が得られにくいので食べ過ぎてしまううえ、エネルギーの消費も低い傾向にあるため、小児期発症の高度の肥満を呈すると考えられています。私たちの研究では、この遺伝子変異を持つ日本人では軽度の肥満を呈することを観察しており、このケースでも遺伝因子と環境因子の両方の影響により肥満度が決まると考えられます。

　しかし、単一の遺伝子異常によって肥満を発症する人はごく少数例でしかありません。個々の遺伝子異常それ自体の効果は弱くても、肥満になりやすい体質を決める多数の遺伝子（肥満感受性遺伝子）の総合的効果が肥満に結びつく例が大多数を占めると考えられます。つまり、肥満感受性遺伝子の一つ一つの作用は非常に弱くても、それらの複合的効果に環境因子が加わることで肥満が発症すると考えられます。

　近年、ヒトゲノム上に存在する一塩基多型（SNP）を解析するゲノ

ムワイド関連解析（GWAS）が多因子遺伝による病気の感受性遺伝子を検索する手法として急速に発展してきました。肥満についても多くの解析がなされた結果、最初に発見された肥満感受性遺伝子がFTO（fat mass and obesity-associated）遺伝子です。FTO遺伝子に変異があると食欲を抑えることが出来ず、BMI（肥満度指数）が高くなると言われています。

　肥満に関連する遺伝因子も急速に明らかになってきています。近い将来、各個人の肥満の遺伝因子パターンに基づいたテーラーメイド医療や個別化医療が可能になる時代が到来するかもしれません。

Q 1-6 肥満の治療法にはどのようなものがありますか？ 夢の治療法について教えてください。

　現在行われている肥満の治療法は、①食事療法、②運動療法、③行動療法、④薬物療法、⑤外科療法の5つに分けられます。近年の肥満増加の要因として、食生活の変容と運動量の少ない生活の2つが特に重要であり、肥満治療の基本はこの2つを含むライフスタイルの是正にあります（表E）。

表E　肥満の治療法

1）	食事療法	摂取エネルギーの減少と食事内容の変更（糖質制限など）
2）	運動療法	消費エネルギーの増加、筋肉量の増加による代謝改善作用
3）	行動療法	食行動上の問題点の抽出と食・運動習慣の改善
4）	薬物療法	摂食中枢への作用／消化管栄養吸収阻害作用／栄養排泄促進作用
5）	外科療法	胃容積の減少／消化管の短絡／腸管由来ホルモンの分泌バランス改善

①食事療法

　食事療法の基本は、減食により、過剰に蓄積した体脂肪をエネルギー源として消費することで体脂肪の減少をはかることです。実際には、標準体重（身長（m）^{2}×22（kg）で求められる）×20〜25kcalによって計算される1日の必要エネルギー以下のカロリー制限療法が一般的な低エネルギー食療法となります。さらに徹底したカロリー摂取制限をする超低エネルギー食療法（VLCD：1日600kcal以下）もありますが、入院の上で医師の厳重な監視下に行われる特殊な治療法です。カロリー制限療法は一般的に継続が困難なことが多く、一時的に減量に成功してもリバウンドすることも少なくありません。一方、最近特に注目される糖質制限食は短期間で脂肪制限食より優る減量効果

を示すと報告されています。このことから米国栄養ガイドライン2015の内容にも合致し、動物実験や臨床研究により有効性が期待できる「適度の相対的高脂質高タンパク質低糖質食（適度の食事：MD食）」など専門医の指示に従った食事療法を行うことにより、効果的な減量が期待されます（第10章「栄養と食事療法」参照）。

　低エネルギー食療法は、ビタミン、ミネラルの確保、三大栄養素（炭水化物、タンパク質、脂質）のバランスを考慮する必要があり、医師および栄養士の指導のもとで行われます。正しい科学的知識に基づかない自己流のダイエットはビタミン欠乏症や、筋肉量の減少を起こすためお勧め出来ません。またカロリー制限の食事療法では、減量後の反動から再び食事量が増加し、最終的に体重増加となる「リバウンド」を起こさないことが治療の成否を握るポイントです（表F）。

表F　食事療法のポイント

1）摂取エネルギー ＜ 消費エネルギー（標準体重×（20〜25）kcal）
2）毎日体重を測定し、食事療法にフィードバックさせる
3）規則正しい食生活を送る
4）過食でストレスを解消することをやめる

②運動療法

　運動療法はエネルギー消費を増やす効果のみならず、長期間続けることによって筋肉量を増やして基礎代謝量を増強して、糖尿病、高血圧症、脂質異常症などの生活習慣病のリスクを軽減することができます。運動療法の実際については、第11章で詳述されるのでここでは省略しますが、散歩、ジョギング、水泳、サイクリングなど軽〜中等度の運動をコンスタントに続けることが肝要です。

③行動療法

　いくら理想的な食事療法や運動療法に関する知識を学んでも、実際の生活の中で生じる日々の食習慣、運動習慣上の問題点の抽出と解決

を行い、長期に渡って自己管理を行っていくことができなければ、正しい行動パターンを継続することはできません。たとえば、ストレスによる過食への対処、身の回りに常にお菓子がある環境や雑誌で見た美味しそうな食べ物の記事により誘発される過食への対処などができる必要があります。そのためには、生活習慣に対する誤った認識の修正、減量への強い動機の維持のための体重や検査データの改善、家族や知人からの褒め言葉やサポートが必要です。食行動の問題点を具体的に抽出したり、体重減少を実感し行動パターンと減量効果を結びつけて捕らえることを目指して、それぞれ、食行動質問表やグラフ化体重日記などの方法が用いられ、有効であることが知られています。

④薬物療法

　現在のところ、肥満治療に対する決定的な薬はありません。現在わが国で認可されている薬剤はマジンドール１剤のみで、食欲を抑制して体重を減らします。BMI35以上の高度肥満と合併症があり、食事・運動療法の効果が不十分な場合に３ヵ月以内に限って投与が認められています。また、わが国では最近、腸における脂肪の吸収を抑制し体重を減らす効果のあるセチリスタットが承認されました。販売日は未定ですがわが国でもより薬物療法が身近なものになる日が待たれます。米国では既に５種類の抗肥満薬が認可されているなど、欧米では多くの薬が臨床応用され始めています。わが国では欧米と比べて高度肥満を示す人の率は少ないため、抗肥満薬の必要性を疑問視する意見もあります。しかし、日本人は小太りでも糖尿病をはじめとする合併症を容易に発症することから（Ｑ１-８参照）、わが国でも新しい抗肥満薬の開発は喫緊の課題です。

⑤外科療法

　肥満症、特に高度肥満症は内科的治療による減量とその維持がきわめて難しい疾患です。肥満外科治療は、もともとこのような内科治療抵抗性の高度肥満症を対象として行われ、さまざまな手術方法（図

F）の開発と相まって、大きな成果を収めてきました。最近では、体重減少だけでなく、肥満に伴う糖尿病や脂質異常症に対しても外科手術が優れた改善効果を示すことが報告され、減量手術とは別に代謝改善（メタボリック）手術として実施されるようになりつつあります。先行する諸外国のデータに基づいてわが国においても、2014年度より糖尿病などの健康障害を有する高度肥満症に限って腹腔鏡下スリーブ状胃切除術が医療保険の対象となり、少しずつではあるが実施されつつあります。

　つらい思いをして好きな食べ物を我慢したり、やりたくない運動をせずに簡単に痩せたい、という社会的ニーズは大変大きいものがあります。しかし医学的には、美容上のニーズとしての減量とは区別して、糖尿病、脂質異常症、高血圧症などの合併症を伴う肥満症や高度肥満症の治療を考えるべきであり、特に後者に関しては、科学的根拠に基づく治療手段の研究と開発が急務です。特にわが国で認められている薬物治療、外科治療は諸外国と比べ極めて限られており、日本人での治療効果についての科学的データを積み上げていくことが今、まさに求められています。一方では、肥満外科手術は不可逆的な操作であり、加齢後には過剰な効果も出現する可能性が考えられます。適応については内科系の専門医の意見も重要です。

　肥満の発症には遺伝因子と環境因子が重要です（Q1-3参照）。太りやすい遺伝素因（Q1-5参照）を持つ人には、その感受性遺伝子の機能異常を標的にした個別化医療の開発が試みられつつあります。環境因子は遺伝子そのものの配列を変えることはありませんが、遺伝子の修飾状態を変化（エピゲノム変化）させ、肥満の病態に影響を与えるものと考えられています。エピゲノムをどのように制御できるかはまだまだ研究途上ですが、肥満発症に重要なエピゲノム変化が同定され、それを人為的に調節することが可能となれば、肥満症の治療にも大きな進歩をもたらすことが予想されます。我々人間の遺伝子を変

えることは容易ではありませんが、我々の腸に住み着いている細菌（腸内細菌、Q1-4 一口メモ参照）の種類を変えることは近い将来、可能になるかもしれません。現時点では実現していませんが、たとえば既にある乳酸菌ドリンクのような形で、我々を痩せさせてくれる善玉菌（プロバイオティクス）を摂取し、腸内に安定的に住んでもらうことができれば、もっと簡単に痩せられるようになるかもしれません。

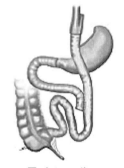

胃バイパス術

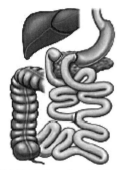

スリーブ状胃切除術＋十二指腸スイッチ術
（スリーブバイパス術）

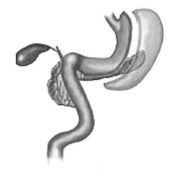

スリーブ状胃切除術

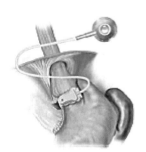

胃バンディング術

図F　手術の種類
（日本における高度肥満症に対する安全で卓越した
外科治療のためのガイドライン2013年）

ところで我々は空腹を満たすためだけに食べる訳ではありません（Q1-9参照）。美味しいものにはまってそればかり食べ過ぎたり、見た目の良さに満腹でもついつい手を伸ばしてしまったり、また仕事や私生活のイライラから食べ過ぎてしまったり、我々を肥満にする原因はいろいろなところに潜んでいます。空腹感や満腹感を司る視床下部の機能や脳内の報酬系の機能はもちろんのこと、このような脳の機能を、食品の種類や組み合わせ、薬、ホルモンバランスの制御などによりうまく調節することができれば、自然に正しい食事内容（パターン）に導くことが可能かもしれません。このような食欲・摂食調節研究のあゆみは、まだまだ黎明期にあり、今後の研究の進展に夢がふくらみます。

Q 1-7 肥満の食事療法はどのようにして行うのですか？

　現在、肥満の食事療法は変革期を迎えています。2つに大別され、①カロリー制限療法を基本とする食事と、②食事内容（パターン）を基本とする食事療法があります。

① 　カロリー制限を基本とする食事療法

　この食事療法では、摂取エネルギー（カロリー）を減らすことにより過剰に蓄積した体脂肪をエネルギー源として消費し、体脂肪を減少させます。減量のためには、摂取エネルギーを制限することがもっとも有効です。しかし、注意すべきことは単に摂取エネルギーを減らすだけではなく、栄養のバランスを取る必要があります。タンパク質、脂質、糖質のバランスに気をつけ、ビタミン、ミネラル、食物繊維食品を多く摂るようにします。

　具体的には、食事内容の記録を書いてもらい、食生活のパターンを調べて、1日の摂取エネルギーを概算します。性別、年齢、1日の運動量などから、1日の消費エネルギーを標準体重（理想体重）×25kcalで計算します。減食する場合の1日の摂取エネルギーは、1日の消費エネルギーよりも低く設定しますが、どれだけ低くするかは、それまでの摂取エネルギーを考慮に入れて計算します。1kgの体脂肪は8,000kcalのエネルギーに相当しますので、1ヵ月に1〜2kgの体重を減らすには、8,000〜16,000kcal、つまり1日に266〜533kcal減らすことになります。しかし、急激な減量の後では、体重が元に戻ってしまうリバウンドが多いので、短期間に一気に減量するのではなく、長期にわたり継続できるカロリー制限を行います。

　さらに徹底したカロリー制限療法として1日に600kcal以下の超低エネルギー食療法（VLCD）や、1日に600〜1,000kcalの低エネル

ギー食療法（LCD）もあります。これらは重症の肥満に対して一定の期間を設定して重点的に体脂肪を減らす特殊な治療であり、医師の指導の下に入院して実施します。

② 食事内容（パターン）を基本とする食事療法

　糖質制限食や地中海食が脂質制限食より体重減少に有効であることが報告されています。この臨床研究（DIRECT試験）の結果は、アンセル・キーズ以来の高脂肪食悪者説をくつがえすものであり、米国栄養ガイドライン2015では、脂質制限とコレステロール制限を事実上撤廃するものとなりました。この食事療法については第10章に詳しく取り上げていますのでご参照下さい。

　大切なことは、毎日の体重を記録し、体重の変化をつぶさに見て食事療法の成果を検討し、その結果を食事療法の改善にフィードバックさせることです。規則正しい時間間隔で食事をすることも大切です。食事療法のコツとしては、身の周りに食べ物を置かず、満腹感を得やすい野菜類や繊維質を多く含む食品を増やし、盛りつける皿を小さくし、アルコールや菓子類、炭水化物（糖質）を多く含むものを避けるとよいでしょう。

　食べることでストレスを解消する習慣も肥満の原因となりますから、ストレスのたまらない生活を心がけ、趣味など、他の手段でストレスを解消するようにします。

Q 1-8 肥満ではどのような病気を伴いやすいのですか？ また、どのくらい体重を減らせばよいでしょうか？

　肥満にはさまざまな疾患が合併します（表G）。これらの合併症を有する肥満のことを肥満症と呼びます。過食や運動不足などの生活習慣の乱れから肥満となり、それが引き金となり、高血糖、脂質異常、高血圧などを引き起こし、さらには心筋梗塞や脳梗塞などの動脈硬化性疾患などを次々と引き起こしてゆきます。その様をまるで次々と倒れて行くドミノ倒しに例えることがあります。2014年の日本人の死亡

表G　肥満症に合併する疾患

循環器系	心筋梗塞・狭心症 脳血栓症・一過性脳虚血発作 静脈血栓症・肺塞栓症 高血圧
呼吸器系	睡眠時無呼吸症候群・肥満低換気症候群 気管支喘息
消化器系	非アルコール性脂肪性肝疾患 胆石症、胃食道逆流症 大腸癌、食道癌、膵臓癌、肝臓癌
腎臓系	肥満関連腎臓病、腎臓癌
内分泌代謝系	２型糖尿病、耐糖能異常 脂質異常症（高中性脂肪血症、低 HDL コレステロール血症） 高尿酸血症・痛風
産婦人科系	月経異常・不妊 乳癌、子宮体癌
整形外科系	変形性関節症（膝・股関節）・変形性脊椎症 手指の変形性関節症
その他	皮膚疾患、男性不妊、精神疾患（うつ病など）

統計によると、癌（28.9％）がおおよそ1/3を占めトップですが、ついで心疾患（15.5％）、4位に脳血管疾患（9.0％）など動脈硬化性疾患を含む心血管疾患が死因のおよそ1/4を占めています。肥満の解消はこれら疾患の多くの予防につながると考えられています。

肥満では血糖を下げるホルモンであるインスリンの効果が弱くなること（インスリン抵抗性）や、脂肪細胞から分泌されるホルモンやサイトカイン（アディポカイン）により、高血糖や高血圧などを引き起こしやすくなります。事実、肥満の人は正常体重である人に比べて、約5倍の高率で糖尿病を発病しやすく、高血圧を約3.5倍、痛風を約2.5倍、狭心症や心筋梗塞などの心臓血管障害については約2倍の割合で合併しやすいことが知られています。

動脈硬化と直接関連するこれら病気に加えて、肥満者では、大腸癌、食道癌、子宮体癌、膵臓癌、腎癌、閉経後の乳癌などの発症率が高いことが海外の研究で示されています。また日本においても、肥満は閉経後の乳癌、大腸癌、肝臓癌、子宮体癌などを増加させることが指摘されています。

さて、欧米に比べて日本ではBMIが30を超えるような肥満の方はめったに見かけません。しかし実は糖尿病を患っている人の割合は、

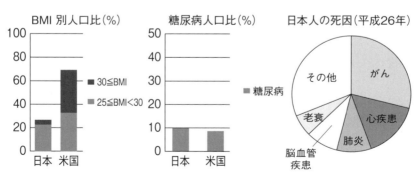

図G　肥満・糖尿病の人口比の日米比較（WHOの報告、2016年.から作図）

大きく変わりはありません。世界保健機関（WHO）の2016年４月の報告によると18歳以上でBMI30以上を呈す人の割合は米国で35％、日本ではわずか3.5％ですが、糖尿病の割合は米国での9.1％に対し日本では10.1％です（図G）。以上のことから日本人では軽い肥満であっても糖尿病の発症に関連することがうかがえます。このように肥満の程度と合併症の発症リスクにも、人種差や民族差など遺伝要因や生活習慣の相違による環境要因がかかわっていると考えられます。

　肥満で増える脂肪組織には皮膚の下に分布する皮下脂肪組織と、腹腔内に分布する内臓脂肪組織があります。若い女性に多い皮下脂肪型肥満に比べ、中年以降の男性に多い内臓脂肪型肥満では高血糖や高血圧、脂質異常などを合併しやすいことが知られています。このように内臓脂肪の蓄積を背景として、高血糖、脂質異常、高血圧など心血管疾患の危険因子を合併する病態をメタボリックシンドロームと呼んでいます。2008年４月からはじまった特定健康診査はこのメタボに着目した健診です。2,000万人を超える国民が参加し、国家レベルの研究成果が期待されています。この健診でメタボと指摘された人が、生活改善指導を受け体重、腹囲が減少すれば、血糖、脂質、血圧が一挙に改善することが示されました（Met's ACTION-J 研究）。

　では、どのくらい体重を減らせばよいのでしょうか？なにがなんでも標準体重を目指すというのではなく、実際には肥満した体重から３〜５％ほど体重を減少させると、内臓脂肪が大きく減少し合併症が改善されます。まずは現在の体重から３〜５％（60kgで２〜３kg、80kgで2.5〜４kg）の減量を目指しましょう。もちろん、最終目標は体格指数BMIの正常化ですが合併する健康障害の改善を確認しながらステップバイステップで減量することを勧めます。

第１章　肥満症

一口メモ：リバウンドについて

　肥満症の減量治療中に、つい過食に陥り、体重が増えてもとに戻ってしまうことがあり、リバウンドと呼ばれています。時にはこれまでの最大体重記録を更新してしまいます。さらにリバウンドを繰り返していると、だんだん以前より痩せにくくなってきます。痩せにくくなるのはリバウンドするときに、エネルギーを貯蔵する脂肪組織のみが増えてエネルギーを消費するための筋肉組織は元に戻らず、結果的に以前と同じ体重でも脂肪組織の割合が増え、筋肉組織の割合が減って痩にくい体組成となるからです。肥満を治療するときは、リバウンドをおこさないことが肝要で、頑張りすぎて体重を一気に落とすことをしないで、まずは体重が増えないよう現状を維持することからはじめて、少しずつでも着実に体重を減らしていくのがよいでしょう。減らした体重は運動を続けることにより維持しやすくなります。くれぐれも焦りは禁物です。

栄養が十分摂れていても食べ過ぎてしまうのはなぜでしょうか？

　「なぜ今、食べるのですか？」と聞かれたら、多くの人は「今、お腹が空いているから」と答えるでしょう。このごく普通の食行動の背景には、全身の栄養状態を情報として脳に伝え、それに基づいて脳が食欲、摂食行動、エネルギー消費を調整し、体重を一定に保とうとするメカニズムが存在しています。より具体的には、脂肪細胞から分泌されるレプチン（Q1-10参照）というホルモンや、胃から分泌されるグレリンを代表とする数種類の消化管ホルモンが、全身のエネルギーの過不足に関する情報を脳に伝えます。そして脳の視床下部と呼ばれる部分がその信号を受け取り、視床下部から命令を受けた脳内の多くの神経の働きによって、空腹や満腹を感じて食事を開始したり終了したりするのです。このような食欲は、言い換えれば「空腹を満たすための食欲」と言えます（これを代謝性の食欲調節といいます）。

　食欲の調節には、実はもうひとつのメカニズムが存在します。経験的にも納得できるかと思いますが、我々は食事によって栄養を得ているだけではありません。脳には報酬系と呼ばれる領域があり、食物を食べることでこの領域が刺激され、「美味しい！」というある種の快感が得られるのです。つまり、もうひとつの食欲調節メカニズムとは、「快感を得るための食欲」です（これを報酬系による食欲調節といいます）。これは、飢餓の時代に必死になって食物を探す動機付けをするためにつくられた脳の仕組みだと考えられます。報酬系には、腹側被蓋野、側坐核などの脳の領域が含まれます。少し専門的な話になりますが、食物を食べると腹側被蓋野の神経の活動が活発になり、ドーパミンという化学物質が放出されることで我々は快感を得ています。一般的に、報酬系による食欲調節は、代謝性の食欲調節による影

響を受けています。その証拠に、長時間の絶食の後の空腹時に食べたものは格別に美味しく感じられ、より強い快感として感じられます。そして食事をすると、レプチンやグレリンの働きによって快感の信号は弱まっていき、食物に対する興味が次第に薄れていくのです。

　しかし報酬系による食欲調節は、代謝性の食欲調節と独立して働くこともあります。つまり、栄養や空腹とは無関係に、報酬系が食欲を引き起こすのです。誰しも次のような経験があるはずです。満腹になるまで食べたはずなのにデザートを注文してしまう、飲んだ後にシメのラーメンが食べたくなる…。何故このようなことが起こるのでしょうか？その原因として挙げられるのが、昨今巷に溢れかえっている糖分や脂肪分をたっぷり含んだ見た目にも美味しそうな食物の数々です。これらの食物は報酬系を強く刺激して大きな快感を生み出すだけでなく、場合によっては身体の食欲調節システムを打ち負かして過食にさせ、肥満の引き金になるということです。糖分や脂肪分を多く含む食物を食べて快楽を感じたとき、脳はその感覚を周囲の状況と関連づけて記憶し、次に同じような状況が生じたときに快楽体験を予想できるように学習しています。この記憶学習は、同じ経験を重ねるごとに強くなっていき、報酬系による食行動の継続につながっていきます。食後のデザートや飲んだ後のラーメンは、このような記憶学習によって引き起こされているのです。

　通常であればこのような食行動は、ある程度のところで、自然に終息していくか脳の前頭前野からの指令によってストップがかけられます。しかし、このような食べ方が習慣化してしまうと、報酬系の神経回路の配線が変わってしまい、逆に快感に対してある程度麻痺してしまうことがラットの実験からわかっています。また人においても、健康な人に比べると肥満者では食物に対する脳の報酬系の反応が鈍くなっていることが、MRIを用いた脳画像研究から明らかになっています。こうなってしまうと以前と同じ快感レベルを得るためには、よ

り多くの食物を食べる必要があります。つまり肥満者では、通常の食事をしても充分な快感や満足感が得られにくいため、これを補うように糖分や脂肪分を多く含む食物を大量に食べ、その結果さらに肥満が助長されるという悪循環に陥ります。大変興味深いことに、これは薬物依存の状態に非常に似ています（表H）。肥満者は、アルコール依存症患者や麻薬常習者のように、食べれば食べるほど食物が欲しくなるのです。肥満の発症には依存症とある種の共通の要素があるとの学説もあります。

表H　肥満と薬物依存症の類似点

肥満（過食）	薬物依存症 （DSM-IVによる診断基準抜粋）
満腹に達するまでの食事量の増加	満足するまでに必要な薬物量の増加
食物に対する渇望および食事療法の失敗	薬物に対する渇望および薬物中断の失敗
過食がもたらす不利益を認識しているにも関わらず過食を止められないこと	薬物がもたらす不利益を認識しているにも関わらず使用を止められないこと

Q 1-10 肥満と関連するレプチンとはどのようなホルモンですか？

　従来、脂肪組織は余分なエネルギーを脂肪としてため込む貯蔵庫のようなものと考えられてきましたが、最近の研究の進歩により、脂肪細胞がいろいろなホルモンを出す身体の中で最大の「内分泌臓器」として、身体のエネルギー代謝に関係することがわかってきました（図H）。

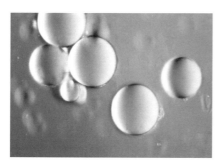

脂肪細胞由来ホルモン
○レプチン
○TNF-α
○アディポネクチン
○レジスチン
○アディプシン
○PAI-1
○アンジオテンシノーゲン
○遊離脂肪酸
○ステロイド

図H　脂肪細胞と脂肪細胞由来ホルモン

　レプチンは脂肪細胞で作られる代表的なホルモンとして注目されています。

　1994年に、生まれつき重症の肥満になるマウス（遺伝性肥満マウス）（Q1-5の図E参照）から肥満の原因遺伝子が発見され、この遺伝子が突然変異を起こした結果、この遺伝子から作られるホルモンが欠乏して肥満になることがわかったのです。のちにこの肥満遺伝子から作られるホルモンは、ギリシャ語で「痩せる」を意味するleptosにちなんでレプチン（leptin）と命名されました。レプチンは、脂肪細胞で作られて血中へ分泌され、脳の視床下部という部位に働きかけて食欲を減らします。同時に、交感神経の活動を高めることによって代謝を活性化させ体内の余分なエネルギーを消費する働きがあります

（図Ⅰ）。つまり、摂食量が増えて過剰なエネルギーが脂肪としてたまってくると、脂肪細胞からレプチンが出て、食欲を減らすとともにエネルギー消費を増やすことにより肥満の進行を抑えて体重を一定に保つことができるのです。

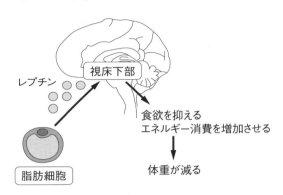

図Ⅰ　レプチンの働き

　レプチンは、食欲を減らしてエネルギー消費を増やす強力な作用を持っていることから、発見当初、痩せ薬になる可能性が期待されました。実際、レプチン遺伝子異常のために正常のレプチンを作ることができない肥満患者にレプチンを投与すると、劇的に肥満が解消することが報告されています。そこで、一般の肥満患者を対象として、レプチン投与による体重変化をみる臨床試験が行われました。結果は、血中濃度を20倍、30倍に増やしても、体重減少の程度は期待より弱く十分な減量効果が見られませんでした。一般の肥満者では、体脂肪量の増加を反映して血中レプチン濃度は高値ですが、レプチンの食欲を減らす作用やエネルギー消費を増やす作用が減弱しています。このような状態を「レプチン抵抗性」と呼びます。現在、レプチン抵抗性が起こるメカニズムについて研究が進んできています。レプチン抵抗性を解除する、レプチン抵抗性改善薬が開発されれば、レプチンは強力な痩せ薬になることが期待されます。

また最近の研究により、レプチンは肝臓や筋肉内の脂肪蓄積（異所性脂肪）を減らし、インスリンの効き目を良くする、血液中の中性脂肪を減らすなど、抗肥満作用に加えて様々な代謝改善作用を有することが分かってきました。脂肪組織が欠如する脂肪萎縮症では、血中レプチン濃度は低値になります。そのため、レプチン作用の欠乏による食欲の亢進、過剰エネルギーの異所性脂肪としての蓄積、糖尿病、脂質異常症、脂肪肝を発症します。京都大学医学部附属病院で行われた臨床治験により、脂肪萎縮症に対するレプチン補充治療の有効性が示され、レプチンは2013年に世界に先駆けてわが国において脂肪萎縮症の代謝異常治療薬として薬事承認されました。さらに、非肥満の糖尿病モデルマウスを用いた動物実験においても、レプチンの代謝改善作用が示されており、レプチンは治療対象を適切に選択すれば、有効な糖代謝改善薬になる可能性があり、今後の開発が期待されます。

一口メモ：レプチンとグレリン

　食欲・摂食調節に関連するホルモンの研究は、世界的な肥満（症）の増加を背景に1990年台から急速に進歩して、調節ホルモンの作用する脳の部位や作用機序が明らかになってきています。代表的なホルモンの発見は、1994年の米国のジェフリー・フリードマン教授らによる脂肪組織から分泌されるレプチンの発見と、1999年のわが国の寒川賢治教授らの胃から分泌されるグレリンの発見です。この二つのホルモンの存在は、予測はされていましたが、分泌される臓器と分子構造の実態は全く不明でした。フリードマン教授らは、遺伝性肥満マウスの研究から脂肪細胞が食欲・摂食を抑制するホルモンであるレプチンを分泌していることを発見しました。一方、寒川教授らは、脳の視床下部ではなく、胃の抽出物からグレリンを発見しました。この二つのホルモンは、その後の研究の進展により、食欲・摂食を亢進するグレリンと食欲・摂食を抑制するレプチンは、食欲・摂食調節の重要なホルモンであることが明らかになっています。適度な食事（MD食）は、レプチンが効き易く、グレリンが効き難く、インスリンは出来るだけ分泌させない食事の研究成果から開発された食事療法です。

第 2 章

糖 尿 病

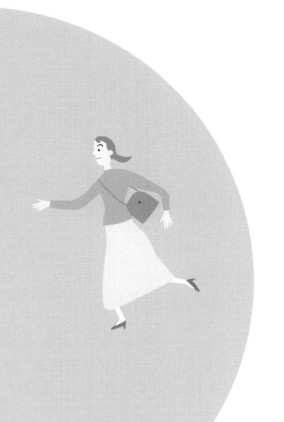

Q 2-1 糖尿病とはどのような病気ですか？

　糖尿病は、膵臓から出る血糖降下ホルモン、インスリンの不足やその働きが悪くなることから起こる病気で、糖分を中心とした全身の代謝が侵されます。いろいろな原因がありますが、自己免疫的なメカニズムによってインスリンを作っている細胞が破壊される1型糖尿病、肥満・過食・運動不足・ストレスなどの環境因子により起こる2型糖尿病、インスリンの働きを阻害するような物質（ホルモン）（Q2-2参照）が過剰に作られたりして二次的に起こる糖尿病などに大別されます（図A）。これらとは別に、妊娠中にのみ糖代謝が悪くなる妊娠糖尿病もあります。

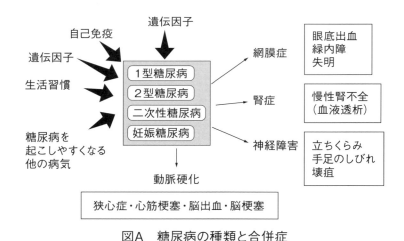

図A　糖尿病の種類と合併症

　現在のわが国で最も多いのは2型糖尿病で、過食や運動不足などの影響から非常に増えており、生活習慣病の代表的疾患のひとつといえます。血液中の糖分（血糖）が高くなることにより、のどの渇きやだ

るさが出現し、それに伴い水分を多く取り、尿の回数や量が多くなったり、尿糖が出現したりします。急激に血糖が上昇すると意識を失うこともあります。一方、このような自覚症状がない場合も多く、気づかない間に慢性的に進行、悪化する場合もしばしばです。

　慢性的な高血糖が続くと、数年から10年くらいで血管の合併症が出現してきます（図B）。網膜や腎臓の細い血管に障害が出たり、心臓や足の太い血管にも動脈硬化が起こりやすくなります。また、温度や痛みを感じる手足の神経が侵されたり、血圧を調節する自律神経が障害されることによる立ちくらみなども起こりやすくなります。網膜の血管に障害が出ると、物がかすんで見えるようになり、放置すると失明に至ることもあります。また、腎臓に障害が起こるとタンパク尿や腎機能の低下が起こり、進行すると最終的には腎不全となり血液透析が必要となります。手足の神経に障害が出るとしびれたり痛んだりします。さらに進行すると温度や痛みがわからなくなることもあります。そのためケガややけどをしやすくなり、放っておくと潰瘍や壊疽となりやすく、最悪の場合には、手足の切断を余儀なくされることもあります。

　これら糖尿病の慢性合併症は、病状が進行してからでは回復は難しく、また日常生活に著しい支障をきたすことになります。糖尿病の発症予防、早期発見、早めの治療が極めて大切です。

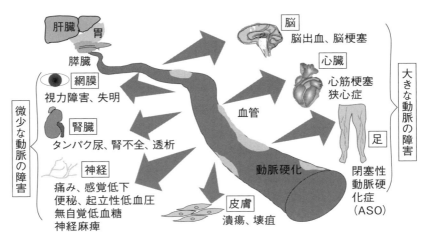

図B　慢性的な高血糖による血管合併症

Q 2-2 糖尿病はどうして起こるのですか？

　2型糖尿病は遺伝する傾向の強い病気であり、糖尿病患者の約半数には親戚の中に糖尿病の人がいます。つまり、糖尿病になりやすいかどうかは両親から受け継いだ体質によってかなり決まると考えられます。しかし遺伝因子だけで糖尿病になるかどうかが決まるわけではありません。食べすぎ（過食）・運動不足・強いストレスなどは、糖尿病になりやすい生活習慣（環境因子）であることがよく知られています。また、その結果発症する肥満は糖尿病の強い促進因子となります（図C）。患者さんにより遺伝因子と環境因子のバランスはさまざまです。

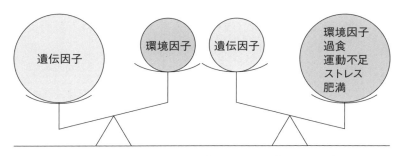

図C　2型糖尿病における遺伝因子と環境因子のバランス

　一方、1型糖尿病は自己免疫的なメカニズムでインスリンを産生する膵臓の細胞（β細胞）が破壊されることによって引き起こされ、2型糖尿病に比べ、生活習慣との関係はありません。インスリンを分泌する能力が著しく低下するため、インスリン治療が必須となります。
　それでは糖尿病になる過程はどのようなものでしょうか？　糖尿病の発症には、膵臓から分泌されるインスリンというホルモンの作用が

大きく関係しています。身体の中にはアドレナリン、グルカゴン、副腎皮質ホルモン、成長ホルモンなど、血糖を上げるホルモンが数種類ありますが、血糖を下げるホルモンはインスリンのみです。血液中のインスリンが増加すると肝臓からの糖の供給が抑制され、筋肉、脂肪組織での糖の取り込みが高まりますので、血糖値が低下します。糖尿病は膵臓からのインスリン分泌が相対的、あるいは絶対的に足りなかったり、インスリンが出ていても効き具合が不十分なときに発症します。一般には図Dのような過程を経て糖尿病が進行すると考えられています。

　２型糖尿病の場合、過食・運動不足・肥満・ストレスなどの環境因子により、インスリンの効き方が不十分となり、血糖値が徐々に高くなります。この状態のことをインスリン抵抗性と呼んでいます。このとき、血糖を下げようと膵臓は正常より多くのインスリンを分泌し続けますが、インスリンの効き方（作用）は、次第に減弱していきます。この時期は耐糖能異常（境界型糖尿病）と呼ばれます。やがて膵臓は疲弊し、インスリンの分泌量も次第に低下します。この時期に糖尿病が発症し、さらに進行します。血糖が上昇すると、高血糖によりインスリンの分泌やインスリンの効き方が悪化するという悪循環に陥ります（糖毒性と呼ばれます）。以上のような多段階のステップを経て糖尿病はさらに進展・悪化していきます（図D）。

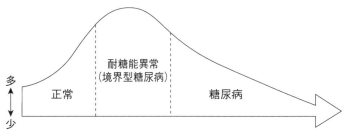

図D　インスリン分泌量の推移

糖尿病の環境因子は何ですか？

2型糖尿病の発症には、遺伝的な要素だけでなく、環境因子も重要であると考えられます（図E）。たとえば、同じ日本人でも、日本に住む日本人とアメリカで暮らす日系人では、アメリカで暮らす日系人の方が糖尿病の発症率がはるかに高いことが知られています。この事実は遺伝的な要素で決まる日本人としての体質だけでなくアメリカで暮らすことによる環境因子が糖尿病の発症に重要であることを示しています。

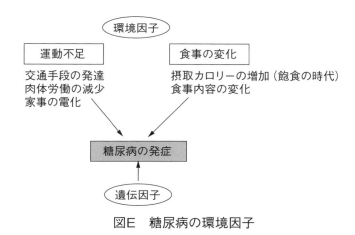

図E　糖尿病の環境因子

戦後、日本では糖尿病患者数が急激に増加していますが（図F）、この期間に日本人の体質を決める遺伝因子は変化していませんので、生活習慣の変化が主要な原因であることは疑いのないところです。食事（総カロリー量と内容）の変化、運動不足、それらによって引き起こされる肥満が戦後の日本における糖尿病の増加の主因と考えられます。国民栄養調査から日本人の食生活の推移をみると、戦後、摂取カ

ロリーは軽度の増加をしましたが、最近では総摂取カロリーの平均はむしろ減少傾向にあるのです。しかし、食事の内容をみると年々脂肪の摂取量が増加していることが明らかになっています。食事内容では脂肪と共に炭水化物（糖質）の摂取も多く、食事の総カロリー量を抑えるだけでなく、バランスのとれた食事を心がけることが重要です。

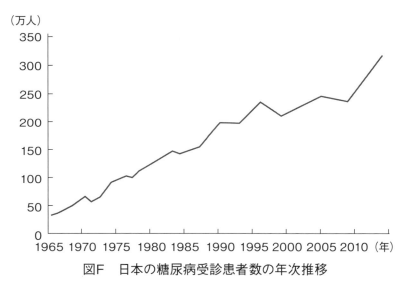

図F　日本の糖尿病受診患者数の年次推移

　運動不足という点では、自動車を含めた交通手段の発達、肉体労働の減少、家事の電化などにより日常的な運動量は年々低下しています。日本人の糖尿病人口の増加は国レベルの自動車の保有台数、あるいは体格指数（BMI：肥満度を表す指数）（Q1-2参照）の増加と深い関連を示しています。運動を毎日行えば、それだけ糖尿病の発症率は低くなることが知られていますので、意識して日常生活に定期的な運動を取り入れることが重要です。

糖尿病の遺伝因子は何ですか？

　日本人の糖尿病の95％以上を占める2型糖尿病は、インスリン分泌不全、インスリン抵抗性などに関わる遺伝子群の機能異常（遺伝素因）と肥満、過食、運動不足などの生活習慣（環境因子）が複雑にからみ合って生じる多因子病です。また中高年の発症が多いことから、加齢の関与も重要です。

　多因子病の解明には大きく分けて二つの方法が用いられています。一つには、病気に関与すると考えられる遺伝子の染色体上の位置を同定していく方法で、ポジショナルクローニングと呼ばれています。もう一つの方法は、発症機序から考えて病気に関係している可能性のある遺伝子（候補遺伝子）の異常を検索する方法で、候補遺伝子解析と呼ばれています。候補遺伝子解析の方法により、糖尿病の病態に関与する遺伝子変異の研究が進められており、たとえば、インスリンの合成、分泌に関連する遺伝子群、インスリンの作用に関連する遺伝子群と糖尿病との関連が明らかになってきています。

　これらの遺伝子変異の特徴をまとめてみると、それ自体では効果の弱い遺伝子変異・多型ですが、一般に発現頻度が高く、複数の変異の組み合わせにより、効果がある一定水準（閾値）を超えたときに、はじめて発症に至ります。その組み合わせは個人によって異なっています。

　個人個人の間における遺伝子の一つの遺伝暗号（一塩基）の違いのことを single nucleotide polymorphism（SNP）と呼んでおり、病気のなり易さ、なり難くさに影響を与える因子の一つとして注目されています（図G）。この一塩基の違いの総和が個人の遺伝的体質を反映すると考えられており、糖尿病の遺伝因子の研究においても発展が期待

されているところです。たとえばPPARγ、β3アドレナリン受容体、アディポネクチン、カルパイン10などの遺伝子には比較的頻度の高いSNPが存在し、2型糖尿病のなりやすさ（感受性）に関係している可能性が報告されています。

　一方、日本人の糖尿病の5％程度を占めると考えられている1型糖尿病は、インスリンを作っている膵臓のβ細胞が、自己免疫的なメカニズムによって破壊され、インスリンを作る能力がなくなってしまって糖尿病を来す病型です。1型糖尿病の遺伝要因としては白血球抗原であるHLA遺伝子の関与が重要と考えられています。たとえばDR4、DR9などのHLAタイプの人では発症しやすく、DR2というHLAタイプの人では発症しにくいということがわかっています。1型糖尿病の発病率には大きな地域差があり、北欧諸国などに多く、中南米諸国では著しく低いことが知られています。日本における発病率は世界の中でも低いグループに分類されており、HLAタイプの頻度差や食習慣の違い（1型糖尿病の多い北欧では乳幼児期から乳製品を多く摂取している）などが関連していると考えられます。

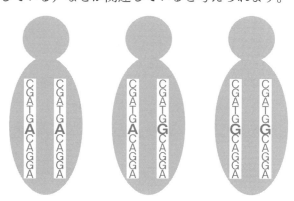

ヒトは父母よりそれぞれ1セットの染色体を受け継ぐので（2倍体、生殖細胞を除く）、3種類のタイプが存在する。二つが同じ場合をホモ接合体（両端）、一つだけ異なる場合をヘテロ接合体と呼ぶ。

図G　SNP

糖尿病の診断はどのようになされているのでしょうか?

　糖尿病の診断は、高血糖が慢性に持続していることを証明することによって行います。そのために、図Hに示すように空腹時血糖値、随時血糖値、ヘモグロビンA1cという臨床マーカーの値（Q2-6の一口メモ参照）、あるいは75g経口ブドウ糖負荷試験（OGTT）における2時間値を用いて、糖尿病型を判定します。初回検査で、血糖値とヘモグロビンA1cがどちらも糖尿病型を示す場合、あるいは血糖値のみが糖尿病型で、糖尿病の典型症状（口渇、体のだるさ、多尿、体重減少など）、もしくは確実な糖尿病網膜症（専門医の診断が必要です）が認められる場合は糖尿病と診断されます。また、別の日に行った検査（再検査）で、糖尿病型が再確認できれば糖尿病と診断されます（ただしヘモグロビンA1cのみの反復検査による診断は不可です）。

　初回検査で血糖値のみ、もしくはヘモグロビンA1cのみが糖尿病型と認められたものの、再検査で糖尿病と診断されなかった場合は糖尿病疑いとして3～6ヶ月以内に血糖値、ヘモグロビンA1cを再検査することが勧められています。

　血糖値は、食事やその日の体調、心理状況にも大きく左右されるので、風邪をひいているときやストレスがかかっているときに高血糖を記録した場合には、再検査による確認が必要です。

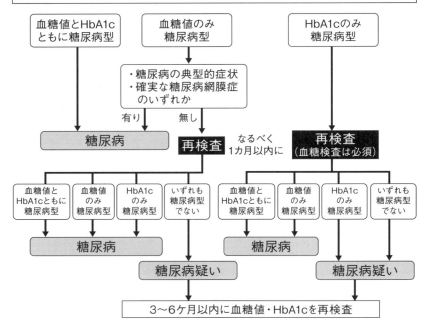

図H　糖尿病の臨床診断のフローチャート（日本糖尿病学会 2012年）

糖尿病では、血糖値をどれくらいにコントロールすればよいですか？

　糖尿病治療の目標は、慢性の高血糖による合併症（Q2-1、2-7参照）の発症、進展を阻止し、健康な人と変わらない日常生活の質（QOL）の維持、健康な人と変わらない寿命を確保することです。特に神経障害、網膜症、腎症といった細小血管障害を予防するためには、高血糖を是正し、ヘモグロビンA1c 7.0％未満を達成することが必要です（表A）。血糖値は食事やストレスなど種々の影響を受けやすいことから、血糖コントロールの指標としては過去1～2ヶ月間の血糖コントロールの状態を反映するヘモグロビンA1cの数値（一口メモ参照）が特に重視されます。ちなみにこのヘモグロビンA1c 7.0％未満に対応する血糖は、空腹時血糖130mg/dL未満、食後2時間血糖値180mg/dL未満におおよそ相当します。

　糖尿病の治療において血糖を健康な人のレベルにまで引き下げることは理想的なのですが、インスリン製剤やSU薬などの薬物による治療を受けている場合、血糖値が70mg/dL未満の低血糖をきたす危険が高まります。動悸、発汗、脱力などの自覚症状が生じ、より重症の場合は意識が低下し、放置すれば死に至ることもある大変危険な状態です。すみやかにブドウ糖を摂取するなどの対処で、血糖を上昇させる必要があります。最近の臨床研究では、低血糖が心筋梗塞や狭心症などの心血管病や認知症の発症を上昇させる可能性が指摘されています。低血糖が危惧される場合は、自分で血糖を測定して治療状況をモニターする血糖自己測定（一口メモ参照）が低血糖の予防手段として有効です。

　実際の血糖コントロールは個々の患者さんの状況（年齢、病期、合併症、社会要因など）に応じて、適切な治療目標が設定されます。例

えば妊娠中は母体や胎児の合併症を予防するために、朝食前血糖値70〜100mg/dL、食後2時間血糖値120mg/dL未満を目標に低血糖のリスクを最小限にとどめ、可能な限り健常妊婦の血糖日内変動範囲に近付けることを目標とします。また高齢（65歳以上）の場合の血糖コントロールは、年齢、糖尿病の罹病期間、認知機能、身体機能、合併している病気、重症低血糖のリスク、余命などを考慮して設定されます（表B）。低血糖をきたさないようにヘモグロビンA1cの下限値を設定する場合もあります。また急激な血糖の是正や血糖の乱高下は、ときに糖尿病網膜症や糖尿病神経障害を悪化させたり、血管障害を促進する可能性があるので注意が必要です。主治医とよく相談して目標値を設定し、慎重に治療を進めることが大事です。

表A　成人に対する血糖コントロール目標
（日本糖尿病学会編・著．糖尿病治療ガイド2016-2017より一部引用）

目標	コントロール目標値		
	血糖正常化を目指す際の目標	合併症予防のための目標	治療強化が困難な際の目標
HbA1c（％）	6.0未満	7.0未満	8.0未満

（治療目標は年齢、罹病期間、臓器障害、低血糖の危険性、サポート体制などを考慮して個別に設定する．）

一口メモ：ヘモグロビンA1c（エーワンシー）

　血糖値は検査前の食事、身体状況（風邪をひいている、心配事がある、イライラしているなど）にも影響を受け刻々と変化しますが、ヘモグロビンA1cは、過去1〜2ヶ月の血糖値のコントロール状態をよく反映する臨床検査マーカーで、糖尿病の治療状況の判定はもとより、糖尿病の診断、スクリーニングにも広く活用されています。血糖値とヘモグロビンA1cの関係は、まさにテストの点と通信簿の評価の関係のようですね。ちなみにヘモグロビンA1cの値は、日本国内の測定値（JDS値）の方が国際標準値（NGSP値）に比べて0.4％ほど低くずれていましたが、2014年4月からすべてNGSP値に統一されています。昔の古い記事や記録をみる際には注意が必要です。

表B　高齢者糖尿病の血糖コントロール目標（HbA１c値）
（高齢者糖尿病の治療向上のための日本糖尿病学会と日本老年医学会の合同委員会）

患者の特徴・健康状態*1			カテゴリーⅠ 1　認知機能正常 かつ 2　ADL自立	カテゴリーⅡ 1　軽度認知障害 ～軽度認知症 または 2　手段的ADL 低下、基本的 ADL自立	カテゴリーⅢ 1　中度以上の認 知症 または 2　基本的ADL 低下 または 3　多くの併存疾 患や機能障害
重症低血糖が危惧される薬剤（インスリン製剤、SU薬、グリニド薬など）の使用	なし*2		7.0%未満	7.0%未満	8.0%未満
	あり*3		65歳以上 75歳未満 7.5%未満 （下限6.5%）	75歳以上 8.0%未満 （下限7.0%）	8.0%未満 （下限7.0%）	8.5%未満 （下限7.5%）

高齢者糖尿病においても、治療目標は、年齢、罹病期間、低血糖の危険性、サポート体制などを考慮して個別に設定する。ただし、加齢に伴って重症低血糖の危険性が高くなることに十分注意する。
＊１　認知機能やADL（IADLやBADL）の評価に関しては、日本老年医学会のホームページを参照する。終末期の状態では、著しい高血糖を防止し、それに伴う脱水や急性合併症を予防する治療を行う。
＊２　高齢者糖尿病においても、合併症予防のための目標は7.0%未満である。ただし、適切な食事療法や運動療法だけで達成可能な場合、または薬物療法の副作用無く達成可能な場合の目標を6.0%未満、治療の強化が難しい場合の目標を8.0%未満とする。下限を設けない。カテゴリーⅢに該当する状態で、多剤併用による有害作用が懸念される場合や、重篤な併存疾患を有し、社会的サポートが乏しい場合などには、8.5%未満を目標とすることも許容される。
＊３　糖尿病罹病期間も考慮し、合併症発症・進展阻止が優先される場合には、重症低血糖を予防する対策を講じつつ、高齢者毎に目標を設定してもよい。65歳未満からこれらの薬剤を用いて治療中であり、かつ血糖コントロール状態が表の下限を下回る場合には、基本的に現状を維持するが、重症低血糖に十分注意する。グリニド薬は、種類・使用料・血糖値等を考慮し、重症低血糖が危惧されない薬剤に分類される場合もある。

一口メモ：血糖自己測定について

　血糖自己測定（SMBG）は、インスリン治療中の糖尿病の血糖コントロールに有用です。専用の穿刺器具とグルコース測定機器を用いて指先などから一滴ほどの微量の血を採取して、自己の血糖値を測定します。その場ですぐに自分の血糖を知ることができ、低血糖や高血糖を検出し治療に反映させることができます。
　また、持続血糖モニター（CGM）は、連続して皮下の間質液のグルコース濃度を測定し、血糖値を推定することの出来る装置です。血糖自己測定では発見しがたい、就眠中の低血糖および無自覚低血糖や高血糖をモニターすることができます。

Q 2-7 糖尿病の合併症にはどのようなものがありますか？

　糖尿病は自覚症状の現れにくい病気ですが、長い経過のうちに日常生活に支障をきたすような深刻な合併症を起こしてきます。糖尿病の発症と進行のパターンをまとめたものが図Ⅰです。糖尿病に特異的な合併症としては、細小血管が障害される網膜症、腎症および神経障害が挙げられます。これらの合併症は、病期が進むと糖尿病の治療に関わりなく進行します。したがって、早期から合併症の発症、進展を防止することが糖尿病治療の大きな目的といえます。また、糖尿病では太い血管にも動脈硬化性の変化をきたしやすく、脳梗塞や心筋梗塞、狭心症などの大血管障害を合併します。足の神経障害に外傷、靴ずれ、熱傷、低温やけどなどが加わり、これに細菌感染を併発すると、局所の循環障害のため足潰瘍、足壊疽へと進展します。

```
┌─────────────────────────────────────────┐
│  環境因子      ＋    遺伝因子            │
│   過食              インスリン分泌不全   │
│   運動不足          インスリン抵抗性     │
│   ストレス過多                           │
└─────────────────────────────────────────┘

糖尿病発症          発症の予防、境界型の状態の早期発見
（1次予防）
                         ⇩
合併症の予防        細小血管障害（神経障害、網膜症、腎症）
（2次予防）         大血管障害　（心筋梗塞、脳梗塞、閉塞性動脈硬化症）
                         ⇩
さらなる合併症の    筋萎縮
予防（3次予防）     失明
                    透析、壊疽、足切断
                         ⇩
                        死亡
```

図Ⅰ　2型糖尿病の自然歴

血糖コントロールは糖尿病治療の基本であり、厳格な血糖コントロールが合併症の発症、進展を防止することがいくつもの大規模臨床研究で証明されています。また、罹病期間（発病してどのくらい経っているか）も細小血管障害の発現と相関することが認められています。合併症進展に関与する要因として、高血糖、罹病期間のほか、高血圧症、脂質異常症、高インスリン血症、肥満、喫煙などが挙げられます。

　糖尿病の三大血管合併症といわれる網膜症、腎症、神経障害は、高血糖をベースに全身の細小血管や末梢神経が障害される病気です。

　網膜症は、進行すると治療が難しく、失明の危険性があります。網膜症の進展阻止においても血糖コントロールが基本となりますが、進行すると眼科的な治療が必要となります。増殖期の早期では光凝固という治療を行い、出血しそうな血管をレーザーで凝固し出血を予防します。重症の硝子体出血を生じて数ヵ月後にも引かないときには、硝子体手術を行い、凝血塊の切除吸引が必要になります。

　腎症では、病期に応じた治療を行う必要があります。腎臓の働きがかなり悪くなるまで自覚症状はほとんどなく、予防が大事です。早期腎症は微量のアルブミン尿のみを示す時期で、この時期に厳格な血糖コントロールを行えば腎症の進行を阻止できます。進行期になると、タンパク尿が出るようになります。この時期は腎臓の働きが悪くなるとともに血圧が高くなっていきます。そのため、血糖コントロールとともに適切な降圧剤を用いて血圧を適正にコントロールし、腎症の進行を防ぐことが大切です。食事療法においても塩分制限とタンパク質制限を行います。腎不全期になると貧血が進み、血圧のコントロールも難しくなります。尿量も少なくなり体液過剰に陥りやすく、水分管理も重要になってきます。この時期には透析療法が必要になります。

　糖尿病患者の神経障害の特徴として、主に末梢神経が障害されることが知られています。末梢神経は知覚神経、運動神経、自律神経の三

つに分けられます。知覚神経が障害されるとしびれ、冷え、痛みなどが生じます。運動神経が障害されると筋力が低下していきます。膝、アキレス腱などの腱反射が減弱することが多くなります。自律神経が障害されると、立ちくらみ、排尿障害、糖尿病性下痢、便秘、無自覚低血糖、インポテンツなどの種々の症状が見られます。糖尿病性神経障害の治療においても、血糖コントロールが基本となりますが、痛みや異常知覚に対しては対症療法が中心となります。

　心臓の血管（冠動脈）や脳血管、足を走る大きな血管などに起こる動脈硬化性の合併症は、必ずしも糖尿病に特異的なものではありませんが合併することが多く、糖尿病においても主要な死因を占めているため重要な合併症として位置づけられています。

Q 2-8 運動していれば、食事療法をしなくてもよいですか? また、眼や腎臓が悪くても運動療法をしてよいですか?

　糖尿病治療の基本はあくまでも食事療法です。運動をしていれば食事療法をしなくてもいいということはありません。運動によって消費カロリーが増えるので、その分、食事によって摂取カロリーを増やせるのではないかと思われるかもしれません。しかし、運動による消費エネルギーは各人の体力や運動能力など個人差が大変大きいものです。一般の本に書かれている運動の種類による消費エネルギーはあくまでも一つの目安と考えてください。運動による消費エネルギーと食事の摂取エネルギーを単純に交換するのはしばしば間違いの元になります。食事療法をしっかり守ったうえで、運動が可能な場合(表Dに示すような場合を除く)、適切な運動をすることは糖尿病治療にとって大変効果的です。運動療法によって期待できる効果を表Bにまとめてみました。

表C　運動療法の必要性と意義

1) インスリンの効果を高める
2) 余分な体脂肪を減らす
3) 筋力をつけ、インスリンの効果(インスリン感受性)を高める
4) 心肺機能を向上させる
5) 脂質代謝を改善し動脈硬化を防ぐ
6) ストレスを解消し、規則正しい生活を送る

　肥満を伴う糖尿病の場合、一番問題になるのはインスリン感受性の低下、つまりインスリンの働きが弱くなる(インスリン抵抗性)ということです。これが運動することにより改善されます。また、運動することにより余分な脂肪が減りやすく、筋力や心肺機能を高めたり、動脈硬化を防ぐなど、多くのメリットがあります。

しかし、すべての糖尿病患者に運動を勧められるわけではありません。突然、自己流の無理な運動をして低血糖発作や眼底出血、狭心症発作などの事故を起こすこともあり、各人が主治医とよく相談してから始めなければなりません。表Cに糖尿病患者で運動療法をしてはいけない場合（禁忌）をまとめました。また、運動療法が可能な人でも、心臓の検査などを受けてから主治医とその運動強度についてよく相談したうえで始めるべきです。

表D　運動療法の禁忌

1) 血糖コントロールが悪い場合
2) 眼底出血の可能性のある網膜症がある場合
3) 進行した腎症のある場合
4) 活動性の感染症のある場合

Q 2-9 食事や運動に気をつけても、血糖値が下がりません。どうしたらよいでしょう？

　2型糖尿病は遺伝因子に、環境因子が重なって発症することはすでに説明しました。ですから、遺伝因子が軽い人でも、糖尿病を誘発しやすい環境因子がたくさん重なって発症した人は、食事療法や運動療法をきちんと行って初めて血糖値を目標まで下げることができるのです。

　しかし実際には、食事・運動療法をきちんと実行しても血糖値が下がらないこともめずらしくありません。その理由としては、①遺伝因子の影響が強い場合、②糖尿病になってからの期間が長く、高齢である場合、③自身のインスリン分泌量が少ない場合、④高い血糖値のため、インスリンの効き方が減弱している場合（糖毒性）、などが考えられます。このような場合にはまず、飲み薬（Q2-10参照）で血糖をコントロールします。使用される飲み薬は、おおまかに3種類に分類され、その中から医師が患者さんの状態に合ったものを選びます。

　一方、適切な生活習慣と薬物療法を行っても血糖のコントロールがうまくいかない人もいます。このような場合には、インスリン注射が検討されます（Q2-11参照）。

　このほかに、特別な原因で血糖コントロールが乱れている場合もあります。たとえば、いろいろなホルモンの異常（ホルモン産生腫瘍などによる）・肝臓病・膵炎・感染症・外傷・妊娠・手術・癌を合併している場合などです。このような場合にもインスリン治療が選択される場合があります。

　2型糖尿病患者さんのなかには食事療法をきちんとしているつもりで、実は外食で炭水化物（糖質）や摂取エネルギーが多すぎたり、摂取する脂質の質と量が適切でなく、間食を摂っていたりで、食事療法

が実行できていない人も少なくありません。また、不規則・不摂生な生活で心身ともに強いストレスにさらされていると糖尿病の悪化につながります。このような場合には、ご自身の生活習慣が本当に健康的であるかどうかを見直し、医師に相談してみることをお勧めします。糖尿病では特に食事療法が重要であり、インスリンの作用不足の病態生理を本態と考えると、糖質の摂取を適度に制限することが妥当であるとのエビデンスが増えています（第10章「栄養と食事療法」参照）。戦後の我が国における糖尿病の増加は遺伝素因の変化ではなく、食事と運動の変化によることは疑いありません。

一口メモ：グリセミックインデックス（glycemic index）

食品ごとに血糖値の上り方に違いがあることは多くの方が気づいていると思います。食品ごとの血糖値の上昇度合いを示す指標として、グリセミックインデックス（GI値）があります。GI値は、血糖のピーク値、血糖上昇持続時間を反映する指標です。そのため、グルコースを多く含む食品ほど一般にGI値は高くなる傾向にあります。GI値が高い食品として白米、白パン、ジャガイモなど、GI値が低い食品としてほとんどの野菜類、豆類、ナッツなどがあげられます。いくつかの研究で、GI値の低い食品で食生活を組み立てた場合に、2型糖尿病と心臓病のリスクが低くなることが報告されています。また18〜20歳の女子学生を対象に食事の調査を行ったところ、食事のGI値が高い群ほど肥満度が高くなり、食物繊維の摂取が多い群ほどBMIの値が低い結果が得られたことが報告されています。

GI値の計算方法はいくつか報告されており、GI値を比較する際には注意が必要です。また同じ食品であっても、調理方法や組み合わせて食べる食品、食べる順番などによってもGI値は変わってきます。GI値のみにこだわり、GI値の低い食品でも大量に摂取すれば糖尿病や肥満は改善しません。また、必須栄養素が減少してしまえばむしろ健康を害してしまいます。大事なことは、GI値は参考にとどめ、基本となる食事療法を守ることです。

Q 2-10 血糖値を下げる薬にはどのようなものがありますか？（経口薬編）

　血糖を下げる経口薬は、インスリンの効き目を良くするインスリン抵抗性改善系、インスリンの分泌を増やすインスリン分泌促進系、糖の吸収や排泄を調節する糖吸収・排泄調節系の3種類に分けられます。現在使われている血糖降下薬を表Eにまとめました。

表E　経口血糖降下薬の種類

インスリン抵抗性改善系	インスリン分泌促進系	糖吸収・排泄調節系
ビグアナイド剤 チアゾリジン剤	スルホニル尿素剤 速効型インスリン分泌促進剤 DPP-4阻害剤	αグルコシダーゼ阻害剤 SGLT2阻害剤

　インスリン抵抗性改善系には、ビグアナイド剤とチアゾリジン剤があります。これらは、単独使用ではいずれも低血糖を起こしにくい薬です。ビグアナイド剤は、主に肝臓がブドウ糖を作る作用を抑えることで血糖を下げる働きをする薬です。筋肉や脂肪細胞などでブドウ糖の消費を促す作用もあります。体重が増加しにくいという利点があります。この薬で注意しなければならないのは、非常に稀ではありますが、乳酸が血中にたまって乳酸アシドーシスを起こす場合があることです。肝臓、腎臓、心臓、肺疾患などがある場合は注意が必要です。チアゾリジン剤は、脂肪組織や骨格筋に作用してインスリンの効き目を高め、肥満の人にしばしば認められる脂肪細胞の機能異常を改善し、骨格筋や脂肪組織におけるインスリンの働きを増強させます。主な副作用として浮腫があり、また体重が増加しやすくなります。加えて、海外の疫学研究で膀胱癌の発症リスクをわずかに高めたという報

告があり、膀胱癌治療中の人には使用しません。また膀胱癌の既往がある人への使用には慎重な判断が必要です。

　インスリン分泌促進系には、スルホニル尿素剤（SU剤）、速効型インスリン分泌促進剤、DPP-4阻害剤があります。SU剤は、早くから用いられてきた薬剤で、膵臓に働いてインスリンの分泌を高めることによって血糖値を下げます。体重が増加しやすくなったり、食前や食事が遅くなってしまったときに低血糖を起こす可能性があるので注意が必要です。速効型インスリン分泌促進剤は、食後にのみ高血糖を起こすような比較的軽症の糖尿病患者に適しており、食後の短時間のインスリン分泌を促して血糖上昇を抑制する働きがあります。作用時間が短いため、不必要なときにインスリンが出過ぎて低血糖になったり、空腹感が強まるというような副作用がないという利点があります。食事を食べると腸管からインクレチンと呼ばれるホルモンが分泌されますが、インクレチンにはインスリンの分泌を増強させたり、血糖を上昇させるグルカゴンを抑制する作用があります。DPP-4阻害剤は、インクレチンの分解酵素であるDPP-4を阻害してインクレチンの濃度を高め血糖を低下させます。体重が増加しにくく、低血糖を起こしにくいという利点があります。2015年に週1回の服用でも毎日の内服薬と同等の効果と安全性を持つDPP-4阻害剤が発売されました。飲み忘れが多い人に有用であり、また薬の量が多い人の負担を軽くすることも期待できます。

　糖吸収・排泄調節系には、αグルコシダーゼ阻害剤とSGLT2阻害剤があります。αグルコシダーゼというのは、食事によって体内に取り込まれた糖質を小腸上部でブドウ糖に分解する消化酵素です。αグルコシダーゼ阻害剤は、この酵素の働きを妨げることで糖質の吸収時間を遅らせ、食後の急激な血糖値上昇を抑えようとする薬で食前に内服します。お腹が張る、おならが多くなるなどの消化器症状がみられますが、多くの場合は薬に慣れるにつれ解消します。糖質の吸収が抑

制されるために低血糖になったときはブドウ糖をとらねばなりません。SGLT2阻害剤は、我が国では2014年に発売されたもっとも新しい薬です。腎臓の近位尿細管という場所に存在する2型のナトリウム・グルコース（＝ブドウ糖）共役輸送体（SGLT2）により、いったん尿として排泄されかけた血液中のブドウ糖は再吸収されて血液に戻ります。このSGLT2を阻害することで、尿中へのブドウ糖の排泄を増やし血糖を低下させます。体重を低下させる作用が期待できますが、尿量が増えるため、脱水や尿路感染症などに注意が必要です。

　図Jに、それぞれの薬がどこに作用して血糖値を下げるのかについてまとめました。個々の糖尿病患者さんの病態に応じて薬剤は選択され、複数の薬剤を併用することもしばしばあります。

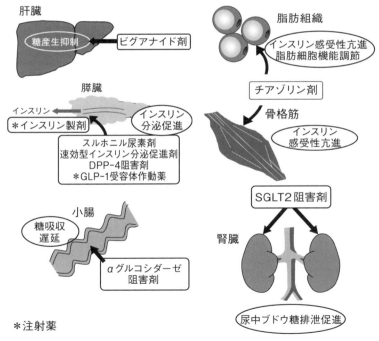

図J　糖尿病内服薬は身体のどこに効くのか

Q 2-11 血糖を下げる薬にはどのようなものがありますか？（注射薬編）

　血糖を下げる薬には前述の内服薬の他に注射薬があり、インスリン製剤とGLP-1受容体作動薬の2つに分けられます（表F）。

　インスリン製剤は、インスリンが体内で作られない1型糖尿病の人では生命を維持するために必要不可欠な薬になります。また2型糖尿病の人でも経口血糖降下薬では効果が不十分な場合や副作用が出た場合、重症の感染症にかかった場合、手術の前後、合併症が進行してきた場合、肝障害や腎障害のある場合、妊娠中あるいは授乳中などにはインスリン注射が必要となります。

　インスリン製剤は、効果の持続時間によって超速効型、速効型、中間型、持効型溶解、またこれらを組み合わせた混合型、配合溶解に分けられます。自分がどの種類のインスリン製剤を使っているか、しっかりと把握しておくことが大切です。また、使用するインスリン量と食事量や運動量とのバランスに気をつける必要があります。そのバランスが崩れるとインスリンの血糖を下げる作用が強く出てしまい低血糖になってしまいます。低血糖を防ぐためには、規則正しい食事量や運動量を守ることや、体調が悪く食事が摂れないときにはインスリン使用量の調整方法を主治医の先生と話し合っておくこと等が大切です。

　外来でよくインスリンは一度始めると一生やめられないのか？という質問をされます。以前はインスリン製剤というと糖尿病治療の最後の切り札という考えがあり、自分の体内でインスリンが殆ど作れなくなってから始めてインスリン製剤を使う傾向にありました。そのため自分ではインスリンが作れない状態でインスリン製剤を使っているので一旦使い始めると一生使い続けないといけないというイメージが定

着したと思われます。最近はより厳格な血糖コントロールを実現するための手段として早期の段階から取り入れる傾向にあります。したがってインスリン治療を勧められたからといって必ずしも病状が重いとは限りません。高血糖が続くと膵臓が疲れてインスリンの分泌が落ちてきますが、外からインスリンを注射して血糖コントロールを是正し、膵臓を休ませると再びインスリンの分泌が復活し、インスリン製剤を中止できる場合も少なくありません。

最近になってインスリン以外の注射薬として、GLP-1受容体作動薬も使用できるようになりました。GLP-1受容体作動薬は、インスリンの分泌を助けるGLP-1というホルモンを補う注射薬です。インスリンと比べて細かな投与量の調節が要らないため、1週間作用が持続する1週間製剤も発売されました。GLP-1受容体作動薬は血糖に応じてインスリン分泌を促進させ、更にグルカゴンという血糖を上昇させるホルモンの分泌を抑制させることで血糖を低下させます。また食欲を抑制する作用もあるため、体重の低下作用も期待できます。副作用として嘔気、便秘、下痢などの消化器症状が特に使用開始後は初期にみられます。また急性膵炎の報告もあるため、膵炎にかかったことがある方では注意が必要です。

表F　注射薬の種類

注射薬	
インスリン製剤	超速効型 速効型 中間型 持効型溶解 混合型 配合溶解
GLP-1受容体作動薬	1日1〜2回製剤 週1回製剤

Q2-12 糖尿病の夢の治療法について教えてください。

　様々な種類の経口薬（Q2-10参照）、注射薬（Q2-11参照）により、十分にコントロール可能な病気となりつつある糖尿病ではありますが、さらに最近、根治を目指した治療法の開発が進んでいます。

　膵移植はインスリンを分泌しなくなった膵臓の代わりに、死体から摘出した膵臓を下腹部へ移植するもので、糖代謝を正常化することができると考えられています。外国では1966年に第1例がアメリカで行われて以来、毎年1000例以上の手術が行われています。当初、拒絶反応のために低かった生着率も、免疫抑制療法の進歩により移植3年後で80％ほどに向上しています。日本でも2000年4月には臓器移植法施行後初めての膵移植が行われており、現在臓器移植ネットワークに200名を超える患者さんが登録されています。さらに、2004年4月からは京都大学病院移植外科において膵島（膵臓の中でもとくにインスリンを産生する細胞が集まっている場所）移植が開始され、従来、血糖コントロールのためにインスリン注射が不可欠であったインスリン依存状態の糖尿病患者さんがインスリン治療から離脱できるようになってきました。膵島移植は膵臓全体を移植するのではなく、インスリンを分泌する細胞のかたまり（膵島）だけを分離して局所麻酔下で、点滴のようにして肝臓に注入する新しい方法（エドモントン・プロトコールと呼ばれています）であり、大規模な手術を必要としない点でも画期的です。膵島移植では生着期間などの課題の克服が期待されます。

　さらにドナー不足を解消する対策として豚膵島などを用いた異種移植が日本でも注目されています。国外で行われている例で糖尿病治療に対する有効性が認められ、これまで感染症などの報告がなされてい

ないことから日本でも厚生労働省が指針を緩和し、臨床研究が進むことが期待されています。同種移植あるいは自家移植については多能性幹細胞（iPS細胞、ES細胞）などから移植可能なインスリン産生細胞（膵β細胞）を分化誘導させる研究が進んでいます。糖尿病に対する再生医療の実現化を目指して、膵管細胞や膵α細胞からの分化誘導および分化転換による手法やヒトiPS細胞などの多能性幹細胞からのインスリン産生細胞への分化誘導について多くの報告がなされています。このような新しい治療法は一般に普及するにはまだ時間がかかりますが、さらなる進展が期待されています（図K）。

また検査に関しても持続血糖測定が可能になり、それに応じたインスリンポンプ治療が開発されています。従来の製剤やデバイスの改良がなされ、新しい機器とそれを用いた治療法の開発などが着実に進んでおり、病態に応じた治療の選択肢が豊富になってきています。またゲノムワイド関連解析などにより、糖尿病の新しい遺伝因子が明らかになってきています。糖尿病の発症の予測と進展の予防が可能になることやその知見をもとにした新しい薬剤の開発が期待されています。

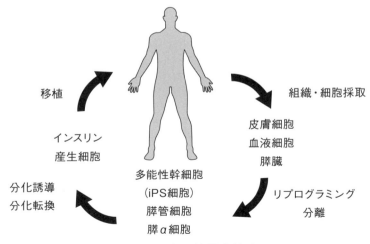

図K　未来の糖尿病治療

第 **3** 章

高血圧症・動脈硬化症

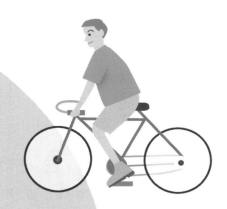

Q3-1 高血圧はどうして起こるのですか？

　血圧は、血管の中を流れる血流が血管の壁を押す圧力です。血圧には、高いほうの血圧、すなわち最高血圧（収縮期血圧）と低いほうの血圧、すなわち最低血圧（拡張期血圧）があります。最高血圧は、心臓が収縮して血液を全身に送り出すときの血圧で、最低血圧は、心臓が拡張して血液を送り出す力が一番弱くなっているときの血圧です（図A）。どちらの血圧が高い場合も高血圧症と診断されます。よく最高血圧より最低血圧が高いほうが危ないと言われる場合がありますが、どちらの血圧が高くても、体にとっては同じように危険な兆候です。最高血圧は、気分などにより最低血圧より変動しやすいため、一度血圧を測って高くても、安静にして測り直したときには低くなることがあります。

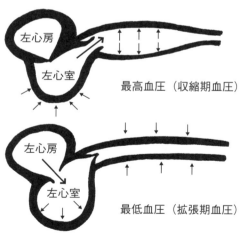

図A　最高血圧と最低血圧のしくみ

高血圧症は、原因のはっきりわからない本態性高血圧症と原因がはっきりしている二次性高血圧症があります。本態性高血圧症は、高血圧症全体の約9割を含めており、残りの1割程度が二次性高血圧症です。二次性高血圧症は、腎臓が悪くなって起こる場合やホルモンの異常により起こる場合などがあります。ホルモンの過剰分泌によって起る内分泌性高血圧症は手術により完全に治ってしまうこともあります。しかし、本態性高血圧症は原因がわからないため、基本的には、生涯高血圧の治療を続ける必要があります。

　血圧は、血液の"圧力"ですから、電圧が電流と電気抵抗の積で表されるのと同じように血流の量に血管の抵抗をかけたものです（図B）。したがって、高血圧は、血液の量が増えた場合および血管抵抗が高くなった場合に起こってきます。

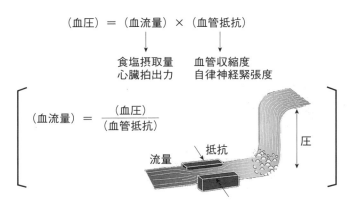

図B　血流量と血管抵抗で決まる血圧

　血液の量は、体の中の水分の量と考えられ、これは体液量といわれます。体液量は、一般的に体の中の食塩の量が多くなると増えます。したがって、食塩をとりすぎたり、食塩を体から排泄する腎臓の働きが悪くなったりすると体液量は増えます。腎臓が悪くなった人は体に水分がたまりやすく、多くの人が高血圧になります。体に塩分をため

込むためのホルモンは、副腎から分泌されるアルドステロンというホルモンですが、このアルドステロンがつねに過剰に出つづける副腎の病気（原発性アルドステロン症といいます）になると高血圧になります。

　血管の抵抗は、血管の収縮度で決まります。血管の収縮は、自律神経である交感神経の興奮が起こると生じます。緊張すると交感神経の働きが高まるので、血圧が上がるのです。血管を収縮させるホルモンや拡張させるホルモンも数多く存在します。血管収縮ホルモンとしてはアンジオテンシンII、エンドセリンなどがあり、一方血管拡張ホルモンとしては一酸化窒素（NO）やナトリウム利尿ペプチド（ANP、BNP、CNP）、アドレノメデュリンなどがあります。一酸化窒素は、血管そのものから（血管の内面を覆う一層の内皮細胞から）分泌されるガス状の物質で、血管そのものに働きます。ナトリウム利尿ペプチドのANPとBNPは、心臓から分泌されるホルモンで、体液量などの負荷が多くなると、心臓がそのことを感知して分泌を増やし、血圧を下げようとします。ナトリウム利尿ペプチドのANPとBNPはまた、腎臓に働いて塩分排泄を促進し、さらに副腎に作用してアルドステロンの分泌を抑制します。CNPやアドレノメデュリンは一酸化窒素と同様に血管内皮細胞から分泌され血管を拡張させます。このように、血液量や血管の収縮度を調節するホルモンのバランスが崩れることによって、高血圧が生じます。ナトリウム利尿ペプチドのANP、BNP、CNPは降圧作用に加えて、血管内皮細胞の保護効果を有しており、動脈硬化の抑制や癌の転移抑制効果の臨床応用が期待されています。

Q 3-2 血圧がいくつになると高血圧なのですか？

血圧は、たとえば140/90というふうに、二つの数字のセットで表されます。前の数字が収縮期血圧（最高血圧）、後の数字が拡張期血圧（最低血圧）です。収縮期血圧は心臓が収縮して血液を送り出したとき、拡張期血圧は心臓が拡張したときに血管にかかる圧力です。

収縮期血圧と拡張期血圧のどちらが高くても、体に悪影響があります。

我が国を含めて、収縮期血圧が140mmHg以上、拡張期血圧が90mmHg以上のときに高血圧症と診断することは世界共通で、我が国の最も新しい高血圧症の診療ガイドライン（JSH2014）でもそのように定められています（表A）。一方、収縮期血圧が120mmHg未満、拡張期血圧が80mmHg未満であれば心血管合併症は非常に少なくなることがわかっており、「至適血圧」つまり「よい血圧」とされています。

また、最近では家庭血圧計が普及してきていますが、家庭での血圧は診察室での血圧よりも、合併症の予測に重要であると考えられてい

表A　成人における血圧値の分類

分類		収縮期血圧		拡張期血圧
正常域血圧	至適血圧	＜120	かつ	＜80
	正常血圧	120-129	かつ/または	80-84
	正常高値血圧	130-139	かつ/または	85-89
高血圧	I度高血圧	140-159	かつ/または	90-99
	II度高血圧	160-179	かつ/または	100-109
	III度高血圧	≧180	かつ/または	≧110
	（孤立性）収縮期高血圧	≧140	かつ	＜90

（高血圧治療ガイドライン 2014 より引用）

ます。家庭血圧では、収縮期血圧が135mmHg以上、拡張期血圧が85mmHg以上のときに高血圧症と診断します。

血圧は1日中一定ではなく、変動します。一般的に朝起きたときが一番高い血圧を示します（図C）。これは、覚醒により交感神経の活動が高まるためです。ですから、高血圧の人は朝起きてすぐ激しい運動をするのは危険です。実際に、心筋梗塞が最も起こりやすい時間帯は朝の8時頃です。夜間には血圧は低くなります。このような一日の中での血圧の変動を調べるには、ABPM（Ambulatory Blood Pressure Monitoring）という、24時間にわたって15分〜30分の間隔で血圧を測定する方法が役立ちます。

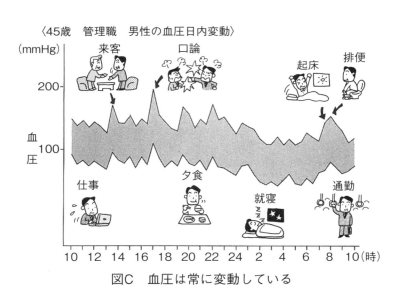

図C　血圧は常に変動している

昼間に高く、夜寝ている間は血圧が下がっているタイプの高血圧（ディッパー型高血圧）の人に比べて、夜も血圧が下がらない高血圧（ノン・ディッパー型高血圧）の人は、高血圧によりすでに動脈硬化が進んでいる可能性が高く、よくない兆候です（図D-1，D-2）。

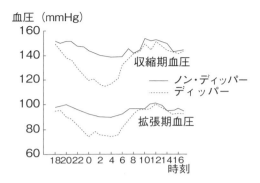

図D-1　ノン・ディッパー型高血圧の24時間血圧変動

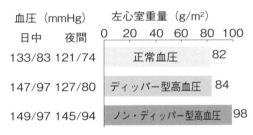

図D-2　ノン・ディッパー型高血圧と心肥大

　また、二次性高血圧症（Q3-1参照）の人も夜間の高血圧が認められることがあります。
　血圧は季節によっても変動します。一般的に夏は血圧は低くなり、冬寒くなると血圧は上がります。このため、あまり強くない高血圧の薬をのんでいる人は、夏は薬をやめられる（休薬する）人もいます。逆に、1年中同じ調子で、薬をのんでいると夏に血圧が下がりすぎて、かえって脳梗塞を引き起こすこともありますので、定期的に受診して医師と相談する必要があります。
　家庭で血圧を測っているとあまり高くないのに、病院で医師に血圧を測ってもらうと高くなる人がいます。これは、医師の白衣を見ると

血圧が上がるという意味で、白衣高血圧症といわれています。白衣高血圧症の人は意外に多く、診察室で血圧を測って高血圧症と診断されている人の15〜30％に達するともいわれています。こういう人が外来だけの血圧を目安に高血圧の薬を処方された場合、自宅では血圧が下がりすぎることがあるので、よく医師と相談する必要があります。ただし、白衣高血圧症の人は治療なしで大丈夫かというと必ずしもそうでなく、白衣高血圧の人の一部は高血圧症に移行し、長期的には心臓や血管の合併症がおこってくることがあるので、定期的な受診が必要です。

　また逆に、診察室での血圧は高くないのに、家庭での血圧が高いというパターンの人もいます。これは、仮面高血圧症と呼ばれ、通常の高血圧症と同様に高血圧による合併症を起こすことが知られているので、治療が必要です。

　このような、白衣高血圧症、仮面高血圧症の診断には診察室での血圧測定だけでは十分ではなく、家庭での血圧測定が非常に重要で、場合によってはABPMによる血圧測定が必要となります。

高血圧の環境因子は何ですか？

　高血圧症を引き起こす生活習慣（環境因子）としては、食塩摂取、肥満、アルコールの過剰摂取、そして運動不足やストレスなどが挙げられます（図E）。飽食の時代、車社会をむかえた現代、過食や運動不足となることが増えており、高血圧症と診断される人の数は増加しています。

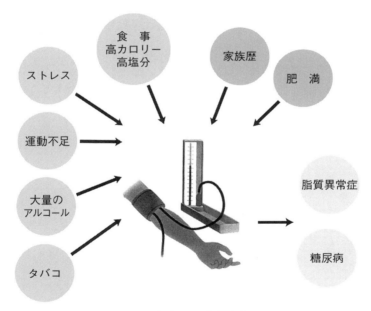

図E　高血圧の危険因子

　一方、魚や両性類の血圧は20から30mmHg 程度です。生物は陸にあがって生きるようになり、食塩の乏しい環境でしかも重力に抗して生活しなければならなくなりました。そのため、生物は食塩を体にた

め込み、血圧を上げるため、さきにQ3-1で述べたアンジオテンシンIIを作り出すホルモン系としてレニン・アンジオテンシン系（レニンはアンジオテンシンIIを作る酵素）を持つようになりました。食塩の乏しい時代には、レニン・アンジオテンシン系は生命の維持に必要だったわけですが、皮肉にも、食塩を多量に含む食品に囲まれて生活するようになって、人は高血圧症になるリスクを背負うようになったわけです。

　日本では以前より食塩の摂取量が多く、このことが原因で高血圧症による脳卒中が多発していました。1950年代の東北地方の平均塩分摂取量は1日25gにも達していました。食塩の摂取量は減ってきてはいますが、それでも外国に比べると日本人の食塩摂取量はまだまだ過剰です。

　また、最近は生活習慣の変化に伴って、日本でも肥満が増加してきており、肥満に伴う高血圧症が増加しています。肥満者は正常体重者と比べ、約2〜3倍多く高血圧症にかかることが知られています（図F）。

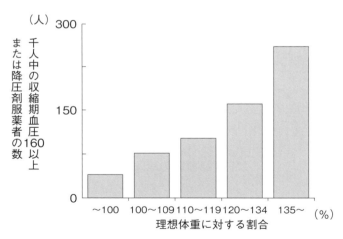

図F　肥満度と血圧の関係

肥満の人は、体の中の血液の量が多くなることや、交感神経の過剰な興奮による血管の収縮が起こることが知られています。なぜそうなるかについては完全にはわかっていませんが、膵臓から分泌されるインスリン、脂肪細胞から分泌されるレプチン、アンジオテンシノーゲンなどのホルモンが重要な役割を果たしていると考えられています。

　肥満による高血圧の人は、痩せるだけで確実に血圧は低下してきます。

　また、現代人は運動不足になりがちですが、運動不足も高血圧の原因の一つです。運動不足になると肥満になり、それによって血圧が上がるのはもちろんですが、それ以外にも、運動することそのものに血圧を下げる働きがあると考えられています。その理由は明らかではありませんが、習慣的な運動には交感神経の働きを弱め、血管を広げる作用があると考えられています。

　高血圧改善のための具体的な生活習慣の修正の方法を表Bに示します。

表B　生活習慣の是正

1．減塩	1日6g未満
2a．野菜、果物	野菜を積極的に摂取する
2b．脂質	ω3脂肪酸、植物背宇野不飽和脂肪酸などの良質の脂質摂取 魚（魚油）の積極的摂取（第10章参照）
3．減量	BMI（体重(kg)÷[身長(m)^2]）が25未満（第1章参照）
4．運動	心血管病のない人は、毎日30分以上の運動をする（第11章参照）
5．節酒	アルコール量で男性は1日20mL以下、女性は10-20mL以下
6．禁煙	受動喫煙の防止も含む

（高血圧治療ガイドライン2014より修正し引用）

高血圧の遺伝因子は何ですか？

　高血圧症になる"なりやすさ"、"体質"というものは確かに存在します（図G）。こうした高血圧になりやすい遺伝因子を持った人が、生活習慣（環境因子）に"かたより"を持つと高血圧になるわけです。

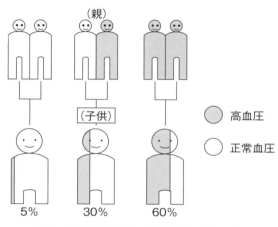

図G　体質の遺伝と高血圧の発生率

　2003年にヒトの全遺伝子（ゲノム）が解読され、その結果、意味のある遺伝子の数は2万3000個くらいであることが明らかにされました。その中で、たった一つの遺伝子の変異が高血圧を引き起こすような遺伝子はわずか十数個程度と考えられています。ただ、遺伝子には"個性"があり、各個人で少しずつ異なった遺伝子を持っています。ゲノムワイド関連解析という、ヒトの持っている遺伝子を網羅的に解析する方法によって、高血圧になり易くなるような遺伝子の"個性"がたくさん同定されています（高血圧感受性遺伝子）。たとえば、

Q3-3で述べたように、生物は陸上生活を生き抜くために食塩を体にため込み血圧を上げるホルモン系としてレニン・アンジオテンシンを持っていますが、アンジオテンシン関連遺伝子も高血圧感受性遺伝子の一つです。高血圧感受性遺伝子1個ずつの効果は小さいものですが、感受性遺伝子がたくさん集まることで、高血圧になりやすい"体質"が形作られると考えられています。

　ここで大切なことは、高血圧症になりやすい遺伝子変異を持っていても、環境因子が加わらないと高血圧症は発症しにくいということです。したがって、高血圧症になりやすい遺伝子を持っている人（血縁者に高血圧症が多い人）は、とくに生活習慣に気をつけなければいけないのです。

Q 3-5　血圧が高いとなぜ治療しなくてはいけないのですか？

　高血圧症は、糖尿病、脂質異常症、肥満症とともに、生活習慣病の代表的疾患のひとつです。これら生活習慣病は、すべて動脈硬化症の危険因子であり、動脈硬化症は放っておくと、脳卒中、心筋梗塞、腎不全などを起こします。生活習慣病は、1人の人に重なって起こることがしばしば認められます。したがって、高血圧の治療の目的は、単に血圧を下げるのではなく、合併する他の生活習慣病も考慮に入れて、動脈硬化症をうまく防いでいく、つまり"血管を守ること"にあるのです（図H）。

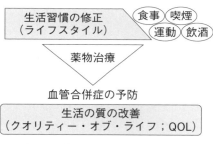

図H　高血圧症の治療の基本

　単に血圧の数字を下げることに意義があるわけではありません。高血圧症は、動脈硬化を引き起こす最大の原因です（図I）。動脈硬化が進んでくると、脳では血管がもろくなり、血圧が急に上昇すると破れて「脳出血」を起こし、また、血が固まって血栓を作り血管が詰まって「脳梗塞」を起こします。こうした病気がいわゆる「脳卒中」です。突然、片方の手や足にしびれがきたり、また動かなくなったりします。ひどい場合は意識がなくなり、血圧や呼吸を維持することができなくなって、死亡する場合があります。一方、心臓では、心臓の

筋肉を養っている冠動脈が狭くなり、十分に血液が流れなくなって、左の胸の痛み（あるいは胸全体が締めつけられる感じや首や左手に広がる痛みを伴うこともあります）を感じる、いわゆる「狭心症」を起こします。さらに、狭くなった血管に血栓ができ突然血管が詰まって「急性心筋梗塞」（持続する激しい胸の痛みがあります）や「突然死」を起こします。また、腎臓は血液の中の不要な成分を濾過して尿を作りますが、動脈硬化が進むとこの濾過装置が壊されて腎臓の機能が障害されていきます。

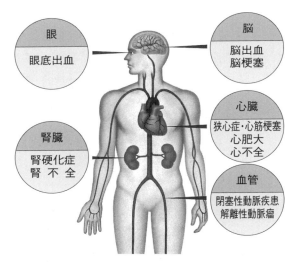

図I　高血圧による臓器障害

　このように、動脈硬化症がもとになって起こる病気で死亡する人は、現在日本では癌で亡くなる人とほぼ同じ数だけいます。ですから、動脈硬化症を予防するために、高血圧症を治療しなくてはいけないのです。

　高血圧症の治療は、血圧の値だけでなく、動脈硬化の他の危険因子の有無（とくに糖尿病を合併しているかどうか）、動脈硬化症が起こって臓器の障害がすでにあるかどうかを明らかにして、総合的に判

断します。高血圧の程度が重いほど、そして血圧が同じなら臓器の障害や危険因子を持っているほど、脳卒中、狭心症や心筋梗塞の発作を起こす危険率が高くなります。このため、他の危険因子を持つ人や心臓血管合併症のある人は、それほど高い血圧でなくても治療を開始しなければなりません。とくに、糖尿病と高血圧症を合併していると、動脈硬化が著しく進むことが知られています。糖尿病の人が初めて虚血性の心臓病（狭心症や心筋梗塞）を起こし死亡する確率は約15％です。これは糖尿病でない人が虚血性心疾患を二度起こし死亡する確率と同じです（図J）。ですから、糖尿病の患者さんでは、通常よりも血圧を低くしておく必要があり、130/80mmHg未満になるよう、生活習慣の改善、降圧剤の投与を行います。最近、糖尿病の人は、高血圧を治療することにより、糖尿病で起こってくる糖尿病腎症や網膜症までよくなることがわかっています（図K）。

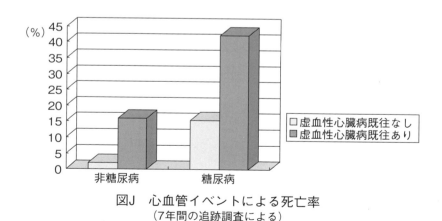

図J　心血管イベントによる死亡率
（7年間の追跡調査による）
（New England Journal of Medicine, 1998年）

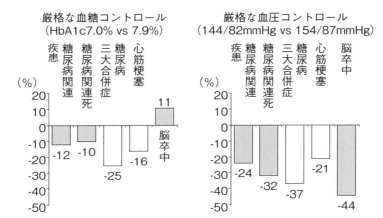

図K　糖尿病合併高血圧症患者の合併症発症の低下率
（Lancet, 1998年／British Medical Journal, 1998年）

Q3-6 血圧がいくつになると治療しなくてはならないのですか？

　Q3-5にも書いたように、高血圧症と診断された場合、血圧の値とともに、その人の他の動脈硬化の危険因子の有無と脳、心臓、血管や腎臓の障害の有無もチェックします。それによって生活習慣の改善だけで様子をみるのか、薬物療法も開始するのかが判断されます（表C-1，2、図L）。

　我が国では全高血圧症患者の1/2しか高血圧症と診断されておらず、更にその1/2しか治療を受けておらず、また更にその1/2しか正しく治療されていないのが現状と考えられています。最近は、検診を受ける人や自宅で血圧計を買って計る人が増えており、自分の血圧が高いことは以前より気づきやすくなっているはずですが、少しくらい高くてもまあいいと思って受診しない人が少なくないのです。

表C-1　高血圧管理計画のためのリスク層別化に用いる予後影響因子

A. 心血管病の血圧値以外の危険因子

> 高齢　（65歳以上）
> 喫煙
> 脂質異常症
> 肥満（BMI 25以上）
> メタボリックシンドローム
> 若年（50歳未満）発症の心血管病の家族歴
> 糖尿病

B. 臓器障害/心血管病

> 脳　　　脳卒中など
> 心臓　　心不全、狭心症、心筋梗塞など
> 腎臓　　慢性腎臓病、蛋白尿など
> 血管　　大血管障害、末梢動脈疾患など
> 眼底　　高血圧性網膜症

（高血圧治療ガイドライン2014より引用）

表C-2　高血圧症患者のリスク層別化

	I度高血圧 140-159/90-99mmHg	II度高血圧 160-179/100-109mmHg	III度高血圧 ≧180/≧110 mmHg
リスク第1層 （予後影響因子がない）	低リスク	中等リスク	高リスク
リスク第2層 （糖尿病以外の1-2個の危険因子、3項目を満たすMetSのいずれか）	中等リスク	高リスク	高リスク
リスク第3層 （糖尿病、CKD、臓器障害/心血管病、4項目を満たすMetS、3個以上の危険因子のいずれか）	高リスク	高リスク	高リスク

（高血圧治療ガイドライン2014より引用）

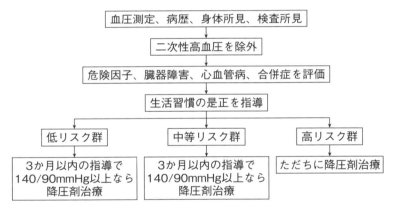

図L　初診時の高血圧管理計画（高血圧治療ガイドライン2014より引用）

　まず、自分が高血圧症であることが分かったら、積極的に高血圧を治療しなければならないという意識を持つ必要があります。これは、血圧が高いと明らかに心臓や血管の病気が増えるという証拠があるからです（図M）。さらに、こうした高血圧症の人の血圧を下げると、確実に脳卒中や心筋梗塞などが減るという証拠もあります。現在の医療はこうした証拠（エビデンス）に基づいた治療（evidence-based

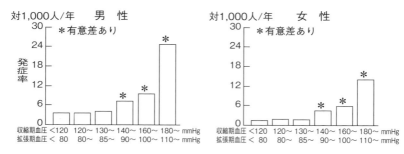

図M　血圧分類別にみた脳梗塞発症率
久山町降圧薬非服用者、年齢調査　1961〜1993年
（高血圧治療ガイドライン　2000年度）

medicine：EBM）を基本としています。

　現在数多くのすぐれた降圧剤が開発され、降圧剤の適切な組み合わせで血圧の下がらない高血圧症はほぼ無くなったといえる現状にあります（ただし、処方された薬をきちんとのんでいない人や、肥満やアルコールの過度の摂取など生活習慣が改善されない人、二次性高血圧症の人の場合、薬の効きは大変悪くなります）。

　血圧をどこまで下げればよいかに関しては、その人の血圧以外の危険因子や臓器障害の有無によって総合的に判断します。たとえば、通常の場合は診察室の血圧で140/90mmHg未満、家庭血圧で135/85mmHg未満を目標としますが、高齢者の場合は、診察室の血圧で150/90mmHg未満、家庭血圧で145/85mmHg未満が目安です。糖尿病の人や腎臓病の人はより低い血圧まで下げたほうがよいので、この目標値は、診察室の血圧で130/80mmHg未満、家庭血圧で125/75mmHg未満となります。この数値まで血圧を下げることはなかなか容易ではない場合もあるので、医師と二人三脚で治療に取り組む姿勢が大切です。ただし、血圧の下がり易い夏場には同じように薬をのんでいると、収縮期血圧が100mmHgくらいまで下がることがあります。このときは逆に脳梗塞の危険性が出てきますので、薬の減量が必要です。医師に相談してください。

高血圧症はどのように治療するのですか？

　高血圧症は遺伝因子（体質）と環境因子（生活習慣）が合わさって起こる病気です。体質（遺伝子の変異）は自分で変えることはできませんが、塩分に注意し、肥満を予防し、動脈硬化を抑制する食事を規則正しくとること、規則正しい運動をすることなどの生活習慣の修正は重要です。喫煙は、血管の内面を覆う一層の内皮細胞を障害します。内皮細胞からは血管拡張ホルモンが分泌されており、その作用が弱くなると、血圧が上がり、また動脈硬化を進めますので、ぜひ止めてください。

　生活習慣を改めてもまだ血圧が下がらないときは、薬物療法を追加します。心臓から送り出される血液量（体液量）が多くなったり、身体に塩分がたまって体液量が多くなったり、心臓の拍出力が大きくなることで血圧は上がります。また、血管が普通以上に収縮したり、血管が細くなることでも血圧は上昇します。このように血圧は、心臓（血液を送り出す力を調節する）、血管（血液の通りやすさを調節する）、腎臓（塩分や水分の排泄を調節する）、副腎（塩分排泄や血管収縮を調節するホルモンを分泌する）、脳（他の臓器の機能を神経により調節する）によって調節されており、これらの臓器に働いて高血圧症を改善する優れた薬剤が多数開発されています。代表的なものは次のとおりです。

　　①腎臓からの塩分の排泄を増やして体液量を減らす利尿剤
　　②血管を直接収縮させる神経の働きをブロックする α（アルファ）交感神経遮断剤
　　③心臓の収縮力を抑え、拍出力・脈拍数を下げる β（ベータ）交感神経遮断剤

④中枢の交感神経を遮断し、自律神経の緊張を抑える薬剤
⑤血管平滑筋細胞のなかのカルシウム濃度の上昇を抑えることで血管の収縮を防ぐカルシウム拮抗剤
⑥アンジオテンシンⅡの産生を抑えるACE阻害剤やアンジオテンシン受容体拮抗剤

　現在、これらの薬を使用することで血圧の下がらない高血圧はほとんどありません。高血圧症の治療では、患者さんの体質などの危険因子や合併症の有無を考慮して、動脈硬化と臓器障害の進行をより効果的に阻止する降圧剤の選択が重要です。

　最近は、レニン・アンジオテンシン系が高血圧症に伴って活性化されて、血圧をさらに上昇させる作用以外に、直接、脳、心臓、血管や腎臓の障害を進めていることが明らかにされています（図N）。そして、レニン・アンジオテンシン系の働きを阻害する薬剤は、降圧作用以外に腎臓や心臓などの臓器を保護する作用を有することが大規模な臨床試験で証明されています。

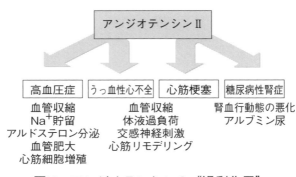

図N　アンジオテンシンの"過剰作用"

脂質異常症とはどういう病気ですか？

　血液中の脂質の濃度が異常な状態を脂質異常症といいます。血液中の脂質としては、コレステロール、トリグリセリド（中性脂肪）、リン脂質、脂肪酸などがあります。脂質異常症は、糖尿病、肥満、甲状腺機能異常、腎臓病などが原因となることがあります。しかし、これ以外に、生活習慣や体質（遺伝的素因）が原因と考えられる人も多いのです。

　コレステロールには、LDLコレステロールとHDLコレステロールがあります。LDLコレステロールは、いわゆる悪玉コレステロールと呼ばれるもので、身体の各場所にコレステロールを運ぶ"運び屋"です。LDLが多くなると血管にコレステロールが蓄積して動脈硬化を促進します。一方HDLコレステロールは、善玉コレステロールと呼ばれており、身体の各場所からコレステロールを引き抜いて肝臓に戻す働きがあります（図O-1, O-2）。ただし、善玉と悪玉の名前にこだわりすぎると本質的な生理学的意義を見失うことが起りかねません。LDLコレステロール、HDLコレステロールの血中正常値が設定されていることは、生理的作用があることを示しているのです。

　空腹時の採血で、LDLコレステロールが140mg/dL以上、または、HDLコレステロールが40mg/dL未満、またはトリグリセライドが150mg/dL以上のとき、脂質異常症と診断されます。LDLコレステロールやトリグリセライドが高い状態、HDLコレステロールが低い状態は、どれも動脈硬化症の危険因子となります。

　コレステロールの値は、実は体質により決まる部分が多いのです。こうした"コレステロール値が異常になりやすい"体質を持った人が、肥満や糖尿病、運動不足になったりすることによって、実際に

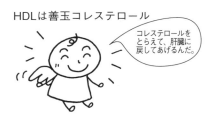

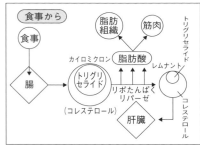

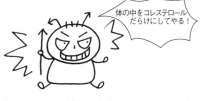

図O-1　善玉と悪玉コレステロール

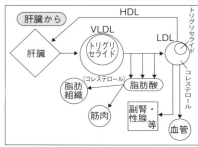

図O-2　コレステロール、トリグリセライドの働き

LDLコレステロールが高くなったりHDLコレステロールが低くなったりしてしまうのです。

　一方、トリグリセライドのほうは、肥満、カロリーの取りすぎや高血糖により上昇することが知られています。トリグリセライドが高い場合も、やはり動脈硬化症をきたしやすいことが知られています。減量や血糖のコントロールによりトリグリセライドの値は下がります。

　脂質異常症を放っておくと、全身の血管に動脈硬化が進み、狭心症や心筋梗塞、脳梗塞、閉塞性動脈硬化症などを起こす可能性が高くなります。このような動脈硬化による病気を予防するために脂質異常症を治療する必要があります。若く、喫煙習慣もなく、その他の危険因子も持たない人では、LDLコレステロールの目標値は140mg/dL以下ですが、心筋梗塞、狭心症などの冠動脈疾患を有する人では、LDL

コレステロールは100mg/dL未満、また、冠動脈疾患がなくとも糖尿病、腎臓病、喫煙などの動脈硬化の強い危険因子がある人は、LDLコレステロールを120mg/dL未満に治療することが望ましいとされています。このように、コレステロールをどこまで下げるかに関しては、高血圧と同じように、動脈硬化の危険因子がどれくらいあるかによって総合的に判断することが重要なので、医師としっかり相談することを勧めます。

それでは、脂質異常症の治療はどうしたらよいでしょうか？ 糖尿病、肥満、甲状腺機能低下症、腎臓病などが認められるときは、まず、これらの病気を治療することが重要です。これらの病気の治療を十分に行っても脂質異常症が改善されないときや、生活習慣や体質が原因となっていると考えられるときは、脂質異常症自体に対しての治療が必要になります。

主治医と相談の上、まず適正な食事療法を行ってください。食物繊維をしっかり摂ることもLDLコレステロールの低下に役立ちます。トリグリセライドの値は、脂っこいものを減らせば下がると思うのは間違いで、糖質も含めてカロリーそのものを減らす必要があります（第10章「栄養と食事療法」を参照）。また、運動療法により、トリグリセライドは低下し、HDLコレステロールは上昇しますので、運動習慣を身につけることも重要です（第11章「運動療法」参照）。

しかし、薬を使った治療が必要な場合もあります。先に述べたように、すでに心筋梗塞などの動脈硬化による病気を起こしてしまった人、また、糖尿病、腎臓病などを合併している人などは特にしっかりと治療しなければなりません。多くのLDLコレステロールを下げる薬、トリグリセライドを下げる薬がありますが、これらの薬剤には副作用もあります。薬による治療においては、主治医と十分相談の上、その指示に従ってください。とくに腎臓の悪い人では薬の排泄が遅れるために慎重な薬の使い方が必要となります。

Q 3-9　動脈硬化はどのようにして起こるのですか？

　「動脈硬化症」は血管が硬くなり血管の壁が厚くなる病気です。そのため血管が破れたり、詰まりやすくなったりします。血管は、内膜・中膜・外膜の三層構造をしています。内膜は血管の内腔を裏打ちする一層の内皮細胞に被われており、中膜は血管が収縮したり弛緩したりするのをつかさどる血管平滑筋細胞から成っています。

　動脈硬化の危険因子としては、高血圧のほかに喫煙・脂質異常症・糖尿病・高年齢・男性（あるいは閉経以降の女性）・腎臓病・心血管系疾患の家族歴などが挙げられます。発症のプロセスとしては、いずれも血管の内壁の内皮細胞を障害します。その結果、コレステロールが沈着しやすくなり、またコレステロールを掃除しようとするマクロファージと呼ばれる細胞が血管に入り込んできたりします。同時に血管平滑筋細胞が増えたり肥大し、血管が厚くなり硬く脆くなり、動脈硬化が起こります（図P-1，P-2）。

　血液中のコレステロールには、Q3-8でも述べたように血管に沈着してくる"悪玉"（LDLコレステロール）と、血管から運び出されていく"善玉"（HDLコレステロール）があります。悪玉コレステロールがほかの危険因子（高血圧、糖尿病、喫煙）によって変性（酸化）を受け、さらに有害な"超悪玉"になって血管を障害することがわかっています。

　動脈硬化を早く、正確に見つけることができる方法は残念ながら現在のところありません。しかし、血管の硬さを簡単に測ることができるCAVIという検査や、首や足の動脈の血管壁を観察する血管超音波は、動脈硬化がどのくらい進行しているかに関する一つの目安になります。また、血圧は、日中高く夜寝ていると下がりますが、動脈硬化

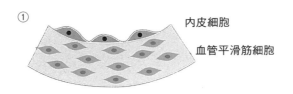
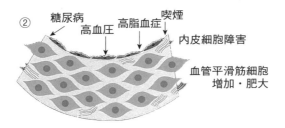
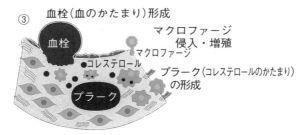

図P-1 動脈硬化のプロセス

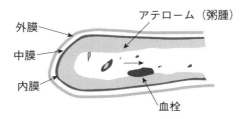

図P-2 動脈硬化と血栓

が進んで脳、心臓、腎臓に障害が出始めると夜の血圧が下がらなくなってきます。ですから、家庭血圧計や携帯型自動血圧計で測定した

夜間の血圧低下の有無も一つの目安になります。

　動脈硬化症により、脳梗塞、脳出血、狭心症、心筋梗塞（症状についてはＱ３-５参照）、腎硬化症、閉塞性動脈硬化症（足の血管が詰まり、長い距離を歩いたとき痛みを感じるようになり、重症になると、じっとしていても痛みが生じ、また、潰瘍ができてきて、さらに進むと壊疽が起こります）などの病気が起こってきます（図Q）。認知症（物忘れがひどくなる、感情の起伏が大きくなる）も脳動脈硬化症がその大きな原因の一つです（第7章「認知症」参照）。

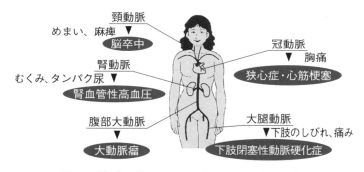

図Q　動脈硬化によって起こる症状と病気

　いったん起こってしまった動脈硬化はなかなか元に戻すことは難しいので、予防が重要です。動脈硬化症の予防は、これまで書いてきたように、高血圧症・糖尿病・脂質異常症・肥満の治療、禁煙が大切です。また、内皮細胞の障害の結果、血が固まって血栓ができることも、動脈硬化を悪化させることがわかっているので、血栓をつくる血小板の機能を抑える薬剤を用いることもよくあります。

夢の治療法といわれる"再生医療"とは何ですか？

　最近、新しい医療の一つとして、"再生医療"が注目を浴びています。再生医療とは、無くなってしまった、あるいは働きが悪くなってしまった体の一部を甦らせる治療法のことです。生活習慣病の領域では、生活習慣病の結果として起こってしまった動脈硬化に対する血管再生治療や、心不全（心臓を構成する心筋細胞の働きが悪くなって全身に十分に血液を送り出すことができなくなること）に対する心筋再生治療の研究が特に進んでいます。

　重症の末梢動脈閉塞症などで、脚の血管が詰まってしまった患者さんに、血管再生治療が実際に行われています。私たちの体の中には、幹細胞と言って、たくさんの臓器の素になる細胞が存在しています。現在行われている血管再生治療では、まず患者さん本人の骨髄の一部、または血液を採取して、そこから幹細胞を選び出したうえで、患者さんの脚に戻すことで、脚の血管の再生を図ります。この治療はどこの施設でも実施できるわけではなく、対象となる患者さんも重症の患者さんに限られていますが、高い治療効果を上げています。

　動脈硬化症が進んだ結果、心臓に栄養や酸素を送る血管（冠動脈）が詰まってしまう病気を心筋梗塞と呼びますが（Q4-5参照）、心筋梗塞を起こすと心臓の細胞の働きが悪くなってしまい、心不全に陥ってしまうことがあります。このような患者さんに対して、患者さん自身の脚の筋肉から筋芽細胞という筋肉の素になる細胞を採取し、これをシート状にして心臓の働きが悪くなった場所に貼り付けるという、"細胞シート治療"も実際に我が国で行われています。

　また、2006年に京都大学で樹立されたiPS細胞が脚光を浴びています。以前より、胚性幹細胞（ES細胞）という、体のどのような組織

にも分化することができる"万能細胞"が期待を集めていましたが、iPS細胞はES細胞と極めて近い性質を持っており、患者さん自身の細胞から作り出すことができるため、拒絶反応などの問題を起こさないことから次世代の再生医療のホープとして期待されているのです。

私たちのグループは、iPS細胞を血管に分化させる方法を発見しましたが、将来的に再生医療の現場に生かすことができないか、現在検討を進めています。

iPS細胞は、血管だけではなく体のどのような組織にも分化することができるため、現在、iPS細胞を使った再生医療への応用研究が世界中で進められています。そのターゲットの一つとして、膵臓のβ細胞という、インスリンを作り出す細胞にiPS細胞を分化させる研究が進んでいます。インスリンは血液の中の糖分（血糖値）を下げる働きをするホルモンで、インスリンの作用が足りないことで糖尿病が起こるので、iPS細胞を効率的にβ細胞に分化させることができれば将来的には糖尿病の細胞治療が可能になるかもしれません。

再生医療は、生活習慣病のみならず、全身の様々な病気を治すことができる可能性をもった、大変夢のある次世代の医療です。臨床研究の段階やその前の基礎研究の段階のものがほとんどなのが現状ですが、この分野の更なる発展、臨床現場への応用が期待されます。

第 4 章

心臓病

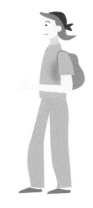

Q 4-1　心臓の構造はどのようになっていますか？

　心臓は、本人の握り拳くらいの大きさで前胸部のやや左側に位置し、血液を全身にまんべんなく行き渡らせるためのポンプの働きをしており、その送り出す血液の量は1日に8000リットル近くにも達します。

　心臓内部は、血液を受け取る心房と、受け取った血液を心臓から送り出す心室に分かれており、さらにそれぞれに左と右があって四つの部屋に分かれています（図A）。全身の血液はまず右の心房（右心房）に戻り、そこから右の心室（右心室）を経て肺に送られます。肺で酸素を吸収した血液は肺静脈を経て今度は左の心房（左心房）へ戻り、左の心室（左心室）から身体に送られます。

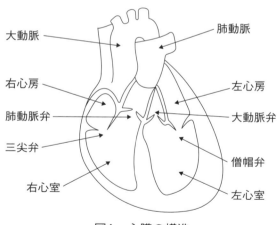

図A　心臓の構造

　心臓の収縮を担っているのは「心筋」という筋肉で、随意筋（横紋筋）と不随意筋（平滑筋）との中間的性格を有し、不随意筋ではある

が顕微鏡で見るとはっきりとした横紋を示しています。心臓の心房と心室の間および心室とそこから出る動脈との間には血液の逆流を防ぎ流れをスムーズにするための弁があります。右心房と右心室の間には三尖弁、右心室と肺動脈の間には肺動脈弁、左心房と左心室の間には僧帽弁、左心室と大動脈の間には大動脈弁があり、血液の逆流を防いでいます。

　これら心筋、弁などのほかに心臓は、外側から心臓を包んでいる心膜や心臓の組織を養うための血液を供給する冠動脈などから構成されています（図B）。さらに心臓には交感神経や副交感神経が分布し、心臓の機能をモニターし調節しています。

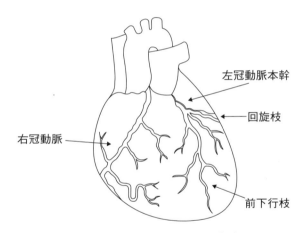

図B　心臓をとりまく冠動脈

Q 4-2 心臓病にはどのようなものがありますか？

　心臓病は成因により、先天性のものと後天性のものに、そして後天性のものはさらに、感染症によるもの、遺伝素因が強く関係するもの、生活習慣病が強く関係するものに大きく分けることができます（表A）。生活習慣病が関係する心臓病の代表が虚血性心疾患で、その頻度は生活習慣病の患者の増加とともに増え続けています（図C）。

表A　成因による心臓病の分類

- 先天性の疾患
- 感染性の疾患
- 遺伝素因が強く関係する疾患
- 生活習慣病が強く関係する疾患
    虚血性心疾患（狭心症・心筋梗塞）
    高血圧性心疾患（心肥大・心不全）

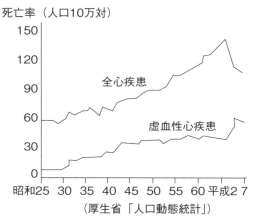

図C　増えつづける虚血性心疾患

　心臓病にはたとえば次のようなものがあります。

①虚血性心疾患：「狭心症」、「心筋梗塞」という心臓病の中で最も代表的な病気が属します。虚血とは、心筋に酸素や栄養を送りとどけている血管（冠動脈）の閉塞や狭窄により、血液の流れが必要量に対して不足することです。詳しくはＱ４−５の解説をご参照ください。

②不整脈：文字通り脈が乱れる病気のことですが、大きく分けて脈が速くなる「頻脈性不整脈」と、脈が遅くなる「徐脈性不整脈」があります。頻脈性不整脈は、「期外収縮」という時折１、２拍異常な脈を打つだけのものから、「頻拍症」という一度生じると数分から数日間も持続するもの、さらに突然死の原因となる危険なものまでさまざまです。心室頻拍や心室細動などの重篤な不整脈に対しては、除細動器の植え込みが必要になる場合があります。徐脈性不整脈には「洞不全症候群」と「房室ブロック」があり、めまい、ふらつき、失神など症状を伴う進行例では、ペースメーカー植え込み術により、症状が改善します。また最も頻度の多い不整脈の一つである「心房細動」は、脈が完全に不整となり、頻脈にも徐脈にもなり、また脳梗塞などの原因にもなるやっかいな不整脈です。

③心臓弁膜症：心臓内の弁の機能異常による病気です。弁の機能異常には、開放時に十分開放しない異常「狭窄症」と、閉鎖時に完全に閉鎖せず血液が逆流する異常「閉鎖不全症」の２種類があります。つまり４弁×各２種＝計８種類の病気がありますが、頻度が多く心不全の原因になるのは、左心系の僧帽弁狭窄症、僧帽弁閉鎖不全症、大動脈弁狭窄症、大動脈弁閉鎖不全症の４疾患です。

④心筋症：心筋そのものが異常な変化をきたす原因不明のことが多い病気です。心室拡大と心臓収縮能低下をきたし、わが国の心臓移植例の多くの原因となっている「拡張型心筋症」と、心室肥大をきたす「肥大型心筋症」が代表的な疾患です。

⑤感染性心内膜炎・心膜炎・心筋炎：それぞれ心内膜、心外膜、心筋に、主にウイルスや細菌により炎症を生じる病気です。

⑥先天性心疾患：生まれつき心臓内に異常のある病気で、心房中隔に孔がある「心房中隔欠損症」、心室中隔に孔がある「心室中隔欠損症」などがあります。

⑦心不全：心不全とは、全身の需要に対して、心臓のポンプ機能が低下したために血液の供給が足りない病態です。詳しくはＱ４−７の解説をご参照ください。

⑧肺高血圧症：肺動脈圧が高くなり、右心室の心不全を来す病気です。肺動脈が原因となるもの、肺の病気から二次的に引き起こされるもの、また、肺動脈の血栓症によるものなどがあります。以前は、難治性の疾患でしたが、近年は、病型に応じて、薬物治療やカテーテル治療などさまざまな治療法が可能になってきました。

Q 4-3 心臓病の危険因子はどのようなものがありますか？

　狭心症や心筋梗塞などの虚血性心疾患発生の危険因子として、①喫煙、②脂質異常症、③高血圧症、④糖尿病、⑤肥満、⑥虚血性心疾患の家族歴、⑦加齢（男性：45歳以上、女性：閉経後）、⑧高尿酸血症、⑨低 HDL コレステロール血症（善玉コレステロールの低下）などが知られています。このうち修正可能な危険因子である喫煙、脂質異常症、高血圧症、糖尿病などを中心に、以下に解説します（図D）。

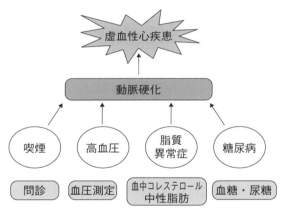

図D　危険因子を検診でチェック

①喫煙：タバコの煙に含まれる一酸化炭素とニコチンには、動脈硬化を促進する作用があります。一酸化炭素は低酸素血症を引き起こし、かつ血管を傷害し動脈硬化を促進します。ニコチンは血圧を上昇させ、心拍数を増加させるために心臓に負担がかかります。また、LDLコレステロール（悪玉）を増やし、HDL コレステロール（善玉）を減少させ、血液を固まりやすくします。さらに冠動脈の攣縮（血管が縮み、細くなること）をうながし、狭心症や心筋梗塞を起こりやすく

します。自分ではタバコを吸わないのに、喫煙者のそばで間接的に煙を吸ってしまう受動喫煙者にも同様のことが起こる、ということが報告されています。逆に、禁煙により虚血性心疾患の発症が減少することもわかっています。とくに若い年齢から禁煙すればより効果が大きいといわれています。

②脂質異常症：脂質異常症とは、血中の総コレステロールの増加のほかに、中性脂肪、LDLコレステロール（悪玉）の増加も含みます。治療によるLDLコレステロールの低下は動脈硬化の進展抑制や退縮をもたらし、虚血性心疾患の発症やそれによる死亡を予防します。脂質異常症は、その程度や他の危険因子の有無により治療方法および治療目標が若干異なるので医師とよく相談してください。

③高血圧症：高血圧も放置すれば正常血圧者の2〜4倍の心血管系の病気を生じるといわれています。高血圧は動脈硬化をもたらし、心筋梗塞や狭心症の発症を増加させるだけでなく、心肥大（心臓の壁が厚くなること）や心臓の機能低下をもたらします。

④糖尿病：血糖をコントロールすることは虚血性心疾患の発症、進展の予防につながると考えられています。ただし、どのような方法で、どの程度までコントロールするのが望ましいかについては、現在も検討されています。

⑤その他：ストレス、体重、食塩摂取量、飲酒量を減らすことは、心疾患予防の効果があります。

　重要なことは、これらのうちの多くが本人の努力（食事・運動療法や禁煙など）や治療で解決できるということです。これらの危険因子には相乗効果も認められていますので（図E）、一つでも危険因子を減らすように心がけてください。

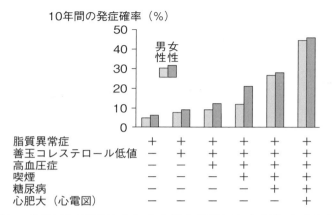

図E　危険因子が増えると虚血性心疾患にかかりやすくなる

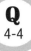

Q 4-4 心臓病の遺伝因子は何ですか？

　心臓病はその種類によって、遺伝因子と生活習慣（環境因子）がさまざまな割合で関与して起こってきます（図F）。しかし最近では、癌をはじめいろいろな病気や、健康にかかわる多くの原因遺伝子が解明され、生活習慣病においても遺伝子診断が可能になってきました。心臓病においても、従来原因が不明であった一部の家族性心筋症の原因が、筋肉の働きに重要な遺伝子の異常にあることが、最新の研究によりわかってきています。また、ある種の不整脈が、心臓の電気的活動に必要な遺伝子の異常により起こることが発見されています。

心臓病の種類によって遺伝因子が強く影響する疾患と
生活習慣（環境因子）が強く影響する疾患があります

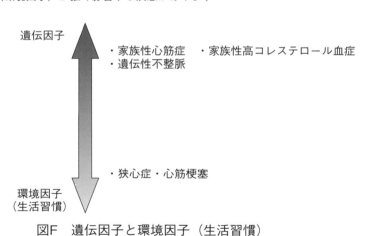

図F　遺伝因子と環境因子（生活習慣）

　しかしながら、これらのように心臓病それ自体が遺伝する病気は極めて稀であり、虚血性心疾患などは生活習慣がその成因に大きく関与

しています。とはいえ、高血圧症、糖尿病、脂質異常症、高尿酸血症、肥満といった心臓病の危険因子が親から子に引き継がれたり、心臓病の患者さんが多い家系があることは、心臓病になりやすい遺伝体質の存在を示唆しています。

　最近の研究により、ある遺伝子上のわずかな違い（遺伝子多型）と心臓病が関連しているという証拠が得られています。近い将来、遺伝子を調べることにより心臓病にどのくらいなりやすいかがはっきりするだろうと考えられます。また、そのような情報をもとに個々の病状に応じた治療（テーラーメイド医療）が実現する未来が来るかもしれません。

　現状では、心臓病になりやすい体質の人は、タバコをやめたり、塩分を控えた食事をする、適度な運動をする、定期的な健康診断でチェックするなど、病気の早期発見と予防に重点を置き、生活習慣の改善に積極的に取り組むことがより重要となるでしょう。

Q 4-5 虚血性心疾患とはどのようなものですか？どのようにして診断するのですか？

　心臓は主に「心筋」という筋肉でできており、そのポンプ作用で全身に休みなく血液を送り続けていますが、そのためには心筋自身にも酸素や栄養分が必要です。これらは心臓全体を包み込んでいる冠動脈と呼ばれる血管から供給されています。冠動脈が動脈硬化などの理由で狭くなると、心筋が酸素不足になり、そのために胸痛などの症状が出るのが狭心症です。また、冠動脈が完全に閉塞し血流が途絶えると心筋は死んでしまいます。これが心筋梗塞です（図G）。狭心症や心筋梗塞のような心筋が虚血に陥ることによる病気を総称して虚血性心疾患と呼んでいます。

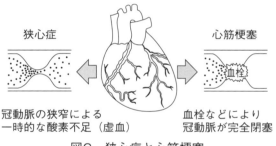

図G　狭心症と心筋梗塞

　狭心症の典型的な症状は、労作時（たとえば階段を上ったり、走ったりなど）に出現する前胸部を締め付けるような痛みで、数分の安静や冠拡張薬であるニトログリセリンの使用で消失します。左肩や左上腕、喉元、下顎などに痛みを感じたり、胸焼けのような症状を訴える人もいます。糖尿病の人や高齢の人は痛みが軽微であったり全くない（無症候性心筋虚血）こともあります。また、何らかのきっかけで冠

動脈が痙攣して狭くなり、それにより安静時（とくに朝方に多いといわれている）に症状が出現するタイプの狭心症もあります。しかし、心筋梗塞では上記のような症状が30分以上持続し、ニトログリセリンを使っても治まりません。

　虚血性心疾患の診断には、症状が最も重要な情報ですが、さらに次のような検査で確定していきます（図H）。

```
・心電図
・心臓超音波検査（心エコー）
・24時間記録ホルター心電図       → 冠動脈造影検査
・運動負荷心電図                    （心臓カテーテル検査）
・運動負荷シンチグラフィー
・冠動脈CT
```

図H　虚血性心疾患の診断法

①運動負荷心電図：運動中や運動後の心電図の変化や症状の出現の有無をみます（階段を上り下りするマスター心電図、ベルトコンベアー上を歩くトレッドミル、自転車こぎのエルゴメーターなどがあります）。
②ホルター心電図：24時間心電図を携帯して記録するもので、自然発作時の心電図変化をとらえたり、不整脈や無症候性心筋虚血などの診断に役立ちます。
③心筋シンチグラフィー：放射線を発するラジオアイソトープを用いて、心筋虚血の有無を評価します。
④冠動脈CT：CTを用いて、冠動脈の撮影を行い、狭窄の有無や、形態などを調べます。
⑤冠動脈造影：足の付け根や腕の血管から心臓まで細い管（カテーテル）を通し、選択的に冠動脈を造影する検査で、虚血性心疾患の最終的な決め手の検査です。

Q 4-6 虚血性心疾患の予防法・治療にはどのようなものがありますか？

　虚血性心疾患は、冠動脈の動脈硬化が原因となっていることが多く、虚血性心疾患の予防のためには動脈硬化を予防することが大切です。動脈硬化を促進する多くの要因がわかっており、危険因子といいます。虚血性心疾患にかからないために、また、すでにかかってしまっている人はこれ以上病気を進行させないためにも、可能なかぎり危険因子を取り除くことが大切です。危険因子は一つより、二つ、三つと重なるほど危険度が増していきます。逆に、危険因子を持っていても、それが是正されると危険度が低下することがわかっています。遺伝因子以外の危険因子は、一般的には生活習慣や食生活の改善、すなわち禁煙、運動、食事中の塩分制限・食事療法などによって、多少なりとも是正することが可能です（表B）。心臓病、高血圧、腎臓病、糖尿病などの病状によって内容がかわることがありますので、主治医の先生にご相談下さい。

表B　危険因子の管理は生活習慣の改善から

- 禁煙
- 食事療法
  　バランスの良い適切な量の食事、塩分制限、野菜摂取
- 運動療法
  　週5-7回　30-60分　少しあせばむ程度の運動
- ストレスを避ける努力
  　精神的ストレス、寒冷などのストレス

　このような日常生活の改善によっても是正されない場合は降圧剤、抗脂質異常症薬、血糖降下薬など薬剤による治療が必要になります。また、すでに狭心症あるいは心筋梗塞を発症している人には、これらに加えて抗狭心症薬、抗凝固薬や抗血小板薬などが投与されます。

そして、薬剤による内科治療の効果が不十分なときには、カテーテルによる冠動脈形成術（PCI）や冠動脈バイパス術（CABG）などの観血的治療法が必要となります（図I）。冠動脈形成術（PCI）とは通称「風船療法」ともいい、身体への負担を最小限にとどめながら、狭くなった冠動脈を拡げる治療法です。その手順としては、まず足の付け根に局所麻酔を施した後、小さな風船がついた細いバルーンカテーテルを動脈内に入れ、血管づたいに冠動脈まで進めます。先端が患部に達したところでバルーン（風船）を拡げて狭窄部を拡張し、血液の流れをよくするという方法です。近年は狭窄予防の為に金属でできたステントを留置することが多くなりました。また、現在「溶けるステント」が開発されています。将来的には治療のために広く使われるようになる可能性があります。また、バイパス手術も、手術の低侵襲化が進み、バイパスとして内胸動脈が使われることにより長期開存が得られるようになってきています。カテーテルやバイパス手術治療は非常に有効なものですが、危険因子が是正されないかぎりその治療効果が不十分であったり、動脈硬化が進行して再発を繰り返すことにもなりかねません。したがって、日ごろから意識して危険因子の是正に努めることが大切です。

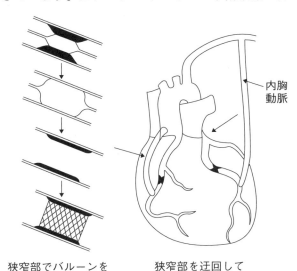

狭窄部でバルーンを拡げて血管を拡張する　　狭窄部を迂回してバイパス血管をつなぐ

図I　"バルーン療法"とバイパス手術

Q4-7 心不全とはどのような病気ですか？

心不全とは病名でなく、心臓のポンプ機能が低下することにより引き起こされる体の状態をいいます。現在のところ、統一的な心不全の定義はありませんが、簡単にいうと、心臓のポンプ機能低下が原因で、①全身に十分な血液を供給できない状態、②血液のうっ滞を生じる状態をいいます。

それでは心不全になるとどのような症状が出るのでしょうか？　一般的には、心不全とは先ほど述べたような状態ですから、①に起因する「疲れやすさ」「だるさ」「動悸」、②に起因する「息苦しさ」（肺に血流がうっ滞することによる）「むくみ」（多くは下肢に出現）などがあります（図J）。心不全の程度が軽ければ、症状のない人もいます

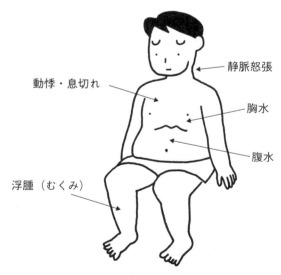

図J　心不全の症状

が、通常心不全の悪化に伴って症状は強くなってきて、重症では安静時にも症状が出現します。命にかかわる事態になることも多く、早急に専門病院への受診が必要です。ただし、心臓以外の病気が原因でも同様な症状が出現することもあり、先ほどの症状があれば必ず心不全というわけではありません。

　では、心不全の原因にはどのようなものがあるのでしょうか？　心臓は簡単にいうと、①心臓に酸素や栄養を送る血管（冠動脈）、②血液の逆流を防ぐ機能を持つ弁（4ヵ所あり）、③収縮と拡張を繰り返し、ポンプとしての機能を果たす筋肉（心筋）、④心臓の収縮を伝える電線（伝導機構）より構成されています。これらに（ときには二つ以上に）異常を起こした場合に心不全の原因となることがあります。①については、多くは動脈硬化に起因する虚血性心疾患（狭心症や心筋梗塞）が代表的で、②については弁の狭窄や逆流による弁膜症、③については心筋そのものの異常による心筋症や心筋炎・心膜炎といった炎症性疾患、④については脈が通常より遅くなる（徐脈）、または早くなる（頻脈）状態である不整脈が、心不全に至るそれぞれの異常の代表です（表C）。また、心不全を悪化させるものとして、ストレス、感染、貧血、過労、肥満、水分の過剰摂取などがあります。

表C　心不全の原因となる疾患

・虚血性心疾患（狭心症・心筋梗塞）
・心臓弁膜症
・心筋炎・心膜炎
・心筋症
・不整脈性心疾患

Q 4-8 心不全の診断法や治療法にはどのようなものがありますか？

　心不全の自覚症状としては、息切れ、動悸、むくみなどがあります。これらの症状が急激に生じる急性心不全や慢性心不全の急性増悪の診断は比較的容易ですが、慢性心不全の診断はときとして困難です。その大きな原因は症状に特徴がなく、また初期の軽症心不全では明らかな自覚症状を伴わないこともあるからです。そのため、問診に続いて、心電図検査や胸部レントゲン検査を行います。

　その他の簡便な検査として血液検査がありますが、私たちは血液検査で心不全を診断する検査法を世界で初めて開発しました。この検査は心臓から分泌されるANP、BNPというホルモンを測定するものです。これが心不全の重症度の診断や、また、薬物治療の効果判定に極

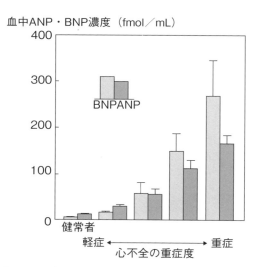

図K　血中ANP・BNP検査でわかる心不全の状態
（向山ら, 1990）

めて有用であることを明らかにしました（図K）。採血のみで心不全の状態が評価できるため、外来通院中の患者さんの経過観察にも活用しています。自覚症状よりも心不全の状態を鋭敏に反映するため、増悪傾向の患者さんに対して、より早期に対応することができます。

　特殊な検査としては、心臓超音波（エコー）検査があります。超音波を胸壁から心臓にあてることにより、心臓の大きさ、心臓の筋肉の動きの程度、血液の逆流の有無など、非常に多くの情報を得ることができます。この検査は外来でも簡単に行える上に、患者さんへの負担も少なく非常に有用な検査です。また、心臓カテーテル検査が行われることがあります。

　心不全の治療は、まず安静と塩分制限が基本で、それに利尿剤、血管拡張剤などを適宜服用していただきます（表D）。最近では、ACE阻害剤アンジオテンシン受容体ブロッカー（ARB）、β遮断薬といった心筋保護作用を有する薬剤が予後を改善することが明らかにされ、心不全の早期から使用されています。

　また、心不全の原因が、虚血性心疾患や弁膜症に伴うものの場合、カテーテル治療や、手術が行われることがあります。とくに、大動脈弁狭窄症という病気では、全身の状態などから手術が難しい場合、カテーテルを用いて治療する経カテーテル大動脈弁治療（TAVI）が行われるようになりました。また、僧帽弁閉鎖不全症に対しても、カテーテル治療が開発されており、その効果が期待されています。そのほかに、心臓再同期療法（CRT）があります。これは特殊なペースメーカーを用いて、心臓の電気の流れが悪くなったために、心筋の収縮の同期が悪くなった一部の重症心不全に用いられます。また、他に治療の余地のない特に重篤な心不全の患者さんに対して、補助人工心臓や、心移植などが考慮される場合があります。心不全の原因は多様で、病状や病期に応じて治療法も大きく異なります。主治医の先生とよくご相談されることが大切です。

表D　心不全の治療の原則

1．基本は安静と塩分制限
2．心臓への負担を軽減する
　（利尿剤・血管拡張剤）
3．心筋保護作用
　（ACE阻害剤・ARB・β遮断薬）

　私たちはまた上述のANPという心臓ホルモンが心不全の治療薬としても有用であることを明らかにしました。心臓ホルモンは副作用の少ない利尿剤であるだけでなく、心筋保護作用も有しており、現在、広く使われる急性心不全治療薬となりました。

男性と女性で心臓病の発症に差がありますか？

　虚血性心疾患の発症頻度の男女差は図Lのとおりです。心臓病のなかでも虚血性心疾患は、男性に多い病気と考えられています。実際、男性であることが虚血性心疾患の危険因子であるといわれています。

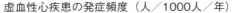

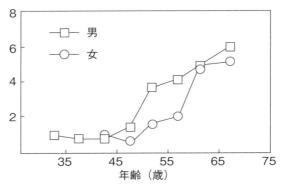

図L　心疾患の発症頻度の男女差

　しかし、これは閉経前の女性を対象にした場合の話です。女性の閉経年齢は昔から現代までほとんど変化していないといわれており、現在日本人の平均閉経年齢は50歳です。男性の虚血性心疾患の発症率が40歳代半ばから増加するのに比べて、女性は図Lのように閉経後10年ほど経過した時期より急速に発症率が増加し始めます。そして、死因別の分類によると、女性の方が男性より心疾患による死亡が少ないということはなく、むしろ少し多い傾向にあります。このように、女性にとっても虚血性心疾患は極めて重要な問題です。

閉経前の女性に虚血性心疾患が少ないのは、一般的に女性ホルモンが動脈硬化を抑制したり、虚血性心疾患に対して保護的に働くためと考えられています（表E）。このような視点から、米国では更年期障害へのホルモン補充療法（女性ホルモンを閉経後に補充するもの）が盛んに行われており、女性ホルモンを補充することによって不定愁訴は減少することが示されています。ところが、乳癌や静脈血栓、塞栓症を増加させること、また、虚血性心疾患を増加させる可能性も示されています。ホルモン補充療法を受けられる場合には、主治医とよく相談して下さい（Q12-6参照）。

表E　エストロゲン（女性ホルモン）の心血管作用

・血管拡張作用
・抗動脈硬化作用
・抗血管傷害作用
・LDLコレステロール（悪玉）低下作用
・HDLコレステロール（善玉）増加作用
・NO（一酸化窒素）増加作用

　女性は、平均寿命で男性より長寿です。これは、洋の東西を問わず当てはまる現象です。この差の原因として、女性ホルモンによる心保護作用が重要であると考えられがちですが、私たちはそれほど単純な問題ではないと考えています。つまりこの男女の差には男性ホルモンによる作用や、女性ホルモンと無関係な因子も関係していると考えています。

Q 4-10 心臓病なのですが、どのように運動すればよいですか？

　心臓病患者は、急性心筋梗塞や心不全などの治療が長期にわたると、運動能力が低下していくことが多く、社会復帰や、QOL（生活の質）を保つことが難しくなります。

　心臓リハビリテーション（心臓リハビリ）は、虚血性心疾患（狭心症、心筋梗塞）、慢性心不全などの心臓病患者に対し、運動療法を主体として、医師、看護師、理学療法士などが、包括的な介入を行うことで、運動能力の改善および心臓病の再発予防を目指す医療です。心臓病になったら、心臓リハビリのプログラムに参加することで、心臓病のために落ちてしまった体力を回復させ、生活習慣の改善をはじめとする多面的な介入で、再発を抑えることができます。これまでのさまざまな検討から、心臓リハビリで、心筋梗塞の再発率が低下すること、また、心不全の再入院が抑制されることなどが知られています。また、QOLが改善することも明らかになっています。

　近年は、心臓病の再発予防や、心臓病患者のQOLをあげるという観点からも、プログラムを提供している病院が増えてきています。参加するには、病状がある程度安定していることなどの条件がありますので、主治医とよくご相談ください。

表F　心臓リハビリの効果

○運動能力が増し、動きやすくなる
○心臓病の原因になる肥満、糖尿病、高血圧症、脂質異常症などが改善する。
○狭心症や心不全の症状が軽くなる
○不安やうつ状態が改善する。
○心筋梗塞の再発や、心不全による再入院が減少する。

Q 4-11　心臓病の未来の夢の治療法にはどのようなものがありますか？

　心臓病、とくに動脈硬化によって起こる狭心症や心筋梗塞といった虚血性心疾患に対する治療は、カテーテルを用いた内科治療、冠動脈バイパス手術などの外科治療ともに最近の進歩はめざましく、血行（血液の流れ）を再建することはどんな場合でも可能といえるほどです。しかし失われた心臓の筋肉細胞を元に戻すことはまだ不可能です。ここでは最近のトピックスとして心筋再生治療の可能性について紹介します。

　生まれるとまもなく人間の心臓の筋肉細胞（心筋細胞）は分裂しなくなるといわれています。心筋梗塞などで心臓の細胞が壊れたり消えたりした場合も、たとえ最新の技術で血液の流れを再開させることはできても、そこを穴埋めする新しい筋肉細胞は生まれてきません。まわりの筋肉細胞が大きくなったり、あるいは線維化といってケガをした後にできるかさぶたのような変化が生じますが、そうなると心臓の働きが果たせなくなったり、重症の不整脈が出たりします。薬による治療で心臓の働きを助けられる場合も多いのですが、なかにはいろいろな薬を使っても心臓の働きが弱くなりすぎているために退院できないほど重症の人もいます。このような人に対する現代医学の答えの一つは心臓移植です。しかしわが国ではごく限られた症例でのみ行われているにすぎませんし、拒絶反応や臓器提供者不足など問題点も数多くあります。

　そのような状況のなか、研究者たちは心臓移植以外の方法をさがしています。心臓の筋肉細胞を新しく創りだす「心筋再生」が目標です（図M）。シャーレのなかで培養しているES細胞や自分自身の細胞（iPS細胞）から心筋細胞を創りだす試みです。心筋梗塞などで動か

なくなった部分に筋肉細胞を補って元どおり元気に動かすことが可能になれば、心不全のため日常生活において多くの制約を受けている人にとって間違いなく福音となるでしょう。

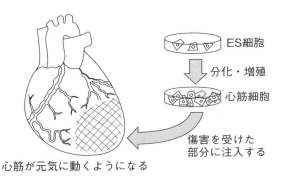

図M　ES細胞（胚性幹細胞）やiPS細胞から心筋細胞を創りだす方法

　他方、生物に本来備わっている自己修復力を活性化して、現在では一度だめになると元に戻らないとされている心臓の筋肉を再生させる研究を進めているグループもあります（図N）。まだ試験管のなかや

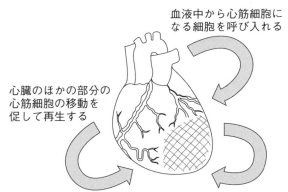

図N　自己修復力による心筋再生を促す方法

動物実験の段階ではありますが、この心筋再生治療は、夢の、というよりも近い将来に実現可能な治療法かもしれません。

第5章

腎臓病

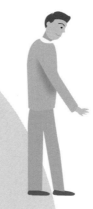

Q 5-1 腎臓病とはどのような病気ですか？

　腎臓の最も重要な働きは、血液から尿を作り出すことです。私たちは、毎日栄養や水分をとり、それをエネルギーや体の成分にかえて、はじめて生きていくことができます。この際に生じる不必要な水分やタンパク質の"もえかす"（老廃物）を尿として体の外に排出し、体内のバランス（恒常性）を一定に保つのが腎臓の役目です。それ以外にも、血圧調節を行ったり、造血ホルモンのエリスロポエチンや骨を強くする活性型ビタミンDを産生します（図A）。

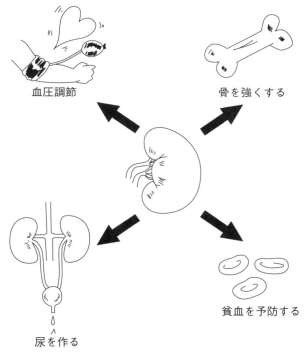

図A　腎臓の主な働き

腎臓が十分に働かなくなると、体に不要な老廃物がたまりがちになったり、逆に必要なものが尿に出ていったりして、体内環境のバランスが悪くなります。正常な尿が作れない状態がすなわち腎臓病で、健康な人の尿には含まれないタンパク質や血液が混じった状態が、タンパク尿であり血尿です。

　腎臓病の多くは、ある程度進んでいてもほとんど自覚症状がなく、検査でしかわからないため、注意が必要です。腎臓の働きが崩れることで、むくみや高血圧、貧血、疲れやすい、食欲がない、息苦しいなどの症状が出ることがあります。一時的にタンパク尿や血尿を認めても、すぐに腎臓病というわけではなく、運動後や風邪のときなどに認められる良性（機能性）のタンパク尿や血尿などは、とくに病気でない場合にも出ることがありますし、また膀胱炎や尿路結石でも血尿が出ます。しかし、尿に異常を認めた場合、腎炎やネフローゼ（タンパク尿が多量に出る）の可能性や、高血圧症、糖尿病、痛風、膠原病など、ほかの病気が原因で起こる腎臓障害の可能性があります。そのため、症状がなくても尿検査で異常が見つかった場合には、早めに診察や検査を受けて、病気の程度や治療の必要性があるかどうか明らかにすることが大切です。

　最近、慢性腎臓病（CKD）という言葉がよく使われるようになってきました。CKDとは、腎臓が老廃物を捨てる働きが少し悪くなる（正常の6割未満）、あるいは尿にタンパクがおりる、こういう状態が3か月以上続くことをいいます。CKDの状態を放置すると、病気が進んで腎不全（透析）になるばかりでなく、心筋梗塞や脳卒中を高頻度に起こすことがわかりました。腎臓病が疑われたなら、早期に診断・治療を受けることが何よりも大切です。

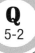 **Q 5-2 生活習慣病と腎臓とはどのような関係がありますか？**

　ある特定の生活習慣が腎臓を必ず悪くするといったことはありませんが、糖尿病、高血圧症、肥満症、そしてこれらが重なったメタボリック症候群、あるいは痛風といった生活習慣病に伴い腎臓が障害されやすいということはよく知られています。つまり暴飲暴食を繰り返す不規則な食生活、塩分の摂りすぎ、日常的なお酒の飲みすぎ、喫煙などによって生活習慣病に罹患し、そのことを通じて腎臓を悪くするといえます。たとえば、糖尿病の三大合併症の一つである糖尿病性腎症、高血圧症によって起こる腎硬化症、尿酸が腎臓の尿細管につまって働きを悪くする痛風腎などはその典型です。近年、これら生活習慣病が原因となって腎臓の機能が失われてしまう腎不全になる人が増加しています。

　おのおのの病気が、どのようなメカニズムで腎臓に障害を与えていくのかはまだすべて解明されていません。また、たとえば糖尿病の人がすべて糖尿病性腎症になるわけではなく、腎臓が悪くなる人と悪くならない人で何が違うのか、関連遺伝子の研究が進められています。まだ結論は出ておらず、はっきりとは解明されていません。

　では治療法に関してはどうでしょうか。基本的には原因となった病気をよくコントロールすることが大切になります。すなわち、糖尿病であれば血糖を、痛風であれば尿酸値をよくコントロールすること、また、肥満であれば減量することが大切になります。さらに、生活習慣病では高血圧を伴うことが多いのですが、高血圧はそれだけで腎障害を進行させる原因なので、血圧のコントロールをよくすることは大切な治療です。生活習慣病治療の基本である食事療法の一つとして、腎臓の働きが悪くなったら塩分制限、タンパク質制限などを加えてい

く必要があります。すでに進んでしまっている腎臓病を劇的に改善させる治療法は残念ながら現段階では確立されていませんが、これらの治療を地道に続けることで、腎臓を悪くするスピードを遅くすることは十分可能です。

　また生活習慣病の人は、元になる病気やその合併症により多種類の薬が必要になることも多いのですが、腎臓は薬物が体から排泄される主要な臓器なので、腎臓が悪くなってくるとそれまで服用していた薬の種類の変更や量の調節が必要となります。もし生活習慣病にかかっていて腎臓が悪くなってきたといわれたら、腎臓の専門医にも定期的に診てもらうことをお勧めします。

Q 5-3 腎臓病の環境因子と遺伝因子は何ですか？

　腎臓病の環境因子には、塩分の摂りすぎなど、生活習慣病全般に共通して見られるような因子も含まれますが、それについては各項を参考にしてください。ここではそれ以外の因子について説明しましょう。

①感染症

　まず、上気道感染や皮膚感染のあとに見られる急性糸球体腎炎が挙げられます。これは溶血性連鎖球菌（溶連菌）という細菌などに感染したあと、1～2週間してから突然、尿量の減少、手足や顔のむくみ、高血圧、血尿が出るものです。子供に多い疾患ですが、大人でも見られます。治療は入院安静とともに、主には塩分、水分の制限、血圧の管理です。経過はおおむね良好な疾患です。そのほかB型肝炎やC型肝炎などの肝炎ウイルス、エイズウイルスも腎臓病を起こすことがありますので、このような感染症を有する人は尿検査を定期的に行うことが大切です。

②薬剤

　多くの薬剤が最終的に腎臓で処理されるため、さまざまな薬が副作用として腎臓病を起こす可能性があります。代表的なものには鎮痛薬、抗菌薬、リウマチの治療に使う金製剤、造影剤、抗癌剤、ある種の漢方薬などがあります。とくにもともと腎機能が悪い人や、下痢や利尿剤によって体が脱水状態のときには副作用が起こりやすいので注意が必要です。腎生検などの精密検査によって腎臓病の原因となった薬剤がわかる場合もあります。治療で最も大切なことは、疑わしい薬剤を中止することです。中止するだけで回復する場合もありますが、ステロイドなどの薬による治療が必要になる場合もあります。発症や

進行を予防するためにはこれらの薬剤はできるだけ短期間の使用にとどめること、長期に使用しなければならないときは定期的に尿や血液の検査を行うことが必要です（表A）。

表A　腎障害を起こす可能性のある薬剤の例

1）解熱鎮痛薬（腎不全の人では急に尿量が少なくなることがあります）
2）抗菌薬
3）リウマチ治療薬
4）抗癌剤
5）造影剤（心臓カテーテル検査のときにはとくに気をつけましょう）

そのほか農薬、重金属、有機溶媒などの化学物質も腎臓病を起こすことがありますので、これらを誤って飲んでしまった場合はすぐに病院を受診してください。

③その他

腎臓病がなくても激しい運動、発熱などによって一過性のタンパク尿が見られることがあります。また子供では立位姿勢をとることによってタンパク尿が増加することがあります。これらは経過観察のみでよい場合がほとんどです。

　腎臓病の遺伝的背景には、一つの遺伝子の異常によって病気が起こる、単一遺伝子疾患と、いわゆる「体質・素因」と呼ばれるものが含まれます。単一遺伝子疾患には、表Bに挙げたように、多発性のう胞腎のほか、さまざまな疾患が知られています。

　また、患者さん自身や家族に高血圧症や糖尿病がある場合には、一般に腎機能が悪化しやすく、高血圧症、糖尿病も広い意味で腎臓病の遺伝因子と考えられます。それぞれの原因遺伝子も少しずつ解明されてきています。このように腎臓病の遺伝因子には非常に多くのものがありますが、将来的には、患者さんの血液からDNAを取り出して、

表B　単一遺伝子腎疾患の例

1）多発性のう胞腎（腹部エコーや CT で腎臓や肝臓にのう胞と呼ばれる大きな水たまりが多数あることで診断されます。通常、病気の進行はゆっくりしています）
2）先天性ネフローゼ症候群（乳幼児期に著しいむくみが起こる病気。すぐに人工透析や移植が必要になります）
3）アルポート症候群（幼少期から血尿があり、徐々にタンパク尿が出てきたり腎機能が悪化したりします。難聴や眼の異常を伴うこともあります）
4）遺伝性低カリウム血症（血液検査でカリウム値が低い。バーター症候群やギッテルマン症候群が含まれます）
5）家族性 IgA 腎症の一部（血尿、タンパク尿をしばしば伴う。IgA 腎症の診断には腎生検が必要）

たくさんの腎臓病の遺伝因子に関して、一人一人の遺伝子の特徴、個性を詳しく解析することで（SNP あるいは全ゲノム解析などと呼びます）、病気へのなりやすさ、進行の早さ、治療薬の効きやすさや副作用の出やすさなどを予測できるようになるでしょう。

腎臓病はどのようにして診断するのですか？腎機能が落ちるとどうなりますか？

　腎臓病を診断するのに欠かせないのは尿検査です。尿検査は全く痛みなどがなく、その上多くの情報を含んでいます。尿検査によってネフローゼや糸球体腎炎などの腎臓病はもちろん、膀胱炎や腎盂腎炎などの尿路感染症、尿路結石、膀胱癌などの診断にもつながります。また腎臓病以外にも糖尿病の診断にもつながります。尿検査は簡単にできるので、面倒がらずに検診を受けましょう。

　さて、尿検査で異常を指摘されたら、さらに精密に検査を進めていきます。検査は腎機能を見る検査と腎臓の形などを画像で見る検査に分かれます。

　腎機能を見る代表的な検査は血清クレアチニンとGFR（糸球体濾過量）です。クレアチニンは筋肉で作られる物質で腎臓から体外に捨てられます。そのため腎機能が悪くなると腎臓から捨てられる量が減り、体にたまりやすくなります。そして、体の中の血清クレアチニンが上昇し、腎臓からどのくらい老廃物が捨てられたかを見る指標であるGFRが低下します。また、これと同じような指標にeGFR（イージーエフアール）というのもあります。

　画像で見る検査には超音波（エコー）や造影剤を使う検査、断層撮影（CT）などがあります。これらにより腎臓の大きさや形を確認できるだけでなく、尿路結石、癌の診断の助けになります。

　このような検査によってネフローゼや糸球体腎炎が疑われる場合は腎生検を行います。腎生検は腎臓のごく一部を取り、顕微鏡で腎臓の組織の様子を確認する検査です。昔はお腹にメスを入れて腎臓の一部を切り出さないとできませんでしたが、今では背中からエコーを使って腎臓の位置を確認しながら細い針でその一部を取りますので、かな

り安全に検査できるようになりました。組織を確認することによって経過観察だけでよいのか薬の治療が必要なのか、また進行が早いのか遅いのかなどを判断することができます（図 B）。

正常組織　　　　　　　　糖尿病性腎症

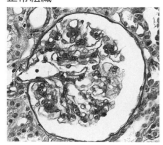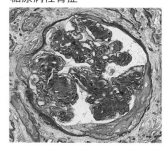

図B　腎生検の写真

　次に腎機能が落ちるとどうなるかについて説明しましょう。ネフローゼや糸球体腎炎で治療にあまり反応しなかった場合、受診が遅れたため治療が間に合わなかった場合は腎機能が落ちていきます。また糖尿病や高血圧症のコントロールがうまくいかなかった場合にも腎臓に影響が出て腎機能が落ちていきます。

　まず老廃物を捨てられないために疲れやすくなり、食欲低下、吐き気などの症状、かゆみなどの皮膚症状が出ます。水分を捨てる働きも落ちるので、体の中が水分過剰になり、むくみや肺水腫（肺に水がたまる）、高血圧が見られることもあります。また腎臓は赤血球を作るのを助けたり、カルシウムやリンの調節にも関わっているので、腎機能が落ちると貧血や骨の異常が出ることもあります。

　以前はこのような症状が出ても様子を見ることしかできませんでしたが、今では症状を防ぐためにさまざまな薬剤が開発されています。腎機能が落ちているといわれている人は病院を定期的に受診し、医師の指示に従い、処方された薬は決められた通りにきちんと飲むようにしてください。

Q 5-5　腎臓病の治療にはどのようなものがありますか？

　現在可能な腎臓病の一番の基本となる治療法は、よりよい生活習慣を身につけ、それを継続していくことです。現時点では腎機能の悪化を完全に止める治療法や悪化した腎機能を完全に正常に戻す治療法は残念ながら開発されていません。しかし、腎臓の病気はゆっくりと進行していくことが多いので、定期的な服薬、受診はもちろんのこと、適切な食事療法を行い、日常生活において決して無理をしない（睡眠不足、過労を避ける）といったことを実践していけば、病気の進行を遅らせることは十分に可能です。腎臓がどの程度悪いとどんな生活制限になるのかは表Cをご覧ください。

　では実際の治療法を具体的に挙げていきましょう。

①食事療法

　腎臓病の治療では毎日の食事に気をつけることがとくに重要です。効果も極めて大きく、適切な食事療法を続けることによって病気の進行を抑えることができます。腎臓は体のタンパク、水分、ミネラルの調節をしているところなので、このような機能に負荷をかけないようにしてやります。バランスのとれた食事が基本ですが、具体的には塩分制限、タンパク質、カリウム、リン摂取量の制限、飲水量の制限などがあります。原因疾患、腎障害の進行度によって患者一人一人に適切な食事療法があり、過度のタンパク質や塩分の制限がかえって腎臓病を悪くする場合もあるので、主治医や栄養士の指導に従うことが大切です。

②薬物療法

　降圧薬：腎臓病には高血圧症を合併していることが多く、高血圧そのものが腎障害を悪化させる原因の一つなのでよく使われます。最近

は腎臓を守る腎保護効果のあるものや安定して長時間効果があるものなどもありますが、カリウムが体にたまりやすくなる薬剤もあり、定期的な血液検査が必要です。

表C　腎臓病の人の生活制限（成人の場合）

病期[※1]	指導区分	通勤・通学	勤務内容	家事	学生生活	家庭・余暇活動
（尿毒症期）（腎不全期）	A：安静（入院・自宅）	不可	勤務不可（要休養）	家事不可	不可	不可
	B：高度制限	30分程度（短時間）（できれば車）	軽作業　勤務時間制限　残業、出張、夜勤不可（勤務内容による）	軽い家事（3時間程度）買い物（30分程度）	教室の学習授業のみ　体育は制限　部活動は制限　ごく軽い運動は可	散歩　ラジオ体操程度（3～4メッツ[※2]以下）
腎機能高度低下	C：中程度制限	1時間程度	一般事務　一般手作業や機械操作では深夜、時間外勤務、出張を避ける	専業主婦　育児も可	通常の学生生活　軽い体育は可　文化的な部活動は可	早足散歩　自転車（4～5メッツ以下）
↓	D：軽度制限	2時間程度	肉体労働は制限　それ以外は普通勤務　残業、出張可	通常の家事　軽いパート勤務	通常の学生生活　一般の体育は可　体育系部活動は制限	軽いジョギング　卓球、テニス（5～6メッツ以下）
腎機能正常	E：普通生活	制限なし	普通勤務　制限なし	通常の家事　パート勤務	通常の学生生活　制限無し	水泳、登山　スキー　エアロビクス

※1　タンパク尿の量や血圧によっても制限は変わってきます
※2　付表参照

付表

1メッツ	安静
2メッツ	入浴、洗濯、調理、ぶらぶら歩き、ボウリング、ヨガ、ストレッチ
3メッツ	掃除、普通歩き、ゲートボール、グラウンドゴルフ
4メッツ	庭仕事、少し早く歩く、日本舞踊、ラジオ体操、水泳（ゆっくり）、水中ウォーキング
5メッツ	農作業、早歩き、卓球、ダンス、ゴルフ、スケート
6メッツ	ジョギング、水泳、バレーボール
7メッツ	登山、階段を連続して昇る、サッカー、バスケットボール
8メッツ	ランニング（150m/分）、ハンドボール、競泳、縄跳び、エアロビクス（激しい）
9メッツ	ランニング（170m/分）、階段を早く昇る、サイクリング（20km/時）
10メッツ	ランニング（200m/分）、マラソン、柔道、相撲、ボクシング

　利尿薬：尿量を増やしてむくみを改善します。薬によってミネラルのバランスが崩れたり、血中の尿酸が増加したり、といった副作用があります。

　ステロイド、免疫抑制剤：膠原病や慢性腎炎でよく使われ、第一選択薬になることも多い薬です。しかし感染症を起こしやすくなる、ステロイドでは糖尿病などになりやすくなる、といった副作用も多く注意が必要です。

　抗血小板剤：比較的軽い慢性腎炎などでよく使われています。ステロイドや免疫抑制剤ほど副作用は強くありません。

③透析療法

　腎機能が低下し自力では体の水分、ミネラルのバランスを調節することが不可能になる末期腎不全と呼ばれる状態になったときに、機械が腎臓の代わりに血液をきれいにしてくれるものです。血液透析、腹膜透析の二つがあります（Ｑ５－６参照）。

④腎移植

　ほかの人の健康な腎臓を移植し、働かなくなった自分の腎臓の代わりをしてもらう治療法です。腎臓移植を受けられるのは60歳以下くらいの人で、重篤な合併症がないなどの条件が必要になります。

Q 5-6 腎不全のときに受ける透析療法とはどのようなものですか？

　腎臓の機能が低下し、体内環境を一定に保つことができなくなった状態が腎不全です。急性腎不全と慢性腎不全があります。

　急性腎不全は、脱水、出血、ショック、やけど、心不全などが原因で腎臓の血液量が急激に減少したり、結石や腫瘍によって尿路が圧迫・閉塞されたりした場合、また、腎毒性物質による腎障害などで起こります。急性腎不全の治療は、何よりもまず原因を取り除くことですが、腎臓の機能を代行する透析療法が必要な場合もあります。危険な急性期を越えると腎機能が回復する場合もしばしば認められます。

　一方、慢性腎不全は、糖尿病や慢性腎炎、高血圧症などによる腎障害の進行により徐々に腎機能が低下した状態で、多くの場合、低下した腎機能を元に戻すことはできません。薬物治療や食事療法などで進行を遅らせる治療が中心になりますが、それでも腎不全が進行してほとんど腎臓が働かなくなる状態（末期腎不全）になった場合は、透析療法が必要となります。

　現在わが国では30万人以上が透析療法を受けており、重要な治療法となっています（図C）。2005年頃までは毎年約１万人ずつ透析患者が増加していましたが、近年、増加は鈍化しています。腎不全の原因疾患としては、糖尿病や高血圧症など生活習慣病によるものが増加しています（図D）。

　透析療法には、血液透析と腹膜透析とがあります。一般的なのは血液透析で、血液を腎臓の代わりをする機械に通して老廃物や余分な水分の除去などを行い、きれいにして再び体に戻すものです（図E）。週３回の通院治療をしながら社会復帰している人も大勢います。また腹膜透析は、日本では全透析患者の３％程度とあまり一般的ではあり

ませんが、お腹に留置したカテーテル（管）を通して透析液を注入し、体内からにじみ出てきた老廃物を取り除く方法です。1日4回、透析液を入れ替える必要がありますが、通院の必要がないなどの利点があります。

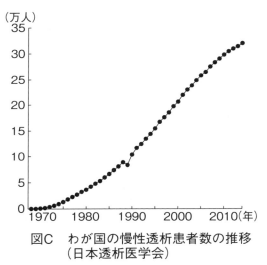

図C　わが国の慢性透析患者数の推移
（日本透析医学会）

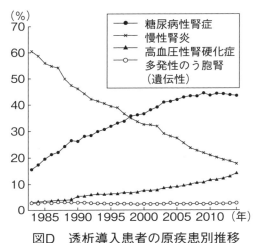

図D　透析導入患者の原疾患別推移
（日本透析医学会）

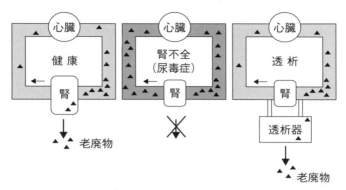

図E　透析療法とは

Q 5-7 痛風とはどのような病気ですか? なぜ血中尿酸が高いと体に悪いのですか?

　尿酸は体の構成成分の一つである核酸からできますが、食事から入る量が多かったり、腎臓からの排泄が悪いと血中にたまり、高尿酸血症と呼ばれる状態になります。尿酸が足の指の関節などにたまって結晶化し、急性の炎症を起こすのが痛風の発作です。痛風発作は、典型的には、予感といわれる局所の違和感に続いて急激に関節痛が発症し、赤く腫れ、発作後24時間までがピークで、その後10日ほどでいったんおさまるといったことを繰り返します。お酒を飲んだり、激しい運動をすると発作が起こりやすくなります。

　血液の尿酸値が7 mg/dL以上であれば高尿酸血症と呼び、これに関節炎の症状が加わると痛風といいます。痛風の発作は一般には尿酸値が高いほど（8 mg/dL以上）出やすくなりますが、薬などである程度コントロールできていても、ストレスなどがもとで発作が起こることもあります。

　痛風患者は、現在わが国に約50万人以上いるといわれ、男性に多くみられますが、痛風の予備軍（高尿酸血症）まで含めると成人男性の約20％にまでなります。また、昔から「帝王の病」といわれ、美食家に多いとされてきました。わが国でも戦前にはほとんどありませんでしたが、最近は増えてきており、食事の欧米化（アルコール、とくにビール、肉類を好む、高エネルギー食、栄養過剰）などの食事環境と関係があると考えられます。また、肥満者に多く、高血圧症とも関係があると考えられています（図F）。痛風の発症年齢も若年化が進んでおり、最近は20～30歳代での発症も多くなっています。

　尿酸値が高いまま放っておくと、腎臓の中の血管が動脈硬化を起こしたり（腎硬化症）、尿酸やその結晶が腎臓の尿細管につまって尿の

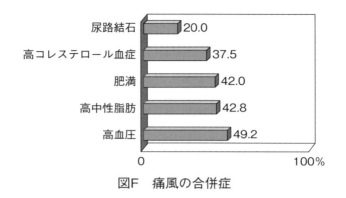

図F　痛風の合併症

流れが悪くなったりして、腎臓の働きを悪くし、痛風腎と呼ばれる状態となりますが、ひどい場合には腎不全となります。さらに、腎臓から尿が流れる通路に尿酸の結晶が集まって石のように固まると、尿路結石となり腹痛や血尿の原因となったりします。一般に高尿酸血症からこのような腎障害への進行はゆっくりですので、早期にこれを診断し、治療すれば腎不全への進行を予防することができます。また逆に、腎不全の場合には血液に尿酸がたまりやすくなるため、腎臓病がもとで痛風が出る場合もあります。

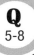

Q 5-8 痛風の治療法について説明してください。

　痛風の治療は、大きく痛風発作の治療と高尿酸血症の治療に分けられます。高尿酸血症の治療はさらに、食事療法を中心とする生活習慣の改善と、薬物治療に分けられます。痛風発作が起こった場合は応急処置として、発作の起こった関節を安静にして患部を冷やし、できるだけ早く医師を受診することが重要です。痛みに対しては、一般的には消炎鎮痛薬を用います。

　高尿酸血症の治療としては、食事療法がまず基本で、アルコール飲料やカロリー摂取をできるだけ控えます。肉類は核酸を多く含んでおり、摂りすぎに注意が必要ですが、調理によって煮汁に移行しやすいので、肉汁を摂らないようにしたり、ハム、ソーセージなどの加工品で代用するのも一つの方法です。また、腎機能が正常な人では、痛風腎や尿路結石を防ぐために積極的な飲水によって尿量を増やしたり（1日2リットル以上）、海藻や野菜などのアルカリ食品を多く摂ることも有効です（表D）。

表D　尿酸値を下げるために日常生活で注意するポイント

1）アルコール飲料を控える
2）肉類などの摂りすぎに注意し、調理法を工夫する
3）偏食を避け、1日に摂取する総カロリーを制御する
4）1日の尿量が2リットル以上になるよう水分摂取を心がける
5）ウォーキングなどの軽い運動を積極的に取り入れ、肥満を解消する

　食事療法にもかかわらず血中尿酸値が高い場合（8 mg/dL以上）や関節痛のある場合には、薬物療法も必要となります。高尿酸血症に対しては、尿酸ができるのを抑えたり、尿から尿酸を多く排泄する薬で治療をします。高尿酸血症を改善するとともに、合併する肥満症や

高血圧症の治療も大切です。とくに肥満者は減量だけでも血中尿酸値が改善するので、偏食を避け、多品目を少しずつ食べたり、軽い運動を行ったりすることも大切です。

Q 5-9 妊娠と腎臓病とはどのような関係がありますか？

妊娠をするとホルモンの働きで全身の血液量が増えます。とくに腎臓は大きくなり、重さで約2倍にもなります。尿路系も拡張し、細菌が入りやすくなります。

腎臓の働きはよくなり、血圧は妊娠初期で低くなります。体の水分は妊娠の進行につれて増加し、むくみやすくなります。

しかし、これらの変化は出産が終わるとすぐに妊娠前の状態に戻ります。

妊娠中毒症（正式には妊娠高血圧症候群、あるいは妊娠高血圧腎症といいます）は「妊娠20週以降、分娩後12週まで高血圧がみられる場合、または高血圧にタンパク尿を伴う場合のいずれかで、かつこれらの症状が単なる妊娠の偶発合併症によるものではないものをいう」と定められています。妊娠高血圧症候群は、妊娠20週以降に初めて高血圧が発症し、分娩後12週までに正常に復するものです。妊娠高血圧腎症は、妊娠20週以降に初めて高血圧が発症し、かつタンパク尿を伴うもので分娩後12週までに正常に復するものです。加重型妊娠高血圧腎症は、妊娠前もしくは妊娠20週までに高血圧かタンパク尿のどちらかがあり、20週以降に両者がそろう場合です。最も重症型は妊娠20週以降に初めてけいれん発作を起こすもので、てんかんや二次性けいれんが否定されたものを子癇といいます。妊娠高血圧症候群は、全妊婦の約5％におこり、危険因子として高齢での妊娠、高血圧の家族歴、高血圧症、糖尿病、肥満、自己免疫疾患などがあります。最近、妊娠高血圧症候群の原因が徐々にわかってきており、さらに研究が進められています。

妊娠高血圧症候群では通常、出産後症状が無くなるので、出産後

3ヵ月を過ぎても症状が残っていれば別の病気を合併していることが疑われ、もう少し詳しい検査が必要になります。治療は安静がまず第一で、できれば入院が必要です。食事は、塩分を7～8g/日にゆるやかに制限し、水分制限は必要ありません。軽症では安静にしているだけでよくなります。安静や塩分制限でも血圧が下がらなければ、降圧薬が必要となります。妊娠中は胎児に影響が出ないような薬を使います。このような治療にもかかわらず症状が悪化し、母体や胎児に危険が迫った場合は、早期分娩や帝王切開が検討され、あるいは20週以前では妊娠中絶が考慮される場合もあります。

　もともと腎臓病のある人の場合、病気の程度にもよりますが、妊娠にはかなりの注意が必要です。腎臓病があっても腎機能や血圧が正常であれば、安全に妊娠、出産することが期待できます。反対に腎機能が落ちていたり高血圧がある場合は、妊娠により母体、胎児ともに影響を受け、場合によっては妊娠中絶が必要になる場合も起こります。定期的に薬を服用している場合は副作用が問題となることも少なくありません。そのため、腎臓病のある患者さんで子供を希望される場合は、妊娠する前にご家族での話し合いはもちろんのこと、主治医とよく相談してください。

腎臓病の未来の夢の治療法にはどのようなものがありますか？

　腎臓病の未来の治療には、腎機能の悪化を完全に阻止できる治療薬、さらには悪化した腎機能を完全に回復できる治療薬、在宅式あるいは携帯型の血液浄化装置、拒絶反応のない安全な腎移植、障害を受けた腎臓の修復・再生などが考えられます。世界中で多くの研究者が新しい腎臓病治療薬を求めて日夜研究をしています。私たちも心臓から分泌されるホルモンが腎疾患の動物モデルの治療薬として極めて有効であるとの研究成果を得ています。今後さらにヒトの腎臓病の治療にも有効か、慎重に検討を重ねていきたいと考えています。献腎移植は臓器提供をしてくださるドナーの不足のために、あまり普及していませんが、免疫抑制剤の進歩とともに、夫婦間の腎移植が増えています。毎年約1,500人の方が腎移植を受けておられます。一方、倫理的な問題も多く含みますが、ブタなどの動物の腎臓に手を加えて拒絶反応が起きないように工夫することも検討されています。

　また、最近、血液や脳など体のあちらこちらに、受精卵と同じようにさまざまな臓器を作り出す能力を持った細胞（幹細胞）が潜んでいることがわかってきました。さらに、iPS細胞（多能性幹細胞、万能細胞）から腎臓（の一部）をつくる研究もどんどん進歩しています。まだ腎臓をまるごとつくることには成功していませんが、将来的には、患者さん自身の皮膚や血液から幹細胞を取り出して、あるいはiPS細胞に変化させて、試験管の中で自分専用の「第3の腎臓」をつくることも夢ではありません。また、腎臓の中の幹細胞を見つけだしてそれを薬によって刺激し、傷んだ細胞の部分だけを自在に増やすことができれば、腎移植すらいらなくなるかもしれません。最近の研究では、腎臓には予想以上に再生能力があることがわかってきました。

「腎臓の再生」が可能になる日もそう遠くないでしょう。

第5章 腎臓病

第 6 章

肝臓病

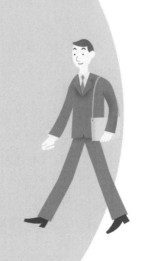

肝臓病とはどのような病気ですか？
生活習慣病と肝臓病の関連について教えてください。

　昔から大事なもの、大切なものをいう場合、"肝心（腎）"という言葉が使われてきたように、肝臓は心臓、腎臓とともに大変重要な臓器と考えられてきました。

　肝臓は身体のほぼ中心にある腹部の最大の臓器で、その重要な働きから人体の化学工場にたとえられ、"生命のみなもと"とも称せられます。肝臓の働きは、よく知られているようにアルコールを解毒したり、タンパクを合成したり、エネルギーの貯臓、種々の薬など物質の代謝、排泄などに関与し、その働きは多彩です。これらの働きを行っているのが肝臓の大部分をしめている肝細胞なのです。しかし最近の研究では、これら肝細胞が壊れたり、再生したりするのに肝臓の中にいるリンパ球やクッパー細胞などの免疫に関わる細胞からの指令が重要であることがわかってきています。肝臓病とは、この肝細胞が種々の原因で壊れる病態をいいます。

　今日まで、肝臓病の原因は、肝炎ウイルスの感染によるものが大部分を占めていました。すなわち、B型肝炎ウイルスについで、1988年のC型肝炎ウイルスの発見を機にウイルス性肝炎の診断が可能となり、それらの病態が明らかになったことが肝臓病の治療法の開発に大きく役立ちました。特筆すべきは、近年の経口抗ウイルス剤の進歩により、日本での主な肝臓病の原因であった慢性C型肝炎が、わずか12週間の内服薬投与のみで根治可能となり、現在では進行例以外の慢性C型肝炎、肝硬変の大部分の例で持続的なウイルス消失が得られるようになったことです。その一方で、非ウイルス性の慢性肝障害が増加してきています。その原因として、薬剤によるものや、代謝性のもの、さらには心臓病、肥満症、糖尿病など、ほかの疾患に伴うもの

などがあります（図A）。なかでも近年増加傾向で気をつけなければならないものに非アルコール性脂肪性肝疾患があり、生活習慣病と関連の強い肝臓病として知られています。これにはグルメブーム、運動不足などによる肥満と筋肉量の減少が関係していると思われます（Q6-7参照）。非アルコール性脂肪性肝疾患には、単純性脂肪肝の他に、肝硬変に進展しやすい非アルコール性脂肪性肝炎と呼ばれる病態が含まれています。後者は、特に肝臓癌の原因となることから注意が必要です。非アルコール性脂肪性肝炎の診断には肝生検が必要ですが、近年は超音波の技術を応用し、肝臓の硬さを測ることが可能となり、肝硬変への進展が予測できるようになっています。肥満や糖尿病、脂質代謝異常、高血圧を持つ方は、是非、定期的に肝臓の検査を受け、知らない間に肝臓病が進行してしまわないように注意することが大切です。

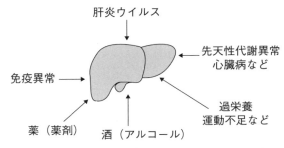

図A　肝臓（肝細胞）に障害を与える原因

　肝臓は"沈黙の臓器"といわれ、痛みや発熱などの症状をきたすことはほとんどありません。がまん強くもくもくと働き、逆に黄疸、全身倦怠感や食欲不振などの症状がみられる場合はかなり重症であったり、肝硬変に進んだ状態になっているのです。

　生活習慣と関係する脂肪肝のなかには、肝硬変に進行し、肝臓癌の原因となるものがあります。また緑黄色野菜などバランスのとれた食生活に加え、定期的な肝臓の検査をうけることも重要です。

Q 6-2 B型肝炎ウイルスを持っているのですが、どんな点に注意したらよいですか

　B型肝炎ウイルス血液検査で陽性であった場合、以下のような四つのケースが考えられます。①B型肝炎ウイルスが新たに身体に入って、急性の肝炎を起こしている状態（B型急性肝炎）、②B型肝炎ウイルスが長期間体内にいて肝炎が持続している状態（B型慢性肝炎）、③B型肝炎ウイルスはいるが肝炎を起こしていない状態（無症候性キャリアまたは非活動性キャリア）、④過去にB型肝炎にかかったが今は概ね治っている状態（既往感染）。それぞれ対処方法が異なりますので、どの状態であるかを知ることが大切です（表A、表B）。B

表A　ウイルスマーカーとB型肝炎の病態

HBs 抗原	HBs 抗体	HBc 抗体	考えられる病態
陽性	陽性	陽性	HBV キャリア（*1）
		陰性	*2
	陰性	陽性	HBV キャリア（肝炎、無症候性）
		陰性	急性肝炎のごく初期？
陰性	陽性	陽性	既往感染
		陰性	ワクチン接種後
	陰性	陽性	既往感染
		陰性	未感染

*1　HBs抗原とHBs抗体がともに陽性になることが時折あります。キャリアと考えて治療の必要性をご相談下さい。
*2　まれな病態が考えられるので、専門医にご相談下さい。
上記はあくまで原則なので、肝酵素値の数値なども参考にして受診の必要性をお考えください。
HBs抗原陽性の方は、一度は肝臓専門医受診をお勧めします。

郵便はがき

606-8790

料金受取人払郵便

左京局承認 5236

差出有効期限
平成30年
3月31日まで

(受取人)

京都市左京区吉田近衛町69

　　　　　　京都大学吉田南構内

京都大学学術出版会

　　　　　　読者カード係 行

▶ご購入申込書

書　名	定　価	冊　数
		冊
		冊

1. 下記書店での受け取りを希望する。

　　　都道　　　　　市区　　店
　　　府県　　　　　町　　　名

2. 直接裏面住所へ届けて下さい。

　　お支払い方法：郵便振替／代引　　公費書類(　　)通　宛名：

送料　ご注文 本体価格合計額　1万円未満：350円／1万円以上：無料
　　　代引の場合は金額にかかわらず一律230円

京都大学学術出版会

TEL 075-761-6182　学内内線2589 / FAX 075-761-6190
URL http://www.kyoto-up.or.jp/　E-MAIL sales@kyoto-up.or.jp

お手数ですがお買い上げいただいた本のタイトルをお書き下さい。
(書名)

■本書についてのご感想・ご質問、その他ご意見など、ご自由にお書き下さい。

■お名前
(歳)

■ご住所
〒

TEL

■ご職業　　　　　　　　　　■ご勤務先・学校名

■所属学会・研究団体

■E-MAIL

●ご購入の動機
　A.店頭で現物をみて　B.新聞・雑誌広告(雑誌名　　　　　　　　　　)
　C.メルマガ・ML (　　　　　　　　　　　　　　　　　)
　D.小会図書目録　　E.小会からの新刊案内(DM)
　F.書評(　　　　　　　　　　　　　　　)
　G.人にすすめられた　H.テキスト　I.その他
●日常的に参考にされている専門書(含 欧文書)の情報媒体は何ですか。

●ご購入書店名

　　　　　都道　　　　　　市区　　店
　　　　　府県　　　　　　町　　　名

※ご購読ありがとうございます。このカードは小会の図書およびブックフェア等催事ご案内のお届けのほか、広告・編集上の資料とさせていただきます。お手数ですがご記入の上、切手を貼らずにご投函下さい。
　各種案内の受け取りを希望されない方は右に○印をおつけ下さい。　　案内不要

表B　B型肝炎ウイルスDNA量と治療方針

HBV-DNA	肝硬変	ALT異常(*1)	一般的な方針
4ログ以上	あり	正常/異常	内服薬治療
	なし	正常	経過観察
		異常	内服薬またはインターフェロン(*2)
4ログ未満陽性	あり	正常/異常	内服薬治療
	なし	正常/異常	原則経過観察（*3）
陰性	あり	正常/異常	肝硬変に対する治療
	なし	正常/異常	原則経過観察（*3）

*1　ALTは31以上を異常、30以下を正常とお考えください。
*2　治療選択肢が多彩な状態であり、専門医への受診をお勧めします。
*3　HBV-DNAが4ログ未満でALTが異常を来すことは少ないので、ALTに異常を認める場合、その他の肝疾患がないかを調べることが望まれます。

型肝炎ウイルスの血液検査の結果の解釈を簡単にまとめると、HBs抗原陽性→ウイルスがいる、HBs抗体陽性→ウイルスがいない、HBe抗原陽性→活動性が高い、HBe抗体陽性→活動性が低い、HBc抗体陽性→かかったことがある、ということになりますが、例外もあります。

①B型急性肝炎

　成人してからB型肝炎ウイルスが体内に入ったとき、強い免疫反応を起こして、ウイルスを追い出そうとします。この反応によって起こるのがB型急性肝炎です。全身倦怠感や食欲低下などの強い症状があり、黄疸を認めることもあります。肝炎が治まるまでは安静が必要ですし、症状の強いときには入院となります。経過には個人差がありますが、1週間ほどでピークは過ぎ、その後1～2ヵ月で徐々に回復します。B型急性肝炎のほとんどはその後臨床的治癒状態になりま

すが、ときに非常に重篤な肝不全状態に至る例があり、慎重に観察しなければなりません。また、最近では海外から持ち込まれたウイルスが問題となっており、その場合は1割くらいが慢性化するとされています。

②B型慢性肝炎

　出生時や乳幼児期にB型肝炎ウイルスが入った場合、後述のキャリアの状態を経て、思春期以降に肝炎を起こすことがあります。症状は急性肝炎と同じか多少軽度です。多くは自然に鎮静化しますが、鎮静化しない場合は長期の経過を経て肝硬変や肝癌に至る恐れがあります。こういった場合にはインターフェロン治療や経口抗ウイルス剤の投与などを検討しますので、肝臓専門外来で相談してください。治療の必要性を考える上で、HBV-DNA量が特に重要とされており、4ログを超えている場合は治療を積極的に考えます。肝炎の程度が軽度なら基本的に日常生活の制限はいりません。治療の必要性を表Bにまとめてあるのでご覧下さい。

③無症候性キャリア

　まだ免疫能力が未完成な小児期では、ウイルスがいるにもかかわらず肝臓に炎症は起こりません。このような状態を無症候性キャリアと呼びます。キャリアは将来的に慢性肝炎状態に移行することがあり、肝炎を起こしていないかを定期的に観察することになります。一方、慢性肝炎の状態からHBe抗原の消失を経て、肝炎が鎮静化した場合を非活動性キャリアと呼びます。この場合もとくに治療は必要としませんが、肝癌のリスクは一般の人よりは高いので、定期的に観察することが重要です。

　また、ALTなどの肝酵素が正常であっても、既に肝硬変になっている場合には経口抗ウイルス剤を使って治療する必要があります。

④既往感染

　急性肝炎からウイルスの完全排除に成功した場合、あるいは慢性肝

炎を経てウイルス消失に至った場合、血液中にHBs抗体が出現し、B型肝炎は臨床的に治癒したものと考えられます。治療の必要はありません。ただし、近年B型肝炎ウイルスの再活性化が問題になっています。これは、抗癌剤・ステロイドホルモン・抗リウマチ薬などの免疫抑制療法を行った場合、一見鎮静化しているように見えたウイルスの増殖が活発になり、炎症を起こすことです。再活性化による肝炎は重篤化しやすいとされていますので、こういった治療を行う場合には十分な注意が必要です。

このうち④以外の人はある程度のB型肝炎ウイルスを体内に持っています。B型肝炎ウイルスは血液を介して感染しますので、注意が必要です。具体的な感染経路としては、性交渉・輸血・不潔な針を使った処置や注射などがあります。またB型肝炎ウイルスを含む血液に素手で触れないよう心がけるべきですが、一般的な日常接触で感染することはありませんので、入浴や食器などを分けたりする必要はありません。小児の場合はウイルス量が多いので、場合によると尿などの体液にもウイルスが認められることがあり、幼稚園でのけんかなどの接触に際して感染が起こることもあります。注意点は、その人の状態により異なりますので、肝臓専門外来などでご相談ください。

Q 6-3 血液検査でC型肝炎だとわかったのですが、どうしたらよいでしょうか？

　この数年間において、最もめざましく治療法が変わった病気のひとつがC型肝炎です。これまで診断だけ受けて治療を受けてこなかった方も、是非治療をお考えになるようお勧めします。

　C型肝炎と診断された方は、血液検査でHCV抗体という検査をなさって、陽性の結果が出たのではないかと思われます。この検査は非常に高感度にC型肝炎を診断できる優れたものですが、一部偽陽性と言って、ウイルスを持たないけれども抗体が陽性になってしまうこともあるので、注意が必要です。HCV抗体が陽性となった場合、必ず実施すべきなのはHCV-RNA（PCR法）という血液検査です。この検査が陰性であれば、現在ウイルスは存在しないと考えられます。その場合は治療する必要はありません。

　もしHCV-RNAが陽性であった場合、体内にC型肝炎ウイルス（HCV）が存在することになります。この状態からはHCVが自然排除される可能性はかなり低く、HCVを放置しておくと次第に肝硬変から肝癌に進む危険性があります。ですから、HCV-RNAが陽性である方は可能な限り治療を考えるべきです。しばらく前までは、HCVを排除するためにはインターフェロン治療が必要でした。インターフェロン治療は極めて有力な治療である一方、ウイルスが排除できる可能性は低く、副作用が強く治療に時間や手間がかかることで、治療に二の足を踏む方が多数おられました。ところが、2014年頃から経口薬のみでHCVを排除することが可能になりました。ウイルスの状態や病状によって多少の差がありますが、12週間の内服薬治療が標準的です。使う薬の組み合わせにより、貧血症状や発熱、不整脈など、予想される副作用はありますが、従来のインターフェロン治療に

比べれば圧倒的に軽いものとなり、多くは入院も要りません。このため、これまでは治療対象とならなかった80歳代などの高齢者、既に肝硬変になってしまっている人の一部、うつ病や腎臓病・肺疾患などの合併症を持つ人たちにも治療が可能となっています。しかも、治療効果は95％以上の方でウイルスの完全排除が期待できます。

　治療するためにはウイルスの状態、肝硬変の有無、その他の合併疾患などを血液検査や画像検査（エコーなど）で調べる必要があります。検査実施施設については、肝臓専門医または各都道府県の届け出医（管轄の保健所でお尋ね下さい）をお勧めします。治療可能との判断になった場合、抗ウイルス薬治療は高額の医療費を要しますので、医療費助成の手続きをなさることもお勧めします。手続きについては、専門医、届け出医、保健所でお尋ね下さい。

　ウイルスが陽性でも血液検査では肝炎を認めていない場合（ALTの値が正常の場合）、現在の保険制度では治療をすることが困難です。とはいえ、そのような方でもいずれはウイルスを排除すべきですので、定期的に診察を受けて頂き、治療適応を満たす場合は速やかに治療に移れるように準備をなさって下さい。

　また、インターフェロン治療や内服抗ウイルス薬でウイルス排除に成功した方については、ウイルスの再出現は極めて稀です。時々、「なくしたはずなのに、またHCVがいると言われた」とお越しになる方がおられますが、そういった方のほとんどはHCV-RNAを調べると陰性のままです。あまり動揺せずに担当医とご相談になって下さい。ただ、たとえHCV排除に成功しても、ご高齢の方や治療時に肝硬変に至っていた方など、排除後に発癌を認める方もいらっしゃいます。治療が成功しても定期的にエコー検査や血液検査などを行って、肝臓の中に癌が認められないか観察していくことが重要です。

Q 6-4 肝臓病の環境因子は何ですか？

肝臓に影響を与える種々のウイルスの感染、薬剤の服用や食物に含まれる物質が肝障害の原因になることがあります。わが国で多い肝障害の原因は肝炎ウイルスの持続的な感染（ウイルス性慢性肝炎）ですが、最近では栄養過多により肝臓に脂肪が蓄積した結果起こる肝障害（脂肪肝）や薬剤による肝障害（薬物性肝障害）も増えています。

①ウイルス感染が原因となる場合

肝臓に感染し肝炎を起こすウイルス（肝炎ウイルス）にはA型、B型、C型、D型、E型肝炎ウイルスなどがあります（B型、C型については、Q6-2、Q6-3もご参照ください）。

A型肝炎ウイルスは飲料水や食物とともに経口的に侵入し、一過性に急性肝炎を起こします。また、貝類は水中からこのウイルスを取り込んで蓄積するため、生ガキなどの貝類が感染原因となることがあります。

B型肝炎ウイルスは血液を介して伝播し、乳幼児期に感染した場合には持続感染（キャリア）、成人に感染した場合は一過性の感染となる場合が多いとされています。持続感染の多くは母子感染（分娩時に母親から子供へ）でしたが、現在は感染予防法がほぼ確立しています。現在わが国の輸血・血液製剤ではB型肝炎ウイルスのスクリーニング検査が行われており、これらの使用による感染はほとんど認められません。一方、ウイルスのキャリアとの密接な接触（とくに性行為）による感染がときどき認められますのでご注意ください。

C型肝炎ウイルスもキャリアの血液、血液が混じった体液が主な感染源で、感染が起こると高率に慢性肝炎に移行します。これまで感染経路の多くは輸血や血液製剤でしたが、スクリーニング検査の進歩に

より、現在輸血に伴う感染はほとんど見られなくなりました。主な感染経路は医療現場での針刺し事故、入れ墨や覚醒剤注射などとされていますが、感染源が不明な場合も多々あることが知られています。

D型肝炎ウイルスはB型肝炎ウイルスキャリアのみに感染し、わが国では稀です。

E型肝炎ウイルスも飲料水や食物を介して経口感染しますが、これもわが国ではそういった集団発生は稀です。近年の国際化の影響で、旅行時に感染し帰国後に発症することもあります。一方、E型肝炎ウイルスは野生動物が保有していることがあり、そういった動物の肉を食べることによっても感染します。代表的なものとしてイノシシやシカが挙げられます。他に、出荷適齢期以外のブタレバーにもウイルスが存在することがあり、なるべくレバーの生食は避けた方がいいでしょう。

このほかにもEBウイルス、ヘルペスウイルス、アデノウイルスや風疹ウイルスなどでも一過性の肝障害を引き起こす場合があります。

②飲食物が原因となる場合

アルコールを長期にわたり過量に摂取すると肝障害を引き起こすことは昔からよく知られています。アルコールの直接作用が原因となりますが、過栄養や遺伝因子などもアルコール性肝障害に促進的に働きます。またカロリーの過剰摂取や運動不足などで肝臓に脂肪が沈着する、いわゆる過栄養性脂肪肝も増えてきており、肥満症や糖尿病、アルコール性肝障害に伴って起こることがほとんどです。また鉄の過剰摂取により肝障害が起きることが知られています。とくにC型肝炎ウイルスによる慢性肝炎や脂肪肝の場合、過剰な鉄が肝臓に沈着することにより肝機能がさらに悪化するので注意が必要です。また栄養ドリンクやサプリメントには鉄分を多く含むものがあります。これらは適量に摂取することが大切で、過剰摂取は摂取不足と同じように問題となります。

③薬剤が原因となる場合

　肝臓は薬を分解する中心的臓器であり、薬物性肝障害は薬剤が肝臓で代謝される過程で、薬剤やその代謝産物により引き起こされます。それらが直接的に肝臓にダメージを与える場合もありますが、大部分は薬剤に対するアレルギー反応の結果、肝障害が起こります。近年、多くの医薬品が開発され、また使用量が増加しているため、薬物性肝障害が増加しています。原因となる薬剤は抗生物質、鎮痛解熱剤が多く、また血圧や消化器に対する薬剤や漢方薬などの肝障害が報告されています。これらはアレルギー反応の結果起こる場合が多いため、服薬前に肝障害を予測することは難しく、医師の指示に従って服用することが大切です。

　特に、多種類の薬剤を同時使用する場合、それらの薬剤を代謝する酵素が重なってしまうと、代謝能力の限界を超えてしまうことがあります。そういった面からも、薬剤の使用は必要最低限にすることが望ましいのです。

　さらに、意外な落とし穴はサプリメントや漢方薬です。こういった薬剤は、決して安全と決まったわけではありませんので、使用については安心しすぎずに注意してください。

肝臓病の遺伝因子は何ですか？

　一口に肝臓病といってもその病気の種類によって遺伝因子の関わる程度はさまざまです（図B）。

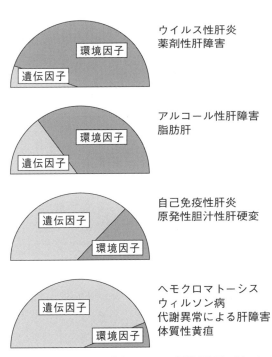

図B　肝疾患における遺伝因子・環境因子が占める割合

　B型肝炎やC型肝炎といったウイルスが原因の場合、お母さんから赤ちゃんへウイルスが"感染"することはありますが、このような経路は遺伝とは呼びません。同じウイルスに感染しても肝炎の起こる人と起こらない人がおり、このような場合は遺伝因子が関係している

と考えられています。しかしそれについては詳しいことは今のところよくわかっていません。

次にアルコール性肝障害について述べます。「うちのおじいさんはお酒をよく飲んでいたけど90歳まで長生きしたから自分も大丈夫だ」と思っている人がいるかもしれません。アルコールを分解する能力（酵素の働き）は遺伝的に決まっています。しかし、アルコールによる肝障害は、アルコールが肝細胞に直接に障害を及ぼす結果起こることが多く、飲酒習慣が肝障害の主な原因と考えられます。実際に飲酒の悪影響が出ていないかどうか検診や病院で確かめておいたほうがよいと思われます。一方でお酒なんかたいして飲まないのに超音波（エコー）検査で「脂肪肝です」といわれて腑に落ちない人もいるでしょう。これはカロリーの過剰な摂取が主な原因である場合が多く、肥満症や糖尿病と同じようにエネルギーを貯め込みやすい遺伝因子が関係していると考えられます。しかし、そのような因子はまだ具体的にはつきとめられていません。

一方、遺伝子を調べることで原因がつきとめられそうな肝臓病もあります。たとえば、自己免疫性肝炎や原発性胆汁性胆管炎といった免疫異常（免疫細胞が自分の臓器を細菌やウイルスと間違えて攻撃してしまいます）が原因の肝臓病です。自己免疫性肝炎については白血球の血液型（HLA）を決める遺伝子の近くにその原因遺伝子があることが予想されていますが、これも近い将来明らかにされることでしょう。原発性硬化性胆管炎の進行に関与する遺伝子もかなりのことがわかってきました。

病気の原因の遺伝子がある程度わかっている肝臓病があります。ヘモクロマトーシス（鉄の代謝異常）、ウィルソン病（銅の代謝異常）、体質性黄疸（黄疸の原因物質であるビリルビンの代謝異常）などです。

このように病気の種類によって遺伝因子の関わりはさまざまですの

で、むやみに心配しないで主治医の先生とよく相談するようにしてください。

　なお、今回のテーマとは若干内容が異なりますが、Ｃ型肝炎の治療効果に関連する遺伝情報が明らかになっています。当初はインターフェロン治療の効果やインターフェロンと併用する薬剤の副作用との関連が議論されていましたが、最近導入された経口剤治療とも関連があるかも知れません。

Q 6-6 肝臓が悪いと飲酒したらいけないのでしょうか？

　酒は百薬の長と呼ばれ、適量なら全身の血行を促し、ストレス発散などの作用を持ち、人間関係を円滑にすることはご存知の通りです。しかし、こと肝臓に関して飲酒がよい方向に作用するとはいえません。肝機能に異常がある人は、それぞれの病態にあわせて飲酒可能かどうかを決めていかなければなりません。

　飲酒した後に軽度の肝機能異常（検査ではとくにγGTPという数値の上昇が特徴的です）を示す程度で、脂肪肝の所見などがない場合は、自分の適量の範囲内で飲酒してかまいません。一般に1日に日本酒1合程度の飲酒はかまわないとされていますが、適量には個人差がありますので注意が必要です。また、短時間に大量のアルコールを摂ることは急性アルコール中毒の原因になりますので、慎しむべきです。

　飲酒によりしばしば認められるタイプの肝障害は、脂肪肝（アルコール性脂肪肝）です。アルコールそのものにもカロリーは含まれていますが、これを栄養として利用することはできないので、額面通りのカロリー摂取につながるわけではありません。しかし、飲酒していると炭水化物や脂肪分の多い食物が自然と欲しくなってくることが多く、気分的に高揚することもあってどうしても過剰摂食につながります。さらに飲酒と相まって肝臓に過剰な脂肪沈着が起こりやすくなります。脂肪肝になっているかどうかを知るには、腹部超音波（エコー）検査が有用です。脂肪肝に至るような生活習慣は、その他の生活習慣病の温床ともいえますので、肝機能を一つの目安にして生活習慣を改善していかれることをお勧めします。飲酒に関しては、肝機能の悪化をきたさない範囲で可能です。

もともと飲酒習慣がある人が、さらに多量のアルコール摂取をした場合、急性アルコール性肝炎と呼ばれる状態になることがあります。急性アルコール性肝炎は発熱や倦怠感を伴い、急激な血液検査異常を示し、しばしば入院加療が必要となります。さらに重症化する場合は致命的になることもあるので注意が必要です。

　多量のアルコールを習慣的に摂取した場合、アルコール性肝線維症と呼ばれる状態に至ります。このような状態では持続して肝臓に炎症が起こっており、将来的に肝硬変に進む恐れがあります。また、慢性膵炎・脂質異常症・糖尿病・痛風などを合併する危険があります。このような人は、アルコール依存がある可能性が高く、中途半端な節酒は失敗に終わりがちです。完全に禁酒してしまったほうがかえって長続きしますので、将来の健康を考えれば思い切って禁酒すべきです。禁酒に際しては家族ほか周囲の人の協力が望まれます。

　アルコール性肝硬変に至ると、黄疸・腹水・静脈瘤などウイルス性肝硬変と同様の症状が出現します。なかには発癌を認める人もいます。しかし、ウイルス性肝硬変と違って、禁酒によりある程度の機能回復が期待できますので、早い段階ならためらわずに禁酒することが必須です。少しならという甘えを持たない、固い意志が必要です。

　肝炎ウイルスなどによる慢性肝炎を持っている場合は、肝機能検査の結果により飲酒可能な量が決まってきます。アルコールが肝臓を痛めるのは確かですから、決してお勧めはできないのですが、検査値が安定している（たとえばALTで50以下など）場合は多少の飲酒はかまわないかもしれません。病状により許容量は変わりますので主治医にご相談ください。ただし、肝硬変に至ってしまっている場合は、ただでさえ状態は不良ですので禁酒することを強くお勧めします。

　最後に強調したいのは、「お酒に強い人は肝臓が丈夫」ではないことに留意することです。

Q 6-7　脂肪肝はどのような病気ですか？

　正常な肝臓においても、肝臓重量の数％の脂肪を含んでいますが、脂肪の割合が増加した状態を脂肪肝と呼びます。わが国においては、健康診断で一割くらいの方が肝機能障害の指摘を受け、二次検査においてその大部分が脂肪肝の診断を受けています。

　飲酒・肥満・糖尿病・薬物・妊娠・先天性代謝異常などが主な原因となって、脂肪肝を引き起こしています。飲酒においては、飲酒量が1日に日本酒で3合以上の人では、大部分に脂肪肝が認められます。また肥満においては、標準体重より20％以上重い人の3人に1人は脂肪肝が見られます。糖尿病患者さんの場合は、血糖が十分にコントロールされている糖尿病患者さんでは4人に1人、コントロールが不十分な患者さんでは約半数に脂肪肝が認められます。薬物においてはステロイドホルモン（副腎皮質ホルモン）・テトラサイクリンなどで脂肪肝が生じやすいことが知られています（図C）。

栄養性脂肪肝
肥満、高カロリー摂取など

薬剤性脂肪肝
副腎皮質ホルモン
テトラサイクリン

代謝・内分泌性脂肪肝
糖尿病
副腎皮質ホルモン過剰
妊娠など

アルコール性脂肪肝
アルコール過剰摂取

図C　脂肪肝の原因

　肝臓での脂質代謝としては、脂肪組織や食事性脂肪から放出された遊離脂肪酸が肝臓に取り込まれ、肝臓の中で酸化されてエネルギーになりますが、大部分は速やかに複合脂質（中性脂肪・糖脂質・リン脂

質・コレステロールエステル）になります。ところが、①遊離脂肪酸から合成される中性脂肪の増加、②肝細胞における脂肪酸酸化の低下、③過剰な炭水化物などの肝への動員、④肝から肝外への中性脂肪の分泌低下、などの原因により中性脂肪の蓄積が起こるものと考えられます。

　脂肪肝では特別な自覚症状がないのが普通であり、健康診断の際に偶然発見されることがほとんどです。

　脂肪肝の診断は、肝臓の組織検査により30％以上の脂肪沈着を確認することで行われてきました。しかし、画像診断の進んだ現在では肝生検によって脂肪肝を診断することはほとんどなく、ASTやALTといった血液による肝機能検査でまずあたりをつけ、腹部超音波検査によるエコー輝度の上昇、CTスキャンによるCT値の低下などにより診断されることがほとんどです。

　脂肪肝は、一般的にアルコール性の場合以外は肝硬変に進むことが稀とされてきました。しかし、脂肪肝は対象となる患者さんが多く、その原因に飲酒や肥満などの生活習慣が関与し、さらに糖尿病などを引き起こすこともあるなど、決して軽視できない疾患です。また、脂肪肝の一部に、アルコールに関係なく炎症をきたして肝硬変へ進展する、非アルコール性脂肪性肝炎（NASH）という病態があることもわかってきています。NASHは注意深く観察しないと診断が難しいこともあり、実際の割合などについてはまだ不明な点が多いのですが、血小板数が20万以下、特に15万以下の場合は注意が必要です。長期経過で肝硬変や肝癌が出現する可能性もあり、治療しなくてはなりません。

　脂肪肝の治療法としては薬物療法もありますが、適切な食事療法と運動療法による体重コントロールが主な治療になります。過栄養性の脂肪肝の場合、体重の7％を減らすと、肝機能の改善が見られることが多いとされています。食事療法と運動療法は、第10章と第11章を参照して下さい。

Q 6-8 肝硬変とはどのような病気ですか？

　肝硬変は、慢性進行性の肝障害の終末の状態で、不可逆的に進行性の経過をたどり、最終的には死に至るものです。

　わが国では肝硬変の患者数は約30万人と推定されており、年間約1万6000人が死亡しています。約3対1の割合で男性に多く、年齢的には40～60歳代に一つのピークがあります。

　肝硬変の原因としては、慢性の肝細胞障害をきたすすべての疾患が挙げられます。わが国では、ウイルス性肝炎が慢性化したのち肝硬変に移行したものが多いのですが、アルコール性肝障害、自己免疫疾患、薬剤性肝障害より肝硬変に至るものもあります。また、近年、非アルコール性脂肪性肝疾患から進展した肝硬変も問題になっています。

　肝硬変は、一般的には全身倦怠感、疲れやすさなどの漠然とした症状で始まり、食欲不振、腹満感、微熱、腹痛などを訴えることもあります。このような軽度の自覚症状しかない時期を代償期と呼びます。

　肝硬変になると、皮膚がメラニン色素増生のため黒っぽくなり、毛細血管（首、胸など）がクモ状に拡張し（くも状血管腫）、手のひらのふくらんだ部分が赤く（手掌紅斑）なったりするようになります（表C）。くも状血管腫は、上半身とくに首、前胸部、肩などに認められます。また、乳房が肥大する女性化乳房、睾丸の萎縮なども見られます。診断には、血液検査や腹部超音波（エコー）検査などによる肝機能チェックのほか、肝生検を行います。肝生検とは、肝臓の一部を針でとって細胞を調べるもので、肝硬変の検査には欠かせない検査です。

表C　肝硬変の症状

1．肝細胞の働きの低下による症状
　　タンパク質合成の低下
　　　アルブミン産生の低下　　　；腹水、胸水、浮腫
　　　プロトロンビン産生の低下；出血傾向
　　　コレステロール産生の低下；低コレステロール血症
　　分解・解毒能の低下
　　　黄疸、くも状血管腫、手掌紅斑、皮膚の暗褐色化、
　　　女性化乳房、睾丸萎縮、肝性昏睡
2．門脈圧亢進による症状
　　側副血行路の発達
　　　胃・食道静脈瘤形成；消化管出血
　　　腹壁の静脈の怒張
　　　肝性昏睡
　　脾機能亢進
　　　血小板減少、白血球減少
　　腹水形成

　肝硬変が進行すると、非代償期という肝機能の障害の強い時期になります。非代償期になると、次のような症状が出現してきます。

①黄疸：通常軽度の黄疸を示しますが、末期には高度の黄疸が出現します。
②門脈圧亢進による症状：門脈とは腸管や脾臓などと肝臓を結び、吸収された栄養などを肝臓に運ぶ重要な血管です。肝硬変になると、門脈圧が上昇することにより血液が肝臓を通過できず、門脈と下大静脈を結ぶ血行路が発達し、とくに門脈と胃の静脈、食道の静脈を経由する血行路によって食道静脈瘤が形成され、これが破れると大量の吐血、下血をきたします。また、門脈とヘソの静脈の経路の発達により、腹壁の静脈の怒張が出現します。さらに脾臓が張れ、脾臓の働きが亢進して赤血球や血小板が減少して出血しやすくなります。
③浮腫（むくみ）、腹水：血液中のタンパク質が低下することによって浮腫、さらには腹水がたまって腹部が膨満し「カエル腹」という状

態になります。

④消化管出血：食道静脈瘤の破裂のほかに、胃・十二指腸潰瘍を合併し、そこからの大量出血が起こりやすくなります。

⑤肝性昏睡：消化管出血、利尿薬投与などによる急激な腹水の減少などが引き金となって意識障害（肝性昏睡）に陥ります。また、肝不全の症状の一つとしても昏睡になります。昏睡に至る前駆症状として睡眠の昼夜逆転、多幸状態、無欲状態などの感情、性格の変化、不髄意運動の羽ばたき振戦などがみられます。

⑥合併症：肝硬変の末期になると、感染症、腎不全なども合併しやすくなります。さらに、肝硬変には肝癌が合併しやすく、これが命とりになることが少なくありません。

　最後に、肝硬変で緊急事態となるのは、消化管出血、肝性昏睡です。これらは高度かつ専門的治療が必要となります。すみやかに医療機関へ搬送する必要があります。

Q 6-9　肝臓病の治療法にはどのようなものがありますか？

　職場の検診や市民検診で肝機能の血液検査が広く行われ、その際に肝臓病あるいはその疑いと指摘される人が増えてきています。しかしその原因はさまざまで、肝炎ウイルスの感染、栄養過多や運動不足による脂肪肝、アルコール、薬剤性のほか、特殊な原因もあり、それぞれ適切な方法をとる必要があります（表D）。

　肝炎ウイルスによる肝臓病の場合はウイルスへの対策が必要で、従来は、抗ウイルス作用と免疫賦括作用を持つインターフェロンが使用されてきました。最近は、慢性C型肝炎に対しては、内服の抗ウイルス剤（直接作用型抗ウイルス剤）のみで、ほとんどの例に持続的ウイルス消失が得られるようになってきています。また、慢性B型肝炎に関しても、血中のウイルス消失は内服薬（核酸アナログ）のみで可能となっています。慢性B型肝炎の場合、C型肝炎と異なり、内服薬の治療を中止すると再燃する例が多いのですが、免疫賦活作用のあるペグインターフェロン製剤と内服薬の核酸アナログを併用することにより、最終的に抗ウイルス療法を中止後も慢性B型肝炎の再燃が生じにくいような治療の工夫もされています。ウイルス性による慢性の肝臓病は肝癌になる危険が高く、専門医に相談し積極的に治療を受けることをお勧めします。

　一方、ウイルス性の肝障害で、合併症などにより抗ウイルス療法の適応にならない場合やそれらが有効でない場合は、肝障害を軽減する目的で注射（強力ネオミノファーゲンC）、内服薬（ウルソや小柴胡湯）などが使われます。これらはウイルス以外の肝障害にも有効でしばしば使用されます。

　そのほかに、栄養過多や運動不足による脂肪肝の場合には、ダイ

表D　主な慢性肝疾患の治療

病名	治療の目標	代表的な治療方法	備考
慢性B型肝炎	B型肝炎ウイルスの沈静化と炎症の改善、肝硬変への進展と発癌予防	・核酸アナログ（ラミブジン、アデフォビル、エンテカビル、テノフォビル） ・ペグインターフェロン製剤 ・核酸アナログとペグインターフェロン製剤の併用	観察のみで沈静化する場合もある。 ウイルス量が減少しても肝炎が持続する場合もある。 肝炎が安定していても発癌することもある。
慢性C型肝炎	C型肝炎ウイルスの根絶・沈静化と炎症の改善、肝硬変への進展と発癌予防	・直接作用型抗ウイルス剤（ダクラタスビル＋アスナプレビル、レジパスビル/ソホスブビル、オムビタスビル/パリタプレビル/リトナビル、ソホスブビル＋リバビリン） ・ペグインターフェロン製剤＋リバビリン	進行した肝硬変以外では大部分の症例で持続的ウイルス消失が達成できる。腎障害、肝障害、心電図異常などの合併症の有無により、治療適応や治療法を選択する。併用禁忌薬に注意が必要。 進行した肝炎・肝硬変では肝炎治療後も発癌に注意。
非アルコール性脂肪性肝疾患	肝脂肪の減少と肝障害の沈静化	・食事療法・運動療法 ・糖尿病の治療 ・ビタミンE製剤 ・瀉血など	一部に脂肪肝から肝硬変まで至る場合もある。 肥満その他の生活習慣病に伴って生じる場合が多い。
アルコール性肝障害	肝障害の沈静化・肝硬変の阻止	・アルコール制限	
薬剤性肝障害	重症化の予防・肝障害の沈静化	・疑われる薬の中止	肝障害が軽く、薬を使うメリットが肝障害を上回る場合は継続するほうがよいこともある。薬の継続については医師に相談すること。
自己免疫性肝炎	肝障害の沈静化・肝硬変の阻止	・ステロイドホルモン ・免疫抑制剤 ・ウルソデオキシコール酸（ウルソ）	ステロイド・免疫抑制剤の減量には注意が必要。減量は自己判断で行わないこと。
原発性胆汁性肝硬変	肝障害の沈静化・肝硬変の阻止	・ウルソデオキシコール酸（ウルソ）	早期に適切な治療を受ければ肝硬変には至らない場合もある。脂質異常症の薬が有効な場合がある。

エットや適度の運動が必要であり、また肥満症や糖尿病を伴うときにはその治療も合わせて必要となります。特に、糖尿病などに伴う生活習慣病からくる肝疾患（非アルコール性脂肪性肝疾患）では、糖尿病に対する治療が肝臓の機能改善にも有効であることがわかっています。一方、特殊な免疫異常による肝障害ではステロイドホルモンなどが有効なものもあります。

　肝臓病の治療は、その原因を確かめ、それに見合った治療をすることが大切です。しかし肝臓病の大部分は症状がなく、あるいは症状があっても軽いため自分では気がつかないことが多いという特徴があります。肝臓病治療の第一歩は、定期的に血液検査を行い、適切な医療が受けられる医療機関を受診し、その指示を守ることです。

　原因不明の肝障害では、肝炎の沈静化を目的に強力ネオミノファーゲンC、ウルソなどの投与がなされます。

Q 6-10 最新の肝癌治療、未来の夢の治療について教えてください。

　肝癌の治療は大きく分けて内科的な方法と外科手術の 2 種類があり、癌の大きさ、個数、転移の有無や肝臓の働きによって治療法が選ばれます。肝癌の進行程度によって、同じ患者さんでも内科的な方法で治療した方がよい場合もあれば、外科手術の方がよい場合もあります。

　内科的方法には、肝癌に行く動脈にカテーテルという細い管を挿入し、癌に栄養分を送っている血管から抗癌剤を注入したり、その血管を詰めて兵糧攻めにする経カテーテル肝動脈塞栓術や、超音波診断装置で肝癌を見ながら、その部分に電極を刺して病変部を焼くラジオ波焼灼術（RFA）が一般的です。

　肝動脈塞栓術は局所的には腫瘍細胞が残存する可能性があるため、手術、RFA で病変すべてを効率よく治療することが困難な場合、肝機能が比較的保たれている場合に腫瘍の範囲や病変数を考慮して行います。被膜や隔壁の存在にあまり左右されず、一定の効果を確実に上げることが可能です（図 D）。

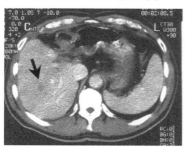
治療前

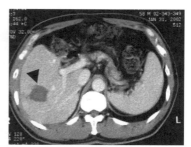
治療後

治療前の小肝癌（矢印）は治療後に壊死部（矢頭）に変化している。

図D　肝癌に対するRFA治療

またこのほかには、癌にいく血管に管を留置して埋め込み、抗癌剤を血管造影なしに通院で注入できる方法（抗癌剤動注化学療法）や放射線療法などがあり、これらの組み合わせで治療にあたります。また肝外転移のある癌、肝動脈塞栓術のできない癌や有効性に乏しい癌では、分子標的療薬であるソラフェニブが使われます。さらに現時点ではまだ使用できませんが、治癒切除不能な結腸・直腸癌や消化管間質腫瘍に使われている分子標的薬のレゴラフェニブが肝癌にも有効であることがわかってきています。

　一方、外科手術を用いた方法は肝癌を肉眼的に除去できるという利点があり、肝移植も行われています。さらに腹腔鏡を使った肝癌の手術も進歩しており、入院期間の短縮も可能になっています。

　現在、上記のように肝癌を制御する方法は以前と比べると格段に進歩しています。さらに、進行肝癌において、特筆すべき新規治療として、癌細胞に対する免疫反応のブレーキを抑え、自己の免疫反応を利用して癌を攻撃する免疫チェックポイント阻害剤の臨床試験が行われています。免疫チェックポイント阻害剤は、現在は悪性黒色種や肺癌で使用されますが、肝癌での有効性が検証されており、分子標的療法や他の免疫療法との組み合わせにより、より有効性の高い治療法として確立されるかもしれません。そうなれば、肝外転移を伴うような進行肝癌の制御も可能な時代がくる可能性があります。

　一方、肝癌で命を落とす人が多い最大の原因は、一つの癌が完全に治療できても、肝臓のほかの部位に新しい癌ができてしまうこと、すなわち慢性のウイルス性肝障害の特殊な性質によるところが大きいと思われます。したがって、癌細胞の増殖の制御とともに、慢性肝炎や肝硬変の治療も必要となってきます。

　日本では毎年 3 万人以上が肝癌で亡くなっています。特に最近増えつつある非アルコール性脂肪性肝疾患では、無自覚のため肝臓外来を受診する機会がなく、大きな癌が見つかる場合が多いのです。また

ウイルス性肝炎の治癒後も、肝癌になるリスクは残っており、特に飲酒や生活習慣病のある人は注意が必要です。検診で肝臓が悪いと指摘されたら必ず精密検査を受けてください。また幸いに癌がなかったら、将来、肝癌にならないために肝臓病を治し、また生活習慣を是正しましょう。

第 7 章

認 知 症

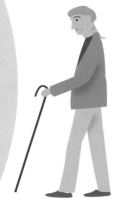

Q 7-1　認知症とはどのような病気でしょうか？アルツハイマー病と同じですか？

　認知症は、同様の症状を呈する症候群の名称です。一方、アルツハイマー病は病名です。認知症の症状を呈する原因のひとつがアルツハイマー病という関係になります。高齢者にみられる認知症の約7割はアルツハイマー病が原因とされています。

　認知症は専門的には「正常に発達した高次脳機能が器質性異常のために持続的に障害されることにより、社会生活や日常生活に支障をきたす症候」といえます。少し解説しますと、以下のようになります。
（1）正常な脳に成長する前に知的機能が損なわれるのは、精神発達遅延といわれ、認知症とは区別されます。
（2）高次脳機能とは、人間で特によく発達したと考えられる脳機能で、記憶・認知・判断・思考などを指します。これは、運動や感覚など他の哺乳類でも高い能力が備わる基本的な脳機能とは対照的な機能です。
（3）器質性異常とは、細胞の死滅などによる脳の形態の異常を伴って認められる機能障害で、意識障害などによる一時的な症状は含まれません。

　脳という臓器の大きな特徴のひとつは、部位によって機能が特化していることです。肺や肝臓などとは異なり、例えば大脳皮質には右手を動かすときに働く部位、鼻の感覚すなわち嗅覚を受ける部位など細かな機能に対応した部位が地図のように分布して、脳の各部位がそれぞれ機能を分担しています。認知症では、記憶や思考などに関わる比較的広い大脳の領域に徐々に機能障害が進むことになります。また、脳のもう一つの特徴は、再生能力がきわめて低いことです。従って、障害を受けて神経細胞が死滅すると、その後に仮に障害を取り除くこ

とができたとしても、残った神経細胞が増殖して元通りに回復することは望めません。

　このような認知症の症状を呈するにいたる病気にはさまざまなものがあります。表Ａに代表的なものを挙げますが、多くの病気や中毒などが原因となることが知られています。

　そのなかで、神経変性疾患にはアルツハイマー病やレビー小体型認知症、前頭側頭葉変性症などが含まれ、アルツハイマー病は最も頻度の高い原因です。変性疾患とは、そもそも原因や病態に不明な点が多いことを特徴として名付けられた一群です。レビー小体型では、小動物の幻視をみることと手の震えや動作の緩慢なことなど、前頭側頭葉変性症では同じ動きを長時間繰り返すこと、清潔不潔の区別がつかないこと、性格が大きく変わることなどのそれぞれに特徴的な症状を伴う傾向が知られています。

　次に多いのは、脳の血管障害によるもので、脳梗塞や脳出血など脳血管の異常により血流不全や浮腫などが起るために脳機能が障害される一群です。この群では、呂律が回らないこと、よちよち歩きになること、小さなきっかけで突発的に泣いたり笑ったりする（感情失禁）などの症状を伴うことがあります。

　これら認知症の中核をなす症状には、記憶の障害の他、自分が今どこに居るのか、今がいつなのかが分からなくなる失見当識、特定の言語機能が障害される失語、麻痺がないのに一連の動作が上手く出来なくなる失行、ある知覚によるある種の対象の認識が障害される失認（例えば知人の顔を見ても誰か分からないが、声を聞くと分かる相貌失認）などがあります。その他、認知症に伴う行動や心理の異常とされるものには、幻覚・妄想・不安・うつ・興奮・徘徊・異常な性行動・食や睡眠の異常などが含まれます。

　ちなみに、ヒト以外の哺乳類でも認知症に相当する病気があるのでしょうか。ペット犬が年老いるとトイレの場所を忘れたり、"お手"

第7章　認知症

ができなくなったりするのを経験された方は多いでしょう。サルやクマなどでは、高齢になると脳の中にアルツハイマー病と似た病変ができます。しかし、その程度は軽く、認知症に相当する病気があることは知られていません。上記のように、障害される脳機能がヒトで特に発達したと考えられる記憶・認知・判断・思考などであることと関係するのかも知れません。あるいは、そもそも野生動物では社会生活や日常生活に支障をきたすということが個体死を意味してしまうからかも知れません。

表A　認知症の原因になる病気

変性疾患
1．アルツハイマー病
2．前頭側頭葉変性症
3．レビー小体型認知症
4．パーキンソン病
5．進行性核上性麻痺
6．大脳皮質基底核変性症
7．多系統変性症

血管障害
1．脳梗塞
2．脳出血
3．くも膜下出血
4．脳動静脈奇形
5．もやもや病
6．慢性硬膜下血腫
7．静脈洞血栓症

脳腫瘍
正常圧水頭症
頭部外傷
無酸素脳症あるいは低酸素脳症
感染症
1．急性ウイルス性脳炎後（単純ヘルペス、日本脳炎など）
2．HIV 感染症
3．プリオン病
4．亜急性硬化症全脳炎・亜急性風疹全脳炎
5．進行麻痺（神経梅毒）
6．急性化膿性髄膜炎後
7．亜急性・慢性髄膜炎
8．脳寄生虫

臓器機能関連疾患
1．腎不全
2．肝不全
3．慢性心不全
4．慢性呼吸不全

内分泌異常
1．甲状腺機能低下症
2．下垂体機能低下症
3．副腎皮質機能低下症
4．副甲状腺機能亢進または低下症
5．低血糖

中毒・代謝異常
1．慢性アルコール中毒
2．一酸化炭素中毒
3．ビタミンB_{12}、葉酸欠乏
4．薬物中毒
　a）抗癌剤
　b）向精神薬
　c）抗痙攣薬
5．金属中毒（水銀、マンガン、鉛など）

脱髄・自己免疫性疾患
1．多発性硬化症
2．急性散在性脳脊髄炎

蓄積症
1．遅発型スフィンゴリピドーシス
2．副腎白質ジストロフィー
3．糖原病

認知症の初期症状はどうなるのでしょうか？ MCIとはなんですか？

　認知症のなかで最も頻度の高いアルツハイマー病では、症状がゆっくりと出現し進行しますので、初期症状は加齢による変化との区別が難しいことが少なくありません。多くは、話の内容や出来事などを忘れる、同じことを何度も言ったり訊いたりする、水道の出しっ放しやスイッチの切り忘れをするなど、記憶障害による物忘れ症状で始まります。記憶障害には種々のタイプがありますが、アルツハイマー病では記憶を脳に定着させる過程に問題が生じるのが特徴で、そのため新しい事柄を記憶するのが難しくなります。一方で、一度定着した昔の記憶は病気が進むまで障害されません。その他には、元々もっていた興味や関心を示さなくなる、服装など身の回りがだらしなくなる、怒りっぽくなる、疑い深くなるなどの変化が初期症状になることもあります。

　家庭環境や生活環境、就業しているかなど社会との関わりが最初に気付かれる症状に大きく関係します。仕事上の間違いや失念は周囲にすぐに気付かれる一方、ほとんど自宅で過ごす老人の場合は同居する家族も何か特別な出来事がなければそれと気付かないこともあり、後になって振り返ってみれば数年前から少しずつ進んでいたことが分かったりします。また、老夫婦家庭や独居老人が増えていることから、単なる物忘れだけの段階では見過ごされがちな傾向があります。料金未払いや車の事故など何かのトラブルになる、あるいは久しぶりに訪ねてみると家の中の様子が乱雑になっている、仕舞った場所を忘れてしまい誰かに盗られたと思い込む物盗られ妄想で騒ぎ出すなどにより、初めて別居家族が気付くこともよくあります。

　また、以前は医師の間でも、本人が物忘れに自覚があれば認知症で

はないと考える傾向がありましたが、最近の詳しい調査からは必ずしもそうとは言えないことが指摘されています。

MCIとは、軽度認知機能障害（mild cognitive impairment）の略で、認知症の基準には達していないものの、ごく軽度に認知機能が低下している状態のことです。これも症状名なので、さまざまな病気や環境要因が原因となる可能性があります。また、認知機能には個人差がありますから、あくまで個々人で健康だったときの状態と比較することが肝要です。

認知症の治療は、可能な限り早期から始めることが重要だとの認識が医師や研究者の間で強調されるようになって以来、MCIはとくに注目を集めるようになりました。つまり、MCIの段階にある人のなかで、治療を開始する必要がある人とない人をいかに的確に見分けるかが今後ひとつの鍵を握ることになるからです。

厚生労働省調査では、2012年時点で65歳以上の高齢者のうち約400万人のMCIが推定されると報告されています。米国での15年以上にわたる詳しい調査によると、MCIのなかで1年間当たり約12％の人が認知症になるとされ、一方でMCIであっても10％の人は15年後にも認知症にならなかったとされています。

Q 7-3 認知症は年々増加しているのですか？ 男女差についても教えてください。

わが国の認知症患者数は、2012年の調査で約462万人、65才以上の高齢者の約15％に当たると推計されています（厚生労働省認知症対策総合研究事業）。MCIも合わせると3人に1人くらいの割合になります。認知症の原因の主なものは、アルツハイマー病（約70％）と血管性認知症（約20％）であり、他にはレビー小体型（4％）などが挙げられます。福岡県久山町では、世代構成が全国平均とほぼ同じとされ、1985年以来医学的な疫学調査が続けられてきました。この調査によると、アルツハイマー病と診断された65才以上の人の割合は、1992年から1997年の調査では11.9％（男性4.3％、女性20.0％）でしたが、2012年から2014年では33.1％（男性30.3％、女性36.1％）と倍以上に増加し、これは高齢化を考慮しても大幅に増加していることを示しています。

今後も高齢化の進行に伴い、介護を要する認知症患者の数は増加すると想定されています。図Aに示すように、各年齢層において認知症を患う人の割合が今後も現在と同じと仮定した場合、2025年に600

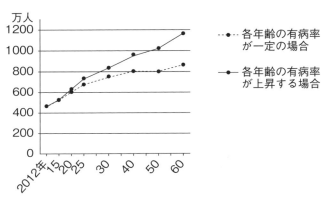

図A　認知症患者の将来推計グラフ

万人以上、この割合が今後高くなると仮定した場合は700万人超になると推定され、さらに2040年には約800〜1,000万人、2060年には約850〜1,200万人となると予測されています（厚生労働省研究班）。認知症の予防法や診断法、根本的な治療法の確立や介護福祉サービスなど社会的な介護体制の拡充が急務であることは明らかです。

　しかし、一方で明るいニュースもあります。2013年のイギリスからの報告によると、高齢者に占める認知症の割合が過去20年で減少したとされます。高齢者約7,500人を対象に行われた調査において1990年代初めにはこの割合が8.3％だったのに対し、2011年には6.5％まで減少したと報告されています。（ちなみに、久山町のデータとは大きく異なりますが、これは認知症と診断する基準の違いなどによると考えられます。）患者数に換算すると当初予想されていた数の約3/4に相当するそうです。イギリスでも平均寿命は20年間で約3年延びており高齢化も進んでいることから、認知症は年々増えると思われていました。ところがそれに反して減少した背景には、2007年から国家戦略として「心臓に良いことは脳にも効く」"What's good for your heart is good for your head"というスローガンのもと認知症の対策に取り組んできたことが挙げられています。とくに、食生活や運動、禁煙への関心を高め、心血管疾患や脳卒中、糖尿病などの生活習慣病を減らす予防対策を進めたことが認知症にも功を奏したと考えられます。オランダ、スウェーデン、デンマークなど生活習慣病に対する管理を早くから徹底しようと努めている国々でも、認知症になる割合が減少に転じたと報告されてきています。

　また、このイギリスでの調査でも、女性の約7.7％が認知症であるのに対し男性では4.9％という結果であったように、一般に女性の方が認知症になりやすい傾向があります。女性ホルモンとの関連などが調べられましたが、現在まで、この男女差に関しては明確な理由は分かっていません。

アルツハイマー病では脳に何が起こっているのですか？ うつる（感染する）可能性はあるのですか？

　アルツハイマー病は進行すると悲惨な認知症をきたしますが、脳のなかでは何が原因になり何が起こっているのでしょうか。大まかなところが現在までに明らかにされています。研究者の間で最も受け入れられている仮説は以下のとおりです。原因については遺伝的要因を含めて様々あるものの、それらによってもたらされる共通の異常は、脳のなかにアミロイドβ（ベータ）と呼ばれるペプチドが蓄積することです。ペプチドとは、アミノ酸が数珠のように連なって出来るタンパク質の断片のようなものです。健康な状態でもアミロイドβは脳の神経細胞が絶えず作り続けていますが、作るのと同じ量が壊されたり脳の外に運び出されたりするので、脳に溜まることはありません。しかし、アルツハイマー病では何かを契機に、アミロイドβが塊を作り脳に蓄積していきます。この塊は、老人斑とよばれる直径数10から数100μmほどの斑状の異常構造として顕微鏡で観察されます。この変化に引き続き、神経細胞のなかにはタングル（英語で糸のからまりという意味）とよばれる異常な構造が現れてきます。タングルはタウとよばれるタンパク質が異常な塊をつくったものと考えられています。これらの変化は、10年から20年といった長い期間のうちに徐々に進みますが、それとともに神経細胞は正常な機能を失い、最終的には死滅して数が減ります。このような変化が総合された結果、認知症という症状が現れてくると考えられています。

　少し専門的に説明すると、上の仮説ではアミロイドβが最も重要な鍵を握るとされますが、すべてのアミロイドβが悪いわけではないことも知られています。アミロイドβにはアミノ酸数が40と42のものがあります。通常、40のものが約90％を占めます。アルツハイマー病の

原因になるのは42のタイプなのです。40のタイプはむしろ42のタイプの悪い効果を和らげる方向に働きます。つまり、42タイプは悪玉、40タイプは善玉ということになります。アミロイドβはアミロイド前駆体タンパク質が切断されて作られることから、その切断点がアミノ酸2個分ずれると42のタイプができてしまいます（図B）。少なくとも一部のアルツハイマー病はこのごく僅かな「ずれ」が原因になっていることが分かっています。この切断をするのはγ（ガンマ）セクレターゼとよばれる酵素です。Q7-9のようにアミロイドβやγセクレターゼが新しい治療法開発の標的とされているのは、このような知見によります。

　この病気は、病原生物（細菌やウィルス）によって感染するということはありません。しかし、狂牛病に似たメカニズムがはたらくことも実験的には指摘されています。狂牛病では健常な脳にあるプリオンといわれるタンパク質が異常型に変化して病気を引き起こします。異常型が正常型とどう違うのかという詳細は分かっていませんが、この異常型プリオンは正常型と接合することにより、正常型を異常型に変えてしまうとされています。異常型に変えられたプリオンがまた他の正常型と接合して……というように繰り返されてねずみ算式に脳の中で異常型が増えて病気を引き起こすと考えられているのです（図C）。その元になる異常型は食用の牛肉から体内に取り込まれる可能性が考えられました。アルツハイマー病でも、アミロイドβがプリオンと同じように異常型となり、脳内に増える可能性が報告されています。つまり、実験の上ではうつる（この場合、伝搬といわれます）可能性が否定できないということになります。しかし、人の間で実際にそれを疑わせるような事例は知られていません。アミロイドβの場合、脳の中で増える速度が遅いため問題にならないのかも知れません。いずれにしろ、実生活のなかでは心配する必要はありません。

γセクレターゼ

| DAEFRHDSGYEVHHQKLVFFAEDVGSNKGAIIGLMVGGVV | IAIGTVIV |

アミロイドβ(40)

| DAEFRHDSGYEVHHQKLVFFAEDVGSNKGAIIGLMVGGVVIA | IGTVIV |

アミロイドβ(42)

図B　アミロドβペプチド
アミロイドβはアミノ酸（アルファベットの一文字で示す）の繋がったペプチドであり、40アミノ酸ないし42アミノ酸からできています。これらは、それぞれ善玉と悪玉ですが、この違いはγセクレターゼとよばれる切断酵素の働く部位がわずか2アミノ酸だけ異なることによります。

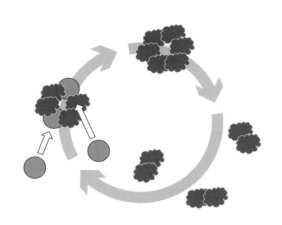

●：正常型プリオン　　🟤：異常型プリオン

図C　異常型プリオンの増殖
異常型のプリオンは接合して塊をつくりやすい傾向がありますが、その一部に正常型のプリオンが接合すると異常型に変化します。このサイクルが回ることでねずみ算式に異常型が増えます。

Q 7-5 アルツハイマー病の原因遺伝子と発症関連遺伝子はどの程度解っているのでしょうか？

アルツハイマー病は、大きく家族性と孤発性に分けられます。家族性はメンデル形式の遺伝による家系で常染色体優性遺伝（子孫のうち1/2に遺伝する形式）により発病しますが、アルツハイマー病全体の1〜2％を占めるとされています。大半を占める孤発性は、既知の遺伝形式によらない病型です。しかし、孤発性についても、どのくらい遺伝的に発症が決まるかの指標である遺伝率は、60〜80％と算定されています。この遺伝率は一卵性双生児の調査に基づいて計算されます。一卵性の双子は、原則として同じ遺伝子をもちますので、その一人がアルツハイマー病を発症したとき、もう一人がアルツハイマー病を発症する確率が、血縁のない他人と比較してどのくらい高いかによって算出されます。つまり、アルツハイマー病になるか否かを決める要因の60〜80％が遺伝によると解釈できます。逆に言うと、少なくとも20〜40％は生活習慣などによって予防できるということかも知れません。

家族性アルツハイマー病の原因遺伝子には、アミロイド前駆体タンパク質、プレセニリン1、プレセニリン2が知られています。これまでの研究から、すべてがアミロイドβペプチド（Q7-4参照）の産生に関わる遺伝子であることが明らかになりました。この発見から、アルツハイマー病の原因がアミロイドβの異常であることが判明したのです。これら遺伝子異常のうちのほとんどが遺伝暗号の一文字（一塩基）の間違い（変異）によるものであることが知られています。

一方、孤発性患者の遺伝的要因となるのは遺伝子の多型です。高血圧などの項目にもある一塩基置換多型がアルツハイマー病への罹りやすさに影響を与えています。発症に関連する遺伝子は、現在まで20種

以上が知られています。罹りやすくなる多型と罹り難くなる多型があり、それぞれの影響の大きさも異なります。最も影響力の大きいのは、アポリポタンパク質Eの遺伝子（*ApoE*）とされています。多型によって、*ApoE* には ε（イプシロン）2、ε3、ε4の3タイプがありますが、ε2をもつ人は罹り難く、ε4をもつ人は罹りやすくなります。我々は *ApoE* 遺伝子を一対もっていますから、ε4を2つもつ場合が最も罹りやすいことなります。

　最近になり、アミロイド前駆体タンパク質の遺伝子（*APP*）にアルツハイマー病に罹り難くなる多型が発見されました。この多型をもつ人では、脳のアミロイドβの産生が少なく、加齢とともに観察される認知機能の低下が軽いことが知られています。このことは、アルツハイマー病の本格的な治療法が開発され、脳のアミロイドβを減らすことができれば、多くの人が経験する加齢に伴う認知機能の低下が予防できることを期待させます。

　なお、これらの遺伝子に関しては、現時点ですべてが分かっているわけではありませんので、遺伝子検査を受けてもそれぞれの人がどのくらいアルツハイマー病に罹りやすいかを正確に予測することはできません。また、このような遺伝要因は、環境要因によって影響を受ける可能性もあることに加え、将来の治療法による効果が十分に期待できるのです。遺伝的要因だからなす術がないということではありません。

Q 7-6 認知症はどのように診断されますか？早く診断されると治るのですか？

　認知症についての診断は、問診や診察に加えて複数の検査を総合することにより下されます。まず、認知症であるか否かは、主に病歴聴取と神経心理検査によります。次に、認知症の原因を調べるために、身体的所見の診察、血液検査、頭部画像検査、脳脊髄液検査などが必要に応じて行われています。確定的な診断には脳を直接調べることが必要になりますが、当然ながらそれを生前に行うことはできません。

　神経心理検査は検査者と対面しながら、主に質問形式で行われます。わが国でよく用いられるスクリーニングテストは長谷川式といわれ、年月日や自分の居る場所が分かっているか、簡単な暗算はできるか、その場で3つ程度の単語が憶えられるかなどがテストされます。30点満点で採点され、20点以下だと認知症が強く疑われます。他にも、より詳細な検査や特定の脳機能をみる検査など多くの種類があります。

　画像検査にはいくつか種類があり、日進月歩です。断層画像であるCT（X線を用いた撮像）やMRI（磁場を用いた撮像）は脳の形態を見る検査で、脳梗塞や脳出血の有無や部位、脳萎縮の分布や程度、その他の病変の検出に特に有用です。海馬の萎縮はアルツハイマー病の比較的早期から注目されます。脳内の血液循環やブドウ糖の代謝は神経細胞の働き具合を反映しますが、これらを画像として評価するSPECTやPET（ともに少量の放射性同位元素を用いた撮像）なども一部の病院では使われます。加えて最近では、脳に沈着したアミロイドβを検出するPETも開発され実用化されつつあります。また、レビー小体型認知症に対してはMIBG心筋シンチグラフィーによる診断精度が高いことが知られてきました。これはMIBGという化学物

質の性質を利用して、心臓に分布する交感神経の障害を調べる検査です。

　脳脊髄液（髄液）は脳の周囲を循環する液であり、脳からの代謝産物が多く含まれています。アルツハイマー病の病態に関連するアミロイドβやタウタンパク質は髄液を調べると早期から特有の変化を検出できることが知られています。しかし、この検査のためには、背中から腰椎（腰骨の隙間）に注射針を刺す必要があり、検査後に頭痛が出る人もあることなどから、他の検査に比べると一般的ではありません。

　血液検査から認知症に直接関係して得られる情報は限られています。ただ、臓器機能やホルモンなどに原因がある可能性を診断するには有効です。また、遺伝子検査を希望する場合は通常血液が使われます。

　現時点では、大部分の認知症は早期に発見されても根本的に治癒させることはできません。しかし、薬物療法や認知療法によって症状の緩和および進行抑制が期待できるため、認知症の早期診断には意義があると考えられます。アルツハイマー病およびレビー小体型認知症の治療薬として用いられているドネペジル（商品名：アリセプト、ドネペジル）は神経伝達物質であるアセチルコリンが分解されるのを阻害することにより神経細胞の働きを助ける薬剤であり、一時的であれ認知機能の改善が期待できるとともに、認知症の進行を遅らせる効果も認められています。しかし、他の現在使用できる薬剤と同様に認知症を治癒させることはできず、満足というにはほど遠い効果と言わざるを得ません。このため、認知症に対する新薬の研究・開発は世界中で行われています（Q7-9参照）。

Q 7-7 認知症と高血圧や糖尿病などの生活習慣病との関連はどうですか？

　高血圧や糖尿病は脳卒中（脳梗塞や脳出血）の危険因子としてよく知られていることから、それらによって引き起こされる血管性認知症の発症リスクを上げることは確かです。

　しかし、それに留まらずアルツハイマー病との関係も指摘されています。中年期の高血圧がアルツハイマー病の危険因子であることが疫学調査から示されています。スウェーデンやハワイでの調査では、中年期に高血圧であることが、後にアルツハイマー病になる危険性を1.5～2倍に増加させると報告されています。降圧剤を服用することで、その危険性を下げる効果があるかの検討もされていますが、今のところ明確ではありません。そもそもアミロイドβが脳内で血管を傷害すると考えられていることもあり、脳血管性認知症とアルツハイマー病はしばしば混在し、ときにそれらの境界が明確ではなくなることもあります。高血圧と認知症の関連から治療を試みる研究も多く行われており、モデル動物を用いた基礎研究では血管機能の回復が認知機能の改善に有効であることが示されています。しかし、高齢者にとっては過度な血圧低下が逆に悪い作用をする可能性もあるとされています。現状では、高血圧とアルツハイマー病の関連は、疫学や基礎研究の結果に比べると、患者を対象とした前向き臨床研究からはそれほど明確な結果が得られておらず、今後の検討が期待されるところです。

　一方、糖尿病もアルツハイマー病になる危険性を上げると考えられています。高齢の糖尿病患者のMRIやPETによる画像所見からは、前頭葉のブドウ糖代謝が減少するなど、アルツハイマー病と共通した病態が認められます。持続的な高血糖状態が脳損傷を引き起こします

が、低血糖エピソードも認知症リスクを増加することが示されています。そのため適切な血糖値コントロールを維持することが重要です。疫学調査によると、2型糖尿病では、健康な人と比べて血管性認知症になる危険性が2.0〜3.4倍、アルツハイマー病になる危険性が1.2〜2.2倍になると報告されています。

　血中コレステロールに関しても種々の研究が続けられています。中年期の高コレステロール血症は後にアミロイドβが脳に蓄積する危険性を3倍にも高めるとする疫学調査があるのに加え、モデル動物や細胞レベルでは、高コレステロール血症治療薬がアミロイドβを明瞭に減らすことが示されています。しかし、高コレステロール血症治療薬の内服がアルツハイマー病予防に効果があるかを調べた前向き臨床研究では結果は一定せず、議論が続いています。また、摂取カロリーに関しては、一日平均約750kcal摂る人に比べ、約1,800kcal摂る人ではアルツハイマー病になる危険性が約1.5倍高かったとされています。

　ある推計では、全世界のアルツハイマー病患者の約3％は糖尿病、5％は高血圧、13％は運動不足が原因になっているとしています。全世界レベルでは人数にして数百万人に相当することから、これらを減らすだけでも充分に大きな意義があると考えられます。

　認知症に共通する最大の危険因子は加齢といえますが、これは数10年間の生活様式に伴う体内の変化が認知症になる危険性を高めることを示唆しています。そのため、40歳代以降の中年期から生活習慣病の危険性を下げる食生活や運動を心掛けることや高血圧や糖尿病の治療を疎かにしないことは、認知症の危険性軽減にもつながると考えられています。

Q 7-8 認知症予防に効果が期待できる生活習慣(運動、食生活、趣味など)はありますか?

多くの調査研究から様々な指摘がなされています。まず、有酸素運動を行うことは認知症予防と密接な関係があります。運動習慣として日に0.4km以下しか歩かない人は、3.2km以上歩く人に比べ、5年後までに認知症になる危険性が約1.8倍だったとされています。また、中年期の心肺持久力が老年期の認知症に関係すると報告されています。2万人近い人達の健康状態を調査し、その後24年間もの追跡調査を行った結果、50歳前後での心肺持久力が同世代の上位20%に当たる人は、下位20%であった人に比べ、認知症になる危険性が36%低かったのです。中年期の心肺持久力の高さは、糖尿病や高血圧症になる危険性も低下させます。

食生活との関係も研究されています。サバ、アジ、サンマ、ニシン、イワシなどは青魚と総称されますが、これらに含まれる脂肪分(不飽和脂肪酸)がとくにアルツハイマー病に対して予防効果があるとの報告がみられます。魚を食べる頻度と7年後までにアルツハイマー病を発症する危険性を調べた調査によると、全く食べない人に比べ、毎日食べる人は約1/5に、週に1回程度食べる人は約1/3に減ったとされています。

また、近年注目されるポリフェノールが認知症予防にも役立つといわれています。ポリフェノールは赤ワインやココア、コーヒーなどに多く含まれる成分です。カレーに使われるスパイスのターメリック(ウコン)に含まれるクルクミンもポリフェノールの一種とされています。カレーを多く食べているインドでは、アルツハイマー病の発症率が低いという指摘があります。また我々に身近な緑茶に含まれるカテキン(エピガロカテキンガレート)もポリフェノールです。カテキ

ンの摂取と運動の相互作用でアルツハイマー病を予防したり、進行を抑える効果があるといわれます。ただし、カテキンは82℃以上で壊れてしまうため、70〜80℃のお湯でお茶を煎れることに注意してください。しかし一方で、これらの成分について、アルツハイマー病の発症を抑える効果のために摂らなければならない量を考えると、少なくともこれらだけで予防効果を期待するのは現実的でないという指摘もあります。

　前述の久山町で1988年に検診を受診した60歳以上の高齢者を追跡調査した結果、大豆製品と豆腐、緑黄色野菜、淡色野菜、藻類、牛乳・乳製品の摂取量が多く、米の摂取量が少ないという食事パターンが認知症を低下させる可能性があることが分かりました（Q10-1参照）。この食事パターンには果物・果物ジュース、芋類、魚の摂取量が多く、酒の摂取量が少ないという傾向も見られました。このなかで、とくに牛乳・乳製品については摂取量が多いほど、認知症とくにアルツハイマー病になる危険性は低下する傾向がありました。

　次に、趣味にも効果は指摘されています。趣味活動は国や文化によって内容が異なるものの、認知症予防の可能性が報告されています。65歳以上の高齢者約6,800人を5年間にわたり追跡した調査では、観光、スポーツ、音楽、園芸などが効果のある趣味でした。男性では園芸、女性ではスポーツを行っている人で認知症発症が最も減少していました。表Bに示すような趣味をもたないと答えた人では、認知症により要介護認定に至る危険性が高い結果が得られています。

　しかし、このような調査研究で難しいのは、「○○の傾向のある人たちでは認知症になる危険性が低かった」という事実と「○○の傾向をもつことにより認知症になる危険性を低くできる」ということは必ずしも同じではないという点に留意する必要があります。現に、認知症になる危険性が明らかに低かった人たちの食事内容や生活習慣について、改めてこれを取り入れた前向き臨床研究のなかで予防効果を検

定してみると有効性が示されないこともあります。すなわち、ひとつの習慣だけで、確実に認知症を予防できると言いきれるものではないのです。ただ、上記のことを総合的に意識して生活することは無駄ではないでしょう。

表B　認知症発症を伴う要介護認定に至る危険性に関連する趣味活動や社会活動（いずれも活動をしている方が認知症になりにくい）

趣味活動	観光的活動 スポーツ的活動 音楽的活動 園芸的活動 文化的活動 創作的活動 テレビ・ラジオ視聴 投資・ギャンブル的活動
社会活動	ボランティアの会 スポーツ関係の会 趣味の会 市民運動・消費者団体 町内会・老人会 業界・同業団体

（日本認知症予防学会誌4巻1号、25-35頁、2015年より改変）

アルツハイマー病に対してどのような治療法の開発が研究されていますか？

　現在、わが国で保険適応となっている治療薬はQ7-6で説明した通り、病気を本質的に治すものではありません。根本的な治療のためには、Q7-4に書いた脳内の異常を是正することが欠かせないと考えられています。

　アルツハイマー病の病態に関する仮説が提唱された1992年以降、さまざまな治療の可能性が考案されてきました。脳のアミロイドβ量は産生と分解によって決まることから、産生を阻害することと分解を促進する方策はともに有効と予想されます。また、アミロイドβは接合して凝集体を作ることにより毒性を示すことから、アミロイドβの凝集阻害も治療戦略の一つとみなされています。

　脳アミロイドβの産生を抑える治療の代表はγセクレターゼ阻害剤です（γセクレターゼについてはQ7-4を参照して下さい）。しかし、最近の大規模な臨床治験は失敗に終わりました。十分な効果が得られないばかりか服薬した患者でむしろ認知症が悪化する傾向がみられたうえ、副作用として皮膚がんや消化管症状などがありました。これら副作用の原因は、この薬剤が細胞にとって重要なNotchとよばれるシグナル伝達を阻害するためと考えられています。

　一方、アミロイドβの分解を促進する治療法でこれまで最も本格的に進められてきたのはワクチン療法です。これは、脳に溜まったアミロイドβを免疫の力を利用して排除しようとすることから免疫療法ともよばれます。1999年にモデルマウスの実験から初めて有効性が報告され、わずか1年後には臨床治験が開始されました。迅速な治験開始は期待の大きさの反映でしたが、結果は芳しくなく、効果がなかったばかりか6％に脳髄膜炎という重篤な副作用が発生し、治験は中断を

余儀なくされました。

　この治験からは、大きな教訓もありました。治療を受けた後に亡くなった症例の病理検査では、脳のアミロイドβ沈着はほとんど消えていたのです。しかし、認知症は亡くなる前まで進行していました。つまり、認知症を発症した後にアミロイドβを取り除いても効果は期待できないことが明らかになったのでした。脳にアミロイドβが溜まり始めるのは認知症の症状が出始めるよりも20年から30年以上前です。この知見を受け、様々な改良が加えられた免疫療法によって早い時期から治療を開始することで、認知症に効果があることが示されつつあります。アルツハイマー病の多くは70歳代後半で発症することから、理想的に病気を抑え込むには50歳代から治療を始めることが必要なのかも知れません。その初期の段階で、治療の必要がある人とない人をどうすれば的確に診断できるのかという難しい問題が残されています。

　人のアイデンティティ喪失にも至る認知症においては、現時点では予防に勝る治療はありません。発症に先立つ治療（先制医療 Q0-10 参照）が不可欠であるという認識は、治療法開発のハードルを一段高めることになりました。しかし、脳のアミロイドβ蓄積を指標にする治療は、糖尿病が臓器障害になる前の無症状なうちに血糖値を指標に治療されたり、心筋梗塞や脳梗塞になる前に高血圧が治療されるのと類似すると考えられます。

　また、記憶力や判断力の低下など僅かの不調が加齢とともにみられることは誰でも経験しますが、このような病気とはいえない軽度の認知機能低下のかなりの部分がアミロイドβによる症状であることが最近になり指摘されています。脳のアミロイドβに対する治療は、これらにも有効性が期待できる点でも大きな意味をもっている可能性があり注目されます。

第 8 章

骨粗鬆症

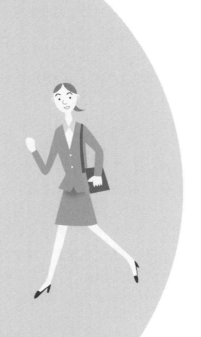

Q8-1 骨粗鬆症とはどのような病気ですか?

　体内で最も硬い組織である骨には大きく分けて三つの働きがあります。一つ目は重力に逆らって身体を支える働きです。とくに人間は起立歩行であり、脳の発達により頭部が重いことから、それを支えるために頑丈な構造を必要としています。二つ目は重要な臓器を保護する働きです。頭蓋骨は脳を、肋骨は肺や心臓を、骨盤は生殖器官などの内臓を覆う構造をとっています。また、手足の骨は「長管骨」と呼ばれる内部が空洞の構造を持ち、軽くて丈夫であるとともに、内部に血液をつくる骨髄という大切な器官を保護しています。三つ目はカルシウムの貯蔵庫としての役割です。カルシウムは生物にとって必須のミネラルで、生体内において、筋肉の収縮、血液凝固、神経の伝達、ホルモンの分泌など、生命の維持に必須の役割を果たしています。そのため血液中のカルシウム濃度は厳密なコントロールを受け、一定の値に維持されています。

　大昔、生物が海で誕生した頃、海水中には豊富にカルシウムがあり、カルシウム不足になることはありませんでした。ところが、生物が進化の過程で陸上で生活するようになると、カルシウムを確保しておくことが重要となりました。体内のカルシウムは99％が骨と歯に蓄えられています。骨に蓄えられたカルシウムは、カルシウム不足になると骨を溶かして血液中に放出され、血液中のカルシウム濃度を維持します。すると、骨は弱く、脆く、粗くなり、小さな衝撃でも折れやすくなるのです。カルシウム不足以外でもいろいろな原因で骨の強度は低下をきたし、その状態を骨粗鬆症と呼びます（図A）。

　骨粗鬆症の初期には自覚症状がないことも少なくありませんが、腰背部痛が比較的早期から出現します。椅子から立ち上がるときやベッ

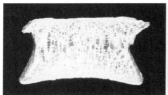 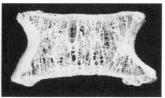

健常人　　　　　　　　骨粗鬆症患者

図A　骨粗鬆症における椎体骨の変化

ドから起き上がるときなど、体位を変換するときに腰に負担をかけると、痛みが強くなります。腰背部痛は腰椎椎間板ヘルニア、脊椎分離症、脊椎すべり症、脊柱管狭窄症などでも起こるので、これらの病気の有無をレントゲン検査などで確認する必要があります。

　骨粗鬆症により椎骨の変形をきたすと、背骨の変形が起こり、「腰が曲がった」状態になります。加齢とともに身長が低くなるのはこの椎骨の変形による背骨の変形と縮小の結果です。この背骨の変形の進行した状態を、「亀背」または「円背」と呼びます。亀背になると、背中を下にして寝るのは難しくなり、横向けで寝なければならなくなるため胃腸が圧迫され、食欲不振や胃部不快感、便秘などの胃腸障害を引き起こします。動悸、息切れなど心肺機能の低下の原因にもなります。

　骨粗鬆症になると、骨折を起こしやすくなります。なかでも骨折が多発する場所は大腿骨頸部、胸椎、腰椎、手首部です。高齢者の大腿骨頸部骨折は歩行障害を引き起こし、介護が必要な「寝たきり状態」の主要な原因の一つとなっています。わが国では骨粗鬆症患者数は約1,280万人と推定されており、人口の高齢化に伴い増加する傾向にあり、早いうちからの予防が大切です。

どうして骨粗鬆症になるのでしょうか？

　骨は丈夫で大人になると変化しないように思われがちですが、髪の毛や皮膚と同じように、身体中の骨は新陳代謝を繰り返しています。古い骨は溶かされて、そこに新しい骨がつくられる「骨のリモデリング」という現象により、つねに生まれ変わっているのです。

　骨の構造は鉄筋コンクリート建物に例えると、鉄筋にあたる骨基質（タンパク質からなるコラーゲン）に、コンクリートにあたるハイドロキシアパタイト（カルシウムの結晶）が沈着したものです。骨が古くなると、「破骨細胞」という骨を溶かす細胞が骨の表面に出現し、表面を削り、骨を壊します。これを「骨吸収」といいます。破骨細胞は骨のコラーゲンを溶かす酵素と、カルシウムの結晶を溶かす酸によって骨を壊します。

　骨吸収が進むと、今度は壊れた骨を修復する「骨芽細胞」が骨の溶かされた部分にコラーゲンを分泌し、そこにカルシウムを沈着させて「骨形成」を行います。このように、骨の吸収と形成を繰り返すことを「骨のリモデリング」と呼び、両者がバランスよく働くことによって骨はつねに強度としなやかさを維持しているのです（図B）。「骨のリモデリング」は若いときには活発に行われ、1年間に全身の骨の20～30％が新しい骨に置き換わっています。

　しかし、加齢とともにこの働きが衰え、骨吸収に対し、骨形成が追いつかなくなるために、骨が破壊されても修復しにくくなります。女性では男性よりも骨量の頂値（最大骨量）が低いこと、閉経後の数年間は骨量が急激に低下することより、男性と比べて骨粗鬆症の危険度が高くなります。女性は更年期（Q12-5参照）に、女性ホルモンの分泌が急激に少なくなるために、この時期に骨量が減少します。閉経

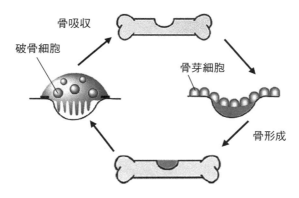

図B　骨のリモデリングの模式図

時の年齢と骨量との関係をみると、50歳以前に閉経した女性は50歳以降に閉経した女性に比べ骨量が低いことが明らかになっています。

　骨は大きく皮質骨と海綿骨の2種類に分類されます。皮質骨は主として手足の骨などの「長管骨」を構成しており、海綿骨は椎骨のような塊の骨を構成し、内部は編み目状の骨梁と呼ばれる立体構造をとっています。全身の骨はそれぞれ異なった割合で皮質骨と海綿骨が組み合わさってできています。一般に閉経や加齢に伴う骨粗鬆症では初めに海綿骨の骨量減少が生じるといわれています。したがって、骨量の低下の程度は全身の骨で一様ではなく、皮質骨が主体の骨、たとえば橈骨（手首の骨）では良好であるが、海綿骨が主体の骨、たとえば腰椎では骨量低下を認める場合があります。

骨粗鬆症にはどんな種類がありますか？

　これまで述べてきたのは主に原発性骨粗鬆症と呼ばれ、加齢に伴う一般的な骨粗鬆症についてでした。それ以外に以下に挙げる続発性骨粗鬆症と呼ばれるものがあります。これらの続発性骨粗鬆症は年齢に関係なく、若い人でも起こり、急速に進行することがあるため注意が必要です。

　続発性骨粗鬆症の原因は大きく以下の6つに分類出来ます。

①内分泌疾患による骨粗鬆症：副甲状腺機能亢進症、甲状腺機能亢進症、クッシング症候群、性腺機能低下症などが含まれます。副甲状腺機能亢進症では、過剰な副甲状腺ホルモンが骨から血液中にカルシウムを溶け出させ、尿中へのカルシウムの排泄が増加します。甲状腺機能亢進症では、骨のリモデリングが過剰に高まる結果、骨の吸収に形成が追いつかなくなり、骨密度が低下します。クッシング症候群では過剰な副腎皮質ホルモンが骨の形成を抑制し、また尿中へのカルシウムの排泄も増加します。女性ホルモン、男性ホルモンともに骨量の維持には重要で、性腺機能低下症では女性、男性ともに低骨密度となります。

②栄養障害による骨粗鬆症：胃切除後、炎症性腸疾患、吸収不良症候群、あるいは摂食障害などではカルシウム、ビタミンD、ビタミンK、ビタミンB6、ビタミンB12、葉酸など骨の量や質の維持に重要な栄養素が不足し、骨粗鬆症が起こる原因となります。

③薬物による骨粗鬆症：膠原病や様々な自己免疫疾患や喘息などに用いられるステロイド（副腎皮質ホルモン）薬は骨粗鬆症の原因となる代表的な薬剤です。乳癌や前立腺癌の治療に用いられる性ホルモン低下薬も骨粗鬆症の原因となることが知られています。他にも糖

尿病治療薬であるチアゾリジン薬は閉経後女性において骨折を増加させることが報告されています。

④不動による骨粗鬆症：何らかの疾患によって寝たきりになってしまったり、ほとんどの時間を車椅子上で過ごして立ったり歩行したりしない状況では、骨粗鬆症を来たします。

⑤先天性疾患による骨粗鬆症：骨形成不全症やマルファン症候群といった先天性疾患でも骨粗鬆症を来たします。

⑥その他：関節リウマチでは関節の炎症の起っている部位から骨を破壊する物質が分泌され、骨粗鬆症をおこします。また痛みや関節の変形のために運動も制限されるため、さらに骨がもろくなります。最近、生活習慣病である糖尿病や慢性腎臓病でも骨粗鬆症になることが分かってきました。これらの疾患では骨密度が比較的維持されていても、骨の質が悪くなるため骨折しやすくなることが特徴です。多発性骨髄腫という血液の疾患でも骨が破壊され骨粗鬆症を起こします。

骨粗鬆症の環境因子・遺伝因子は何ですか？

環境因子で最も大切なのは運動と食事です。

運動に関しては最近、スペースシャトルの宇宙飛行士の骨を調べた興味深い報告がなされました。宇宙は無重力状態であり、骨量を保つのに必要な重力がかからないため数週間の宇宙旅行の間にかなり骨が減ってしまうというのです。このことから運動がいかに骨を丈夫にするために大切であるかがわかります。ここでいう運動とは、歩いたり、立ったり、座ったり、といった日常の労作のことです。日常の労作のなかで、骨には重力と筋肉の収縮による負荷がかかり、その負荷に耐えうるための骨量を維持しています。高齢者で寝たきり状態の人では、骨を保つのに必要な筋肉による負荷がかからないため、短期間で骨が減ってしまいます。

次に食事ですが、現在の日本人の食生活は豊かで、普通の食事でほぼ十分な栄養を摂取することができています。ところが、2002年の国民栄養調査の結果では、カルシウムの必要所要量は1日600mgであるのに対し549mgしか摂取しておらず、種々の栄養素の中で唯一カルシウムだけが不足していることが明らかとなりました。つまり、骨粗鬆症になりやすい状態にあるということです。さらに骨に重要な栄養素であるビタミンDは食品に含まれる他、日光を浴びることにより皮膚でも作られますが、高齢者にはビタミンD不足の人が多いこともわかってきました。

骨量にとっては加齢が最も大きな変化要因です。骨量は10歳代後半から20歳代前半に急激に増加し、最大値に達します。この最大値は40歳頃までほぼ保たれますが、その後徐々に低下します。特に女性の場合、閉経後の数年間における減少は生涯で最も大きく、年間2～3％

の減少を認めます。閉経後10年を経た女性と男性では徐々に、骨量は減少していきます。したがって、10歳代後半から20歳代前半に形成される、いわゆる最大骨量を大きくしておくことは大切です。

　現在のところはっきりと骨粗鬆症が遺伝するということは証明されていませんが、母親が骨粗鬆症の場合、娘も骨粗鬆症になりやすいことがわかっており、何らかの遺伝的な要素があると考えられています。骨粗鬆症リスクテスト（表A）にも親の骨折の有無がリスクとして挙げられています。糖尿病や高血圧症と同様に、骨粗鬆症も単独の遺伝子が原因で起こるのではなく、複数の遺伝子の組み合わせが原因となっていることが推測されます。黒人女性は白人女性よりもカルシウムの摂取は少ないにもかかわらず、骨粗鬆症が少ないという研究報告があり、病気になりにくい、またはなりやすい体質（遺伝要因）として説明されています。

　加齢とともに骨量が次第に減少していくことは普遍的な現象であると考えられており、遺伝素因により骨量が初めから多い、すなわち「骨太」の人は骨粗鬆症になることは少なく、逆に「骨細」の人では同じように骨が減少しても高い割合で骨粗鬆症になると考えられています。

　これまで骨粗鬆症の原因の候補遺伝子としては、カルシウム代謝に重要なビタミンD受容体、脂質代謝に関与するアポEタンパク、女性ホルモン受容体などが報告され遺伝子多型が知られていますが結論は出ていません。また、遺伝子操作による研究でネズミが骨粗鬆症と同じ病態を示すことから、骨粗鬆症と関連する遺伝子と考えられているものには、老化に関与するクロト遺伝子、肥満に関与するレプチン遺伝子、癌抑制遺伝子であるp53などさまざまなものがあります。しかし人間の骨粗鬆症との関連については今後の研究の進展を待たねばならないと考えられています。

表A　新IOF骨粗鬆症リスク1分間テスト

あなたご自身では変えられないあなたのご家族の病歴についての質問です。
1　ご両親のどちらかが、骨粗鬆症と診断されたか、または転んで（立位の高さ、またはそれより低い位置からの転倒）骨折したことがありますか？
2　ご両親のどちらかが、「猫背（老人性円背）」でしたか？

あなたの臨床的な側面についての質問です。
　これは生まれつきの、またはご自身では変えることのできない固定リスク要因です。しかし無視はできません。
骨ミネラルの減少を抑えるため、これらの固定リスクを認識することは大切です。
3　あなたは40歳以上ですか？
4　成人してから軽い転倒で骨折したことがありますか？
5　よく転倒する（直近1年間で1回以上）または、体力が弱いので、転倒するのではないかという不安がありますか？
6　40歳を超えてから、身長が3cm以上低下しましたか？
7　低体重ですか？（BMIが19より低い）
8　ステロイド錠剤（コルチゾン、プレドニゾンなど）を3か月以上継続して服用したことがありますか？
　（ステロイド剤はぜんそく、関節リウマチ、炎症性疾患に処方されることが多い薬剤です。）
9　関節リウマチと診断されたことがありますか？
10　甲状腺機能亢進症、または副甲状腺機能亢進症と診断されたことがありますか？

あなたが女性の場合
11　45歳以上の方：45歳以前に閉経しましたか？
12　継続して12か月以上、生理が止まった期間がありますか？
　（妊娠期、閉経、子宮摘出の場合は除く）
13　50歳以前に卵巣の摘出をされて、且つそれ以降ホルモン補充療法を受けていませんか？

あなたが男性の場合
14　インポテンス、性欲の欠如、またはテストステロンの低下に関連するその他の症状を経験したことがありますか？

あなたご自身で変えられるライフスタイルなどに関する質問です。
主にダイエットやライフスタイルの選択肢により生じる是正可能なリスク要因です。
15　日常的に許容量を超えたアルコールの摂取をしていますか？
16　現在、または過去に喫煙経験がありますか？
17　家事、ガーデニング、ウォーキング、ランニングなどの日常的な1日の運動量は30分未満ですか？
18　カルシウム補給剤を服用しない方で、牛乳、または乳製品を摂らないようにしていますか？
　またはそれらのアレルギーを持っていますか？
19　カルシウム補給剤を服用しないで、1日あたり屋外で過ごす（身体の一部に太陽光があたっている状態での）時間は10分未満ですか？

ひとつでも「はい」がある方は、骨粗鬆症のリスクがあります。

Q 8-5 骨粗鬆症の診断と検査法について教えてください。

　骨粗鬆症の診断には骨密度測定と血液、尿中の骨代謝マーカーの測定が一般的に行われます。骨密度測定の検査結果には、測定された人の骨密度が同性若年成人（20〜44歳）の平均値の何％にあたるかという数値と、同性同年齢の平均値の何％にあたるかという数値の二つが記載されています。日本骨粗鬆症学会では、骨密度が若年成人平均値の−2.5SDより大きく−1.0SD未満の場合骨量減少症、70％以下または−2.5SD以下を骨粗鬆症と定めています。ただし、椎体骨折または大腿骨近位部に脆弱性骨折（軽微な外力によって生じた非外傷性骨折）がある場合は骨密度に関係なく、椎体あるいは大腿骨近位部以外の部位に脆弱性骨折がある場合は骨密度が若年成人の80％未満であった場合、骨粗鬆症と診断されます（図C）。検査結果を受け取ったら、

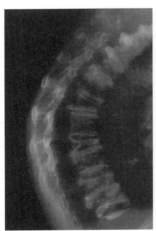
胸部側面X線写真

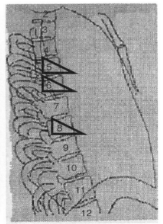
骨折部分の記載
（第5、6、8 胸椎の骨折）

図C　椎体骨圧迫骨折

まず自分の骨密度が若年成人平均値の何％にあたるのかを確認してください。もし、80％以下であるようなら、医師の診察を受けることをお勧めします。

　骨密度測定は施設ごとにいろいろな方法が行われており、それぞれ長所と短所が存在します。このうちDXA法（二重エネルギーX線吸収率測定法）は2種類の波長の異なるレントゲンを照射し組織あたりの骨塩量を測定する方法で、椎骨のように深部にある骨の測定に優れています。現在、測定精度、安定性から最も信頼できる方法です（図D）。RA法（X線吸収率測定法）は両手のレントゲン写真を撮り、人差し指の付け根の骨のX線透過度を測定します。最も古くから用いられている方法で、現在も簡便な骨量測定法として広く用いられています。QUS定量的超音波法はレントゲンではなく超音波を使った測定法で、踵骨の骨密度を測定する装置がほとんどです。装置がコンパクトで持ち運びができること、臨床検査技師、看護師、保健師による操作も可能であることから、移動健診等でよく用いられています。レントゲンを浴びることがないので、小児や妊婦でも測定できるというメリットがありますが、正確性に問題があるため、正式な診断には用いられません。

　血液、尿の検査では骨のリモデリング（Q8-2参照）に伴って骨吸収や骨形成が起こる時に生じる、酵素の活性や骨を構成しているコラーゲンの分解産物を測定します。これらの骨代謝マーカー

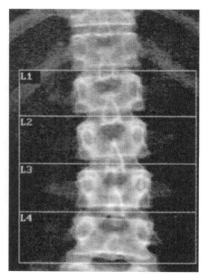

図D　DXA法による腰椎の骨密度測定の実際

は、骨が検査時にどのようなリモデリングのバランスにあるのかを見るのに役立ちます。また、骨代謝マーカーは骨粗鬆症治療薬の効果を反映して早いうちから変化することが知られていますので、治療効果の判定に役立ちます。

一口メモ：DXA法

DXA法とは、二重エネルギーX線吸収測定法（dual-energy X-ray absorptiometry）の略で、骨粗鬆症の診断や治療効果の判定に重要な骨の強さを判定するための尺度のひとつである骨密度を短時間で正確に測定することが可能な検査です。X線を使用しますが被曝量はごくわずかです。骨密度の測定は、骨折をおこしやすい腰椎（腰の骨）、大腿骨頸部（股関節の骨）、橈骨骨幹部1/3遠位部（手首の骨）で行います。20〜44歳の若年成人平均値（young adult mean: YAM）が基準とされていて、YAMの70〜80％の場合骨量減少、70％未満の場合骨粗鬆症と診断します。また、最近の研究により骨の強度には骨密度だけでなく骨質も重要であることがわかってきており、骨質を正確に測定する方法の開発も期待されています。

Q 8-6 骨粗鬆症の食事療法はどのようなものがありますか？

　骨の強さを保つために重要な栄養素として、カルシウム、ビタミンD、ビタミンK、ビタミンB6、ビタミンB12、葉酸などが知られています。基本的には食品からこれらの栄養素を摂取出来るよう心がけるべきです。カルシウムは加齢により吸収が低下することが知られており、高齢者では1日に700～800mg摂取することが望ましいとされています。カルシウムは、牛乳やチーズなどの乳製品、小魚、小松菜や青梗菜などの緑黄色野菜、豆腐などの大豆食品に多く含まれています。ビタミンDは1日400～800IUの摂取が望ましいとされており（図E）、カルシウムの吸収を良くしてくれます。鮭やうなぎなどの脂ののった魚類やきのこ類に多く含まれています。ビタミンKは1日に250～300μgの摂取が望ましいとされており、納豆や緑黄色野菜に多く含まれています。あまり難しく考えずに、乳製品や魚類、緑黄色野菜、大豆食品を積極的に取り入れたバランスの良い食事を心がけていただくと良いでしょう。

　極端な食事制限（ダイエット）により摂取するエネルギーを減らすと食生活全体がおろそかになり、タンパク質不足、カルシウム不足となるので骨密度は低下します。日本人のカルシウム必要所要量が現在も満たされていないことをＱ8-4で述べましたが、その理由の一つとしてカルシウムが摂取しにくい栄養素であることが挙げられます。カルシウムは食物によって吸収率に違いがあり、食物中のすべてのカルシウムが体内に取り込まれるわけではありません。最も吸収率が高い牛乳やチーズなどの乳製品でも、摂取量の半分しか吸収されません。それ以外の食品中のカルシウムの吸収率は、大豆製品で50％、小魚で35～40％、野菜では15～20％となっています。野菜だけからカル

シウムを摂ろうとすると、膨大な量を食べなければなりません。したがってカルシウムはいろいろな食品から効率よく摂らないと、十分な量を摂るのが難しいのです。食品添加物としてのリン酸塩を含む加工食品やインスタント食品の摂取によるリンの摂りすぎは、腸管でのカルシウム吸収に悪影響を及ぼすため、骨を減少させる方向に働きます。同じように、食物繊維を多く含む穀類や海草類、シュウ酸を多く含むほうれん草、ピーナッツもカルシウムの吸収を阻害します。また、食塩の過剰摂取は腎臓でのカルシウム排泄を増やします。コーヒーには利尿作用のあるカフェインが含まれているため、尿量を増やすとともにカルシウムの排泄量を増やします。これらのカルシウムの吸収を阻害する食品の過剰摂取には注意が必要です。

　アルコールの過剰摂取は低栄養になりがちで、転倒しやすいため骨折を引き起こしやすいといわれています。喫煙は骨に対しても有害で、一般にヘビースモーカーは骨量が少ないことが知られていますが、この原因として腸管でのカルシウム吸収を低下させること、さらに女性ホルモンの分泌低下が考えられます。

★高齢者はカルシウムを1日800mg以上摂取！
　若い人より200mg多めに＝牛乳なら200ml、木綿豆腐なら1/2丁

★ビタミンDも忘れずに
　ビタミンDを多く含む食品＝レバー、しいたけ、鮭、鰯

生しいたけ　ビタミンD
2本（20g）　20IU

鮭　　　　　ビタミンD
1切れ（70g）1,050IU

図E　骨粗鬆症予防のための食事のポイント

Q 8-7　骨粗鬆症に運動療法は有効ですか?

　骨粗鬆症で骨が弱くなると、骨折を起こしやすくなります。骨折というと、運動などがきっかけになると思いがちですが、高齢者の場合、運動中ではなく日常生活のなかで転倒して骨折することがよくあります。高齢者の転倒や転落事故は、その半数以上が居間などの家の中で起こっています。つまり、転ばないよう気をつけることが、骨折を防ぐことにもつながるのです。高齢者が転倒しやすいのは、筋力や反射神経の低下により身体のバランスをとることが難しくなるからです。視力の衰えや、血圧を下げる降圧薬や睡眠薬などが効きすぎてふらつくことが原因になることもあります。

　運動を続けることで、骨や筋肉を丈夫にし、反射神経をよくすることができます。散歩などの軽い運動でも十分に時間をかければ効果を得ることができます。自分にあった強さの運動を1日30～40分、週に3回程度行いましょう。骨密度の値と適切な運動強度の関係を図Fに示しました。散歩の場合、歩幅を大きくして、早足で歩くと効果的

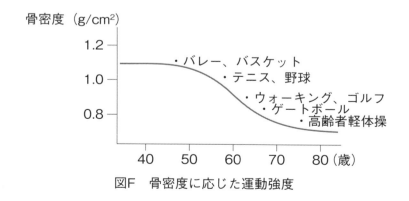

図F　骨密度に応じた運動強度

です。つま先で強く地面を蹴って、かかとから着地するのがポイントです。運動を始めるのに遅いということはなく、いくつになっても続ければきちんと効果が出るのです。寒い冬、暑い夏など、外出しなくても家の中で身体を動かせば効果はあります。家事などで立つ時間を長くし、筋肉を使うようにしましょう（第11章「運動療法」参照）。

　カルシウムの吸収を高める働きのあるビタミンDは、私たちが日光に当たると、紫外線が皮膚に作用し体内でつくられます。一般に日本では日照時間が冬でも長いため、普通に屋外に出る生活をしていれば十分で、特別に日光浴をする必要はないといわれています。

　寝たきりの原因となる大腿骨頸部骨折を予防するために、「ヒッププロテクター」というものが使われることがあります。パンツのポケットに硬いパッドが入ったもので、転んだときに太ももの骨にかかる衝撃を和らげる効果があると言われています。

Q 8-8 カルシウムが骨粗鬆症予防に良いと聞きましたが、どうなのでしょうか？

　骨がわれわれの身体を支えるだけでなく、カルシウムの貯蔵庫としても重要な役割を果たしていることはすでに説明しました。血液中のカルシウム濃度は非常に厳密にコントロールされていて、濃度が下がりそうになると、われわれの身体は骨を溶かしてカルシウムを血液中に動員しようとします。このようにカルシウムは骨にとってとても重要であり、カルシウムの摂取不足は骨粗鬆症の重要な危険因子の一つであることが確認されています。したがって、適正なカルシウム摂取は骨粗鬆症の予防に重要といえます。また、摂取したカルシウムは一部が腸管から吸収され、残りはそのまま便に排泄され、その吸収は必要量に応じて厳密に調整されているのですが、加齢に伴い腸管からのカルシウム吸収効率が低下することが明らかになっており、若い人に比べて高齢者ではより多くのカルシウムの摂取が必要となります。

　実際に骨粗鬆症の治療薬の一つとしてもカルシウム剤はよく使用されています。日本人は乳製品の摂取量が少ないこともあり、欧米人に比べるとカルシウム摂取量が低くなっていますので、その意味でもカルシウム剤は日本人に適した薬といえます。ただし、ビタミンD製剤の併用により、カルシウムの過剰吸収が起こると尿中のカルシウム排泄量が多くなり、尿路結石の原因となることもありますので、注意が必要です。医師の指示を受け、正しい服用を心がけてください。

骨粗鬆症の治療薬にはどのようなものがありますか？

骨粗鬆症の治療薬は、以前に比べ選択肢が増えました。
①カルシウム製剤：カルシウムは骨にとって必要不可欠な栄養素です。カルシウムの摂取量が不十分だと副甲状腺ホルモンの働きにより骨吸収が増加してしまいます。従ってカルシウム摂取が困難な場合（炎症性腸疾患、乳糖不耐症、摂食障害など）には、カルシウム薬の効果が期待できます。しかし他の薬剤に比べ、骨密度増加効果や骨折抑制効果は弱く、他の骨粗鬆症治療薬とともに使われることが多い薬剤です。
②活性型ビタミンD_3製剤：小腸からのカルシウム吸収を促進する作用、骨吸収を増加させる副甲状腺ホルモンの産生を抑える作用の他、筋肉に働いて骨折の引き金となる転倒を抑制する作用も言われています。この薬剤も長年使用されていますが、骨密度増加効果や骨折抑制効果は単独では弱く、他の骨粗鬆症治療薬とともに使われることが多い薬剤です。
③ビタミンK製剤：オステオカルシンという骨を構成する重要なタンパク質が作られる過程においてビタミンKは必須です。しかし、骨密度増加効果や骨折抑制効果についてのエビデンスは不十分です。
④女性ホルモン製剤：エストロゲン製剤単独、またはエストロゲン製剤とプロゲステロン製剤との併用によって用いられます。更年期症状（発汗、冷えのぼせなど）を改善する作用があることから、閉経後早期の患者さんに用いられることが多い薬剤です。
⑤ビスフォスフォネート製剤：強い骨吸収（Q8-2参照）抑制作用を持つため、広く使用されている薬剤です。内服薬は吸収が悪いため空腹である起床時に服用しますが、服用頻度も1日1回のものから週

に1回、さらには月に1回のものまでいろいろな種類があります。さらには嚥下がうまくいかない人のためのゼリー剤や注射薬など剤形の種類も豊富です。骨密度増加効果や骨折抑制効果について数多くの報告があり、確実な効果があります。副作用として頻度は低いものの、顎骨壊死などが知られており、服用開始前の歯科受診や口腔内の衛生管理などに注意が必要です。

⑥選択的エストロゲン受容体モジュレーター（SERM）：骨に対しては女性ホルモン様に働きますが、骨以外の臓器には基本的に作用しません。骨密度増加効果や椎体（背骨）の骨折抑制効果が証明されています。さらに骨の質も良くする作用があると考えられています。

⑦副甲状腺ホルモン（PTH）製剤：現在骨粗鬆症の治療薬は骨吸収を抑制するものが主流ですが、この薬は骨形成を促進する作用を持ちます。椎体に対する効果が強く、注射剤なので重症の骨粗鬆症の方が使用対象となりますが、毎日注射するタイプのものと、1週間に1回注射するタイプのものがあります。毎日注射するタイプのものは24ヵ月、1週間に1回注射するタイプのものは72週間に使用期間が制限されています。

⑧抗RANKL抗体：破骨細胞（Q8-2）が成熟するのに必要なRANKLという物質に対する抗体で、破骨細胞の働きを抑えて骨吸収を抑制します。半年に1回の皮下注射でしっかりと骨吸収を抑制し、強い骨密度増加作用が長期間持続することが報告されています。副作用として注射後血中のカルシウム濃度が低下しやすく、特に腎機能の低下した患者さんの場合、注射後1〜2週間は注意が必要です。顎骨壊死についてもビスフォスフォネート製剤とほぼ同頻度で生じると報告されています。

⑨カルシトニン製剤：骨粗鬆症における疼痛に対して、週に1回または2回筋肉内注射で投与されます。

⑩その他：イプリフラボン、タンパク同化ホルモン

医師が患者さんの病態に合わせて、これらの薬剤の中から最適なものを選択し、処方します（表B）。効果判定には、6ヵ月後の骨代謝マーカー測定や、6〜12ヶ月後の骨密度測定を行います。1〜2年経過を見て、効果が不十分な場合は他の薬剤に変更します。

表B　骨粗鬆症治療薬の種類

★骨に必要な栄養素を補う
- カルシウム製剤
- 活性型ビタミンD製剤
- ビタミンK製剤

★骨代謝を調整する
- 女性ホルモン製剤
- カルシトニン製剤
- ビスフォスフォネート製剤
- 選択的エストロゲン受容体モジュレーター

PTH製剤
抗RANKL抗体製剤

Q 8-10 骨粗鬆症の未来の夢の治療法について教えてください。

　通常の骨粗鬆症の場合は、骨粗鬆症治療薬でしばらく治療を継続すれば、骨折の発症リスクを下げることができます。しかし、すでに背骨の椎骨が折れる「脊椎圧迫骨折」を起こしている人の場合は、1ヵ所のみではなく複数ヵ所骨折を起こす「多発性圧迫骨折」になりやすいことがわかっています。多発性圧迫骨折を起こした人は、背中が丸くなる円背になり、胸郭や腹部の体積が小さくなり、内臓に負担をかけることもあります。このような場合はもっと急速に骨量を増やす必要があります。この脊椎圧迫骨折に対し、外科的な治療が行われることもあります。つぶれて変形した椎骨にゲル状の物質を風船で被って注入し、変形を修復し、注入後、時間がたつと固まり骨折前の椎骨の状態に復元するというものです（図G）。

　また、まもなく登場する薬として、抗スクレロスチン抗体というものがあります。これは、体にある、スクレロスチンという骨形成を抑制する物質に対する抗体で、これを注射してスクレロスチンを抑える

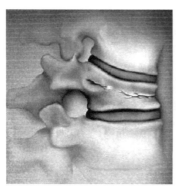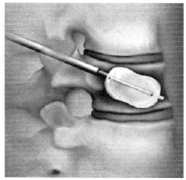

図G　脊椎圧迫骨折（左）のバルーンによる新しい治療法

ことにより、1年間で10％以上骨密度が増加するということが報告されています。現在使われている骨粗鬆症治療薬よりはるかに強い骨量増加作用がありますので、重症の骨粗鬆症に対する効果が期待されます。

　これらの薬物療法の開発とは別に、再生医療を骨粗鬆症治療へ応用しようとする研究も進められています。骨髄中には筋肉や皮膚、骨などさまざまな組織に分化する能力を持った幹細胞が存在しています。この幹細胞を患者さんから採取し、骨に分化しやすい環境で培養し、新しくできた骨組織を患者さんの骨折部位や、弱った骨の部分に移植します。この骨は、患者さん自身の細胞からできているため拒絶反応が起こりにくいなどの利点があります。骨粗鬆症は全身性の疾患であり骨移植だけで根本的に治療することは困難です。そこで、幹細胞に骨を造る骨芽細胞へ分化するように遺伝子の指令を与えた後に身体に戻すことで全身の骨で「骨形成」が活性化され、骨量が回復することができないかについての研究が進められています。骨折した部位に「骨形成」を促進する物質を注射するだけで自然に骨折が治癒することが可能になる日が来るかもしれません。

第 9 章

歯周病

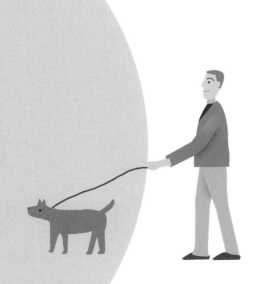

Q 9-1 歯周病にはどのような症状があるのですか？歯周病って、歯槽膿漏のことですか？

　歯周病の症状は、歯ぐきが赤く腫れる、歯ぐきから出血する、歯ぐきから膿が出る、口臭がする、起床時に口の中がネバネバする、歯がぐらぐらする、歯ぐきがやせたため歯が伸びたように感じる、歯がしみる、歯の間に食べかすがはさまるなどと多様です。これらの症状はすべて歯の周りに歯垢（プラーク）が溜まり、不潔な状態が続いたことにより、歯ぐきなどの歯の周囲組織に炎症が引き起こされた結果、生じたものです。

　歯周病（歯周疾患ともいいます）とは文字通り、歯の周りの病気、つまり歯周組織の病気の総称です。通常は特殊な炎症や腫瘍などを除き、歯と歯ぐきの間に溜まった細菌に起因する炎症性疾患のことをいいます。歯周組織とは歯ぐき（歯肉）だけのことをいうのではなく、歯を支えている骨（歯槽骨）、歯と骨を結ぶ線維（歯根膜）、歯の根っこの最表層（セメント質）の四つの組織のことをいいます（図A）。

　歯周病が昔から一般に歯槽膿漏といわれていたのは、最初に挙げた症状の中の歯ぐきから膿が出るという症状を表現したもので、正確にいうと病名ではありません。しかし、歯槽膿漏は歯周病の症状として、あまりにも特徴的で代表的なものであったため、歯周病の代わりに俗称として広がり、一般的に用いられるようになったのです。正しい病名としては、歯周病（総称）、辺縁性歯周炎（歯肉以外の歯周組織にまで炎症が及んだもの）、歯肉炎（炎症が歯肉にとどまっているもの）といいます。したがって、正確には、歯槽膿漏というのは、歯ぐきなどの歯周組織に炎症が起こり、歯と歯ぐきの間から膿が出ている状態のことを示す症状名でしたが、現在一般的には歯周病の代わりに使われていることが多い歯周病の俗称と理解してください。

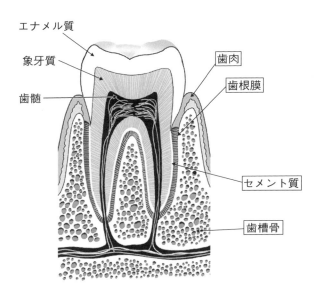

図A　歯と歯周組織（イラスト：西出　滋）
歯周組織を□で囲んで示している。

Q 9-2 歯周病はそんなに一般的な病気なのですか？

　歯を失う原因といえば、虫歯（齲蝕）をまず思い浮かべられることと思います。確かに10歳代や20歳代では歯を失う原因のトップは虫歯ですが、30歳代から急速に歯周病が増え始めます。すべての年代の合計でも歯を失う原因の第一位は歯周病で40％を超しており、第二位虫歯の約30％を上回っています。さらに、40歳以上に限定すると、歯を失う原因の50％以上が歯周病で、それに次ぐ原因である虫歯の30％弱を大きく引き離しています。

　実は皆さんがよくご存じのギネスブックにも、2001年版に「全世界で最も患者が多い病気は歯周病である。地球上を見渡しても、この病気に冒されていない人間は数えるほどしかいない。」と記載されています。

　また、歯周病の罹患率は非常に高く、25歳以上では軽症を含めると70％以上に及ぶ人が歯周病を有しており、3人に1人は重症の歯周病に侵されています（図B）。皆さんが気付いていないだけで、すでに歯周病が存在している可能性が高いことを示しています。

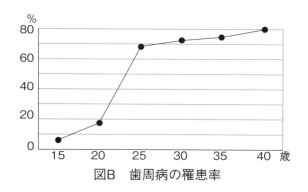

図B　歯周病の罹患率

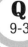 ## 年をとるとみんな歯周病になるのでしょうか？

　確かに高齢者に歯周病の罹患率が高いことから、過去には「歯の成人病」といわれていました。しかし、高齢になればみんなが歯周病になるわけではありませんし、若年者は歯周病にならないということもありません。以前、成人病といわれていた糖尿病などの疾患と同じように、自分で普段の生活習慣に気をつければ予防できますので、生活習慣病といった方が適切です。口の中、歯の周りを清潔に保っていれば、年をとっても歯周病になりません。実際に80歳を過ぎた高齢者でも健康な歯周組織を保ち、歯がすべて揃っている人もいます。しかし、現状では、日本人の平均寿命が男女ともに80歳を超えている（2015年男性：80.8歳、女性：87.1歳）にもかかわらず、日本人の「歯の平均寿命」は50～60年であり、30年近くの間、歯のない状態で過ごしていることになります。この数字は国際的に欧米諸先進国と比較するとかなり悪い方です。主因は、日本での歯周病に対する治療・予防（歯磨きなど）方法の普及が遅れたためと考えられます。実際、過去のデータでは80歳での米国での平均残存歯数が15本に対し、日本では平均4～5本と大差がついていました。最近のデータでは、日本での歯周病に対する意識が高まり、2013年の調査で80歳での１人平均残存歯数は約14本、また80歳で自分の歯が20本以上ある人の割合は、40％を超えました。

　厚生労働省と日本歯科医師会では、虫歯予防だけではなく、歯周病予防にも力を注ぎ、高齢になっても自分の歯で食事をおいしく食べられることを目的として、「8020（ハチマル・ニイマル）運動」（図C）といって、80歳になっても20本以上の歯を保持しようという具体的な目標を掲げ、1989年（平成元年）から全国的に呼びかけています。

前述のように高齢になれば、歯を失う原因の第一位が歯周病であり、その歯周病の罹患率が極端に高いのです。そのため昔から行われていた虫歯予防のための歯ブラシの使い方とは異なった歯周病予防のための歯磨き方法が最近普及し、多くの歯科医院で指導されています。これらの努力から日本における「歯の平均寿命」は上記に示したデータのように急速に延び始めています。

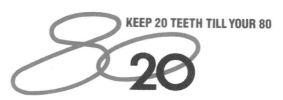

図C　8020（ハチマル・ニイマル）運動のロゴマーク

一口メモ：正しい歯磨き方法に関する最新情報

　完全には結論の出ていないことの正解を専門家にあえて答えていただくことは困難なことです。これは歯科のみならず内科を含む医学全般でも同じです。また、個人個人で異なる口の中の環境に共通する正解を求めるのも無理なことです。それを前提にあえて、複数の歯科医師から匿名でアンケートに答えていただき、それをもとに正しい歯磨き方法についてまとめました。
①歯磨きの回数は何回がよいのですか？
　毎食後と睡眠前の４回は必要という意見と、１回でもよいとの考えがあります。本章で繰り返し強調されているように、歯周病の予防と治療のためには歯磨きが正しく十分な時間をかけて行われることが必須です（Ｑ９−５参照）。多忙な生活の中で十分な時間をみつけてすみずみまで丁寧に歯磨きを実行することが大切であり、十分に磨くことができるなら回数は問題でないことになります。
②われわれ日本人は平均的にどのくらいの時間を歯磨きに使っているのでしょうか？
　日本人の平均歯磨き時間は１分程度と考えられています。これでは全く不十分であるとの意見は、歯科医全員の一致したものでした。

③それでは正しく磨くとして、どのくらいの時間が目安になりますか？

　食後、睡眠前の4回磨く人でも最低1回3分は必要との意見が一般的であり、1日1回磨く人は10分以上をかけて磨くことが必要とのことです。日本人は、平均すると全員が歯磨き時間を3〜10倍くらいにする必要があることを意味しています。

④どう考えても1日1回しか歯磨きができないのですが、どの時間が最適ですか？

　この正解も意見が分かれるところです。一般に就寝前に歯磨きする人が多いのではないでしょうか。結論から書きますと、各人の多様な生活時間の中で1本ずつゆっくり落ち着いて（通常は10分以上要する）歯磨きできる時間帯を見つけて正しく実行すればいつでもよいとのことです。

⑤いろいろな歯磨き製品が売られていますが、どのように使ったらよいのでしょうか？

　歯垢除去を目的にした歯磨き製品は十分な時間をかけられない人には歯磨きの効果を高める作用があることは多くの歯科医が認めていますが、正しく十分な時間をかけた歯磨きには必ずしも必要ないとの意見が少なくありません。使い方を誤ると歯と歯周組織を傷つけることになる場合もあるとのことです。ただし、口の中にはそれぞれの人で異なる環境が存在しますので、最近普及してきた電動歯ブラシ（超音波など）、デンタルフロス（糸ようじ）を使うことが有効な場合も確かにあります。はやり歯科医に相談し、自分自身に適した歯磨き手法、歯磨き製品を指導してもらうのが最善の方法です。

Q 9-4 歯周病の原因は何ですか?

　一言でいえば、歯垢（プラーク：最近はオーラルバイオフィルムと言われる）です。歯垢とは、歯の周りについた細菌の塊で、ただの食べかすとは違います。その細菌の出す毒素、酵素、細菌自体が歯周病を起こし、進行させます。歯周病の原因菌は10種類以上わかっていますが、その中でもレッドコンプレックスと言われる3種類の細菌（ポルフィロモナス・ジンジバリス、トレポネーマ・デンティコラ、タネレラ・フォーサイセンシス）が歯周病に最も影響を及ぼしています（図D）。さらにその中でも、全身の動脈硬化にも深く関与しているポルフィロモナス・ジンジバリスという細菌が、歯周病においても最も悪さをしていることもわかっています。

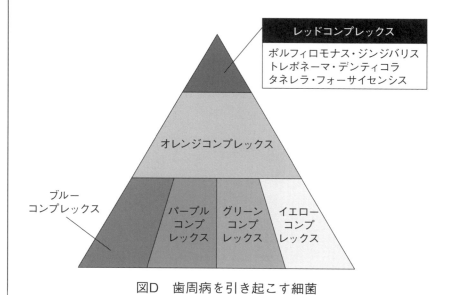

図D　歯周病を引き起こす細菌

歯と歯ぐきの間には、正常な状態でも 1 mm 程度の溝が存在します。その溝にこれらの細菌が停滞し続けると、歯周病が発症します。そして、歯周病が進行すると、歯ぐきは腫れ、歯を支えている骨は吸収されるため、この溝はさらに深くなります。それに伴いこの深い溝には歯垢がさらに停滞しやすくなり（図E）、悪循環が始まります。図Fに示しているように歯周病には種々の誘因、進行促進因子が存在しますが、原因はすべて歯垢です。テレビのコマーシャルなどでも、最近では「プラーク・コントロール」という言葉をよく耳にされると思います。これは虫歯に対してだけではなく、歯周病に対しても重要なことです。

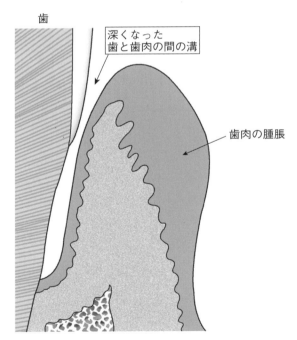

図E　歯周病が進行すると深くなる歯と歯肉の間の溝
　　　（イラスト：西出　滋）

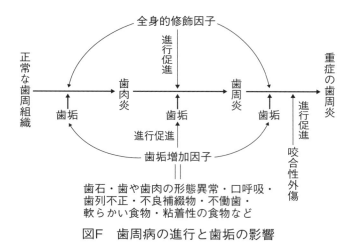

図F　歯周病の進行と歯垢の影響

Q 9-5 歯周病にならないためには何に気をつければよいのですか？

　原因である歯垢（細菌）を歯の周りに長時間存在させないことです。つまり、歯の周りを清潔に保つことだけで十分に予防可能です。ただし、歯の周りの歯肉との境界には狭い溝があり、また、これらの細菌はバリアを持っているため、この溝の中の細菌はうがいなどでは決して死にません。一番手軽で効果的な方法は、歯垢を機械的に取り除くこと、つまり歯磨きです。この歯と歯肉の間の溝まで丁寧に（決して強くという意味ではありません）磨いていれば、歯周病予防は可能です。歯周病に対する代表的な歯磨き方法はバス法といって、図G

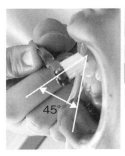
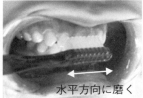

図G　バス法（45°の角度で、水平方向に磨く）

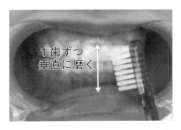

図H　1歯ずつの縦磨き法（歯ならびの悪い場合）

のように歯ブラシの毛先を歯と歯肉の間に45度の角度で当て、歯ブラシを小刻みに動かしながら歯と歯肉の間にある狭い溝の奥まで磨く方法です。ただし、これもすべての人に適している方法ではなく、歯ならびの悪い人は図H（1歯ずつの縦磨き法）のような方法を行う必要も出てきます。したがって、一度は歯周病予防に力を注いでいる歯科医院で歯磨き指導を受けられることをお勧めします。

Q 9-6 歯周病にはどんな治療法が最も有効ですか？

　治療法も予防法と同じで歯磨きをしっかりと行い、口の中を清潔に保つことが最も有効な方法です。よほどの重症歯周病でないかぎりは、歯磨きだけで歯ぐきの腫れや出血が改善され、治療可能です。ただし、予防と同じことで歯周病に対する歯磨き方法を習得しなければなりませんので、歯科医院で自分に合った歯磨き方法を指導してもらう必要があります。また、歯磨きの手助けとして、歯石（歯垢が長期間停滞し、唾液中などのカルシウム・リン酸が沈着して、石灰化したもの）を取ったりすることもあります。

　重度の歯周病の場合は、歯ぐきの手術や歯の固定が必要となりますが、その場合も歯磨きができて初めて可能なことであり、歯磨き抜きの治療方法は考えられません。図Ⅰに一般的な歯周病の治療の流れを示しますが、歯磨きができることがすべての前提条件です。

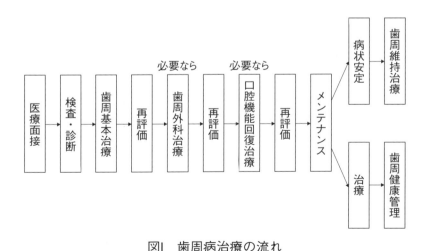

図Ⅰ　歯周病治療の流れ

Q 9-7 妊娠中や特殊な薬を飲んでいると、歯周病になるのは仕方ないことですか？

　妊婦には歯周病がよく見られますし、抗痙攣(けいれん)剤、降圧剤、免疫抑制剤の服用者にも歯肉の腫脹、増殖がよく見られます。ただし、これらの原因も歯垢であることに違いはありません。

　妊娠中は内分泌機能の変化や全身衰弱傾向などもありますが、つわりにより歯磨きが十分にできないことが主な問題です。そのために歯の周りに歯垢が停留した状態が続き、歯周病が発症するのです。妊娠中でも歯の周りが清潔に保たれていれば、決して歯周病にはなりません。

　また抗痙攣剤、降圧剤、免疫抑制剤の副作用には歯肉増殖がありますが、これは原因ではなく、誘因または進行促進因子でしかありえません。これらの薬剤を飲んでいても、歯の周りさえ清潔に保たれていれば、歯肉増殖は起こりませんし、服用者全員に歯肉増殖が見られるわけでもありません。抗痙攣剤などを服用しているかなりひどい歯周病を有する患者さんに対し、歯磨き指導をしただけで、わずか1ヵ月程度で歯周病が改善することもしばしば経験します（図J）。

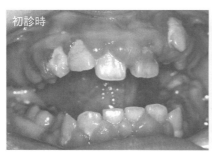
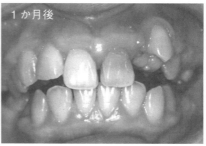

図J　歯磨き指導による歯周病の改善

Q 9-8 歯周病は薬で治せるのでしょうか？

　確かに歯周病も炎症ですし、細菌感染を伴っていますので、一時的には抗生剤や消炎剤などを服用したり、歯と歯ぐきの間の溝に薬剤を直接注入することで腫脹や疼痛といった症状はおさまります。しかし、これは歯周病が治っているのではなく、一時的に急性症状が軽快したにすぎず、本質的な治療とはいえません。一度は症状が落ち着いたとしても、原因が取り除かれていない状態では、またすぐ同じような症状が出現し、徐々に歯周病は進んでしまいます。やはり、治療としては歯の周りを歯磨きにより清潔にすることを主体とするしかありません。

　先にも述べましたが、人によって適切な歯磨き方法は異なります。したがって、一度、歯周病に力を注いでいる歯科医院で歯磨き指導を受けることが理想的です。とはいっても、日本人の歯科医療に対する理解度（デンタルIQ）から考えると、歯の磨き方を習いに会社や学校を休んで、歯科医院へ通うというのは抵抗を感じる人がほとんどでしょう。ここでは妥協案であり、決して最良の方法ではないことをお断りし、自分でのチェック方法を紹介します。日本人の98％の人は毎日歯を磨いているのですが、それでも歯周病は75％以上の人に存在します。ここで一つ認識してほしいことは、歯を磨いているということと歯が磨けているということは異なるということです。雑に歯の表面を数分程度かき回すだけでは、歯は磨けないのです。以下のポイントに気をつけ、歯を磨いてみてください。

①歯は壁ではなく1本ずつ別々に生えています（図K）ので、1本ずつ意識して磨いてください。
②歯ブラシの毛先を歯と歯の間、歯と歯ぐきの間にあてて磨いてください。
③強く大きく歯ブラシを動かすと、歯の突出した表面しか磨けませんので、軽い力で小刻みに振動させるような感じで磨いてください。
④慣れるまでは以上の点をチェックするために鏡を見ながら磨いてください。

　これで歯周病の自覚症状が少しでも改善したなら、歯科医院にそのチェックに行ってください。感激するほどさわやかな感覚が味わえると思います。

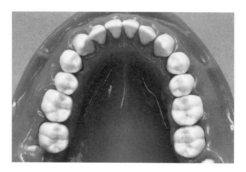

図K　歯は連続した壁ではなく1本ずつ生えている

Q 9-9 人工歯根（デンタルインプラント）という良い治療法があるので、歯周病で歯が抜けたって困らないのでしょうか？

　人工歯根（デンタルインプラント）は歯科医学において、新しい分野の治療方法で材料も手術手技も日々進歩しています。ただし、現段階では自分のもともとあった歯よりは、周りの歯肉や骨との間の感染に対する防御能力が弱く、歯周病になりやすいのです。というのも、自分の歯は歯肉と上皮性結合および線維性結合で結びつき、細菌感染から歯周組織を守っているのですが、人工歯根は歯肉と線維性結合できず、上皮性結合のみで結びついているからです（図L）。

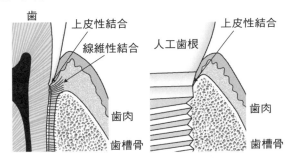

図L　天然の歯（左）と人工歯根（右）（イラスト：西出　滋）

　したがって、もともとの自分の歯を失った原因が歯周病であった場合、口の中を清潔にする適切な歯磨き法などをその後、習得出来ない限り、人工歯根も同じように周囲に炎症が起こり、抜かざるを得なくなることの可能性は極めて高いのです。細菌感染に比較的強い自分の歯でさえ、歯周病から守れなかったような口の中が不潔な状態の人に、より歯周病になりやすい人工歯根を埋め込むことは、禁忌といっても過言ではないと思います。歯周病で歯を失った後に人工歯根を入れることを考えるのなら、今持っている自分の歯のメンテナンスに力を注いだ方がずっと簡単で効率的です。

Q 9-10 歯周病で失われた歯に対する将来の夢の治療法について、教えてください。

　歯周病で失った歯や骨を再生することは、近年の再生医学の著しい進歩から推測しますと、近未来的に歯の再生医療が実現可能になると思われます。最先端の研究では、歯牙の一部の成分を各々再生することや骨を再生することには、すでに成功を収めています。一度失われた永久歯を再生でき、歯の周りに元通りの骨を再生できるなら、乳歯、永久歯に次ぐ、第三の歯を生えさせることが可能になるのです。

　しかし、この再生にも人工歯根と同じような問題はあります。歯の周囲を清潔にする努力をしないで、何でも食べられる歯を一生持ち続けたいというのは、少々虫がよすぎるのかもしれません（図M）。このような夢の治療法ができたとしても、正しい歯磨きは欠かすことができませんから、今持っている自分の歯を使い続ける努力をする方が、効率的ですし、経済的にも優れていると考えます。

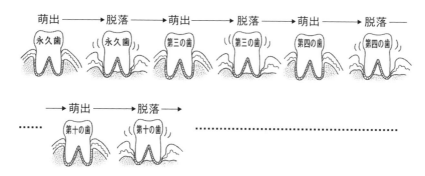

図M　夢の治療法は歯の再生 (イラスト：西出　滋)
しかし正しい歯磨きも忘れないことが重要です。

第10章

栄養と食事療法

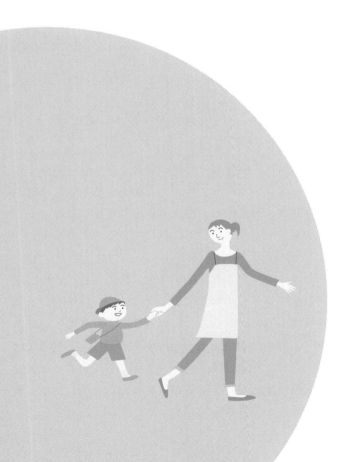

Q 10-1 地中海食は健康に良いと聞きましたが、どんな食事ですか？

　地中海食とは、イタリア料理・スペイン料理・ギリシャ料理など地中海沿岸諸国の料理の総称で、魚介類、野菜・豆類・果物・シリアルを多く摂取し、肉や乳製品は相対的に少なめで、特に植物性不飽和脂肪酸の豊富なオリーブオイルを多く摂取するものです。

　地中海沿岸諸国では、イギリス、ドイツ、北欧などに比べて、狭心症や心筋梗塞などの虚血性心疾患が少ないことから、食生活にその一因を求める考えが以前よりあったのです。日本、アメリカ、フィンランド、オランダ、イタリア、旧ユーゴスラビア、ギリシャの7カ国で食事の違いと虚血性心疾患の疫学研究「世界7カ国共同研究」が実施され、血清コレステロール値と心筋梗塞・冠動脈疾患死に関連があること、同程度の高脂肪食を食べても地中海沿岸諸国では冠動脈疾患が少ない可能性が判明しました。エキストラ・ヴァージン・オリーブオイルを摂取する地中海食は、糖尿病、肥満の抑制にも有効であることが報告されています。また、オリーブオイルとナッツ類を多く含む地中海食と通常の低脂肪食とを比較し、地中海食の骨粗鬆症における意義、地中海食が癌や認知症のリスク低下に有効である可能性などが報告されています。

　なかでも、イスラエルで実施された地中海食、低脂質食、低炭水化物食（低糖質食）の減量効果を比較した臨床研究では、地中海食と低炭水化物食では同程度の減量がみられ、これらは低脂質食よりも有効であることが2008年に報告されました（DIRECT試験）。短期的には低炭水化物食が低脂質食より体重減少幅が大きく、中長期的には低炭水化物食と地中海食の減量効果に有意差が無かったことから、地中海食の減量における有効性が注目されています。

地中海食は、欧米の栄養学の教科書にも必ず取り上げられるほどに高く評価されている食事であり、肥満（症）、糖尿病、動脈硬化、老化、認知症などの予防における有効性と共に、地中海食由来因子の分子レベルでの作用機序の解明は、健康維持に推奨される食事療法開発の貴重な糸口になるものと期待されているのです。

> **一口メモ：種実（ナッツ）の食材としての特徴と穀類との対比**
>
> 　植物の種実では、鳥類や魚類の卵と同様に、タンパク質に加えてエネルギー源となる脂質が豊富であり、子孫を残す手段として豊富な栄養を含むことは当然と考えることが出来るでしょう。エネルギー源となる脂質を多量含んでいる種実（ナッツ）と糖質のでんぷんを多量含んでいる稲や小麦などの穀類は対照的です。脂質はインスリン分泌を刺激しませんが、でんぷんが消化・吸収されて増加するブドウ糖はインスリン分泌を増加させ、このインスリンは脂肪蓄積を起こします。種実は脂質を豊富に含んでおり、高エネルギー源になります。糖質含量はナッツにより異なり胡桃は糖質の少ないナッツの代表です（付録の食品の栄養成分表参照）。種実と穀類で注意しなければならないことは、農薬汚染と保存中のカビによる汚染です。産地に注意し、安価すぎるものにも注意が必要です。

Q 10-2 母乳の栄養成分について

　母乳は乳腺から分泌されます。新生児は離乳するまでの生後約1年間は、この母乳のみの栄養で発育して一年後には体重が3倍、身長は1.5倍に成長します。全身の臓器も分化・成長し、特に神経系や骨格筋肉系の発達で独立歩行できるようにまでなるのです。このように新生児と乳児の目を見張るような発育を可能にする食物である母乳の栄養成分の構成は、成人にとっても望ましい栄養バランスを考える上でのひとつの参考になると考えられます。

　母乳の栄養成分は初乳の頃と離乳の頃で変動することが知られています。表Aのように日本人のデータでは、初乳で脂質が44％、糖質は43％、タンパク質13％であり、離乳期には脂質46％、糖質46％、タンパク質8％と報告されています。母乳に含まれるエネルギー源は、脂質と糖質がほぼ同等であることに気づかれるでしょう。乳児には母乳により十分量の脂質（44～46％）が供給されているのです。

　更に初乳では子供を病原性のある細菌などから守るための働きをもつ抗体など重要なタンパク質を含むことからタンパク質の濃度が相対的に高くなっていることが注目されます。また、脂質には中鎖脂肪酸中性脂肪（Medium Chain Triglyceride：MCT）が含まれており、これが乳児にとってのエネルギー源となるケトン体を供給する源になると考えられます。MCTはココナッツオイルの主要成分でもあります。母乳にココナッツオイルの成分と同じMCTが含まれ、乳児に供給されていることの「一見、不思議な事実とその意義」は、きわめて重要な「自然からのメッセージ」と考えています。母乳の糖質には、乳糖（ラクトース）に加えてビフィズス菌の増殖を促進するオリゴ糖が含まれていることも驚くべき巧妙な仕組みであり、太古よりビフィズ

菌などの腸内細菌とともに歩んできた人類の進化と生存に大きく貢献してきたものと考えられます。

　乳児の成長と発育を可能にするこの母乳の栄養成分の特徴と意義を正しく認識することは、成人に推奨される正しい食事を検討するうえで、大いに参考になる有意義な情報を提供するものであると考えられます。

表A　母乳の栄養成分（エネルギー量％）

組成	初乳（出産5日以内）	成乳（出産30日以降）
脂質	44%	46%
糖質	43%	46%
タンパク質	13%	8%

Q 10-3 アトキンスダイエットなどの低糖質食、低炭水化物食について教えてください

低糖質食や低炭水化物食の抗肥満効果や抗糖尿病効果が話題になっています。

アトキンスダイエット（Atkins Diet）とは、アメリカ人医師・循環器病学者のロバート・アトキンスが考案したダイエット法です。低炭水化物ダイエット、ケトン式ダイエット、ローカーボダイエット、低糖質ダイエットとも呼ばれています。

彼は1958年の医学雑誌JAMAで読んだアルフレッド・ペニントンの論文からヒントを得て、糖質制限食を提案したと言われています。糖質をほとんど摂取しないようにすると、食後の血糖値の上昇は無く膵臓からインスリンが分泌されません。また血糖というエネルギー源がなくなるので、体内の脂肪を燃焼しやすい状態となり、脂肪だけを減らすことができるという理論です。血糖の代わりに体内の脂肪が分解されて肝臓からケトン体という栄養物質が産生されるのです。

具体的には通常200〜300g/日である糖質の摂取量を20〜40g/日と非常に少なくし、糖質の代わりに脂質がエネルギー源として使われる状態に誘導するダイエット法です。

アトキンスは、インスリンが大量に出てインスリン過剰に伴う肥満を発症してしまう原因には、砂糖などの単純糖質や、白米や麺類やパンなど精白された穀類などの炭水化物が大量に消費されるようになった時代背景があると考えていたようです。アトキンスダイエットは、一時期、米国や欧州（東欧でも）で大きなブームとなりましたが、アトキンスの突然の死亡でブームは終焉しました。一方、当時の米国は、虚血性心疾患の動脈硬化の進展予防に、脂質制限による肥満予防が最も強く主張された時期であり、代わりに糖質摂取が推奨された時

期でした。その後の検証でこの時期は米国における肥満（症）、2型糖尿病が増加し続けた時期でもありました。

最近の10年間は、栄養と食事療法の研究の進歩は著しく、その成果により、減量と動脈硬化の抑制には脂質制限食よりも糖質制限食や地中海食が有効であることを示す証拠が蓄積されて来ています。その結果、2015年に米国政府の発表した栄養ガイドラインでは、過去40年間のコレステロールを含む脂肪摂取制限を撤廃されるに至ったのです。アトキンスダイエットは、少し乱暴で極端な糖質制限と肉食推奨の誤解があったとは言え、脂質摂取制限一辺倒の時代の米国に出現した糖質制限食の元祖のような食事療法であったと言えるでしょう。

我が国でも21世紀になってから糖質制限食の有効性が提唱され議論されてきています。

一口メモ：炭水化物と腸内細菌叢

炭水化物は、糖質と食物繊維からなっています。食物繊維は人の消化管では消化されませんのでエネルギー源とはならず、むしろ糖質やコレステロールの吸収を妨げる利点が注目されてきました。一方、最近になり生活習慣病における腸内細菌叢の意義が報告され（Q1-4、一口メモ参照）、腸内細菌の餌となる食物繊維が注目されています。腸内細菌を増殖させる物質のプレバイオティクスの代表的なものが食物繊維とオリゴ糖です。腸内細菌により食物繊維から産生される短鎖脂肪酸がエネルギー源として吸収され、そのエネルギー量は総摂取エネルギーの5～10％くらいを占める可能性が考えられています。肥満の人と痩せた人では腸内細菌叢が異なっており、腸内細菌により分解された食物繊維が、肥満などに影響する可能性も考えられます。

Q 10-4 果物やジュースが大好きです。果物やジュースでも太ることがあるのですか？

　果物やそれを絞ったジュースの美味しさは糖度の高さを抜きには語れないでしょう。果物に含まれる糖質の果糖（フルクトース）の甘みは、砂糖（スクロース）より強く、糖質の中では最も強いことが知られています。また、フルクトースは温度によって甘みの強さが変化し、低温で甘みをより強く発揮します。食物中に含まれるでんぷんを酵素などでブドウ糖に変え、更に異性化してフルクトースに変える方法が開発され、食物の甘みを増すのに利用されています。フルクトースはブドウ糖と異なり、食後の血糖上昇につながらないので、清涼飲料水や食物の甘味を出すのに添加されています。果物の糖度はフルクトースの濃度を反映しており、果物には元来糖質含量が多いもの、品種改良で従来に比べて更に糖度が高くなったものが多いのです。フルクトースは蜂蜜にも高濃度含まれており、自然の仕組みを物語っています。くれぐれも適量使用を心がけてください。

　大量のフルクトース添加物の摂取は、血糖値の上昇はきたしませんが、脂肪肝や肥満などの原因になることが明らかにされており、成人のみならず小児における適量の使用の重要性が指摘されています。

　「果物で肥満することはない」とデザートの果物の量を間違えて肥満になったと考えられる方も少なくありません。一般野菜と同じと勘違いされている方もおられます。本書の付録の果物の欄を短時間でも見ていただきますと、予想以上の糖質含量に驚かれるでしょう。だから美味しいのであり、旬の果物は適量を味わってほしいと思います。生の果物でも、デザートでは適量を守ることをお勧めします。ドライフルーツやチップスも想像以上の糖質を含んでいます。干しブドウ（重量12g、糖質9g）、バナナチップス（重量15g、糖質11g）、干し柿

（重量30g、糖質16g）などは最たるもので、ドライフルーツを、お酒のおつまみとして楽しむ時は、フルクトースの濃縮物ですので、ついつい適量を超えてしまうことに注意が必要です。

食後のデザートとしての果物の糖質量は5〜10gを目安にすると、具体的にはみかん（中）1個（重量100g、糖質9ｇ）、バナナ1／3本（重量70g、糖質9ｇ）、リンゴ1／4個（重量60g、糖質8ｇ）、生柿1／4（重量65g、糖質9ｇ）、ブドウ・巨峰5個（重量50g 糖質7.6g)、サクランボ5個（重量25g、糖質3ｇ）、キウイ1／2個（重量75g、糖質6ｇ）、梨1／4個（重量80g、糖質8ｇ）、イチゴ3個（重量50g、糖質3.5g）などです。これまで「果物なら大丈夫」と、多めに食べてきた方も少なくないと思います。今後は糖質量に注意してください。デザートの果物の美味しさは、上記のように限られた量でも十分に楽しめることを忘れないようにしましょう。

もっと果物が欲しい時は、異なる時間帯に、分けて楽しんでください。また、予想以上に増えた場合は、その日の糖質摂取量を、糖質を含む野菜や穀類を減らすことで一定となるよう調整しましょう。特に糖質の多い要注意の果物は、すでに述べた干し柿、マンゴー半分（重量104g、糖質16g）などです。栗1個（重量20g、糖質6.5g）や銀杏5個（重量10g、糖質3.7g）なども注意が必要です。

脂質の多い果物にも触れておきます。アボカド（重量100g、脂質19g、糖質0.9g）とココナッツミルク（重量100g、脂質16g、糖質2.6g）です。糖質はほとんどない上に、良質の脂質が豊富に含まれています。

最後にジュースです。朝、一杯のジュースを楽しんでおられる方も多いでしょう。コップ一杯は200mlで量が多すぎます。オレンジジュースで糖質21.4g、りんごジュースで糖質23.6gです。一食の適切な糖質量全体に相当します。1／3位に減量しましょう。トマトジュー

第10章 栄養と食事療法

スは100mlで糖質3.3gです。お嫌いでない方には、コップ半分をお勧めします。ホテルやレストランのバイキング料理などで練習と実践が可能です。お隣の方の食事の選択と体型（肥満、普通、やせ）は、「他山の石」とすると参考になるでしょう。

Q 10-5 ペットボトル症候群とはどんな病気ですか？

　ペットボトル症候群とは、スポーツドリンク、清涼飲料水などを大量に飲み続けることによっておこる急性の糖尿病です。ソフトドリンク（清涼飲料水）ケトアシドーシス、清涼飲料水ケトーシスと呼ばれることもあります。ソフトドリンクやスポーツドリンクの急激な大量摂取だけでなく、みかんの缶詰などの糖質の多い食品の大量摂取でも発症します。市販清涼飲料の多くには、100mL あたり10g 程度の糖質が含まれています。スポーツドリンクにも、一般的に100mL に 6 g 程度の糖質が含まれています。ペットボトル飲料の普及とその手軽さから、過剰な糖質を摂取することになるのです。20歳代から30際代の若者に多く見られます。最近は、夏の暑さの為、発症者が多くなり、40歳代から50歳代の発症者も増えています。ソフトドリンクを普段水代わりとして飲んでいる場合、 1 日に 2 L 飲めば120〜200g/日もの糖質が増えることになるからです。

　高血糖によって引き起こされる喉の渇き（口渇）を、糖質を含有する清涼飲料水の飲用で癒やそうとするが、繰り返しの清涼飲料水の多飲により高血糖を引き起こし、高血糖が膵臓β細胞を疲弊させるのです。悪化すればインスリンの分泌不全を引き起こして糖が代謝されず、高血糖による喉の渇きは解決せず、更なる高血糖が喉の渇きを誘発し清涼飲料水の摂取が助長されることになるのです。この悪循環がペットボトル症候群の発症につながります。高血糖であってもインスリンが欠乏するとインスリン感受性であるグルコーストランスポーター GLUT 4 を介した細胞のブドウ糖取り込みが困難となり、飢餓状態に陥った細胞にエネルギー源を供給するため肝臓でケトン体が大量につくられ、糖尿病性ケトーシスが発症するのです。このため、イン

第10章　栄養と食事療法

スリン投与が必要になります。典型的な喉の渇きの症状を単純な水分不足による喉の渇きと誤認し、更に清涼飲料水を飲むことで、一層の悪化を招くことになります。重篤な場合は、糖尿病性ケトアシドーシスとなり、死に至ることがあるのです。

　清涼飲料水の大量摂取が原因となっているのですが、基礎疾患として肥満・メタボリックシンドロームを有している例が多数報告されています。

一口メモ：推奨出来る甘味料と出来ない甘味料

　甘みは脳内の報酬系（Q1-9、10-10参照）を刺激します。したがって脳の視床下部で感じる空腹だけではなく、癖で甘みを欲するようになると考えられています。甘味料は、糖質ではなくエネルギー源にもならないし、インスリン分泌も刺激しません。果物や野菜に含まれている天燃の甘味料、キシリトール、エリスリトール、ステビアは安全性においてこれまで問題は起こっていないので推奨できます。一方、人工甘味料のアスパルテーム、スクラロース、アセスルファムカリウムは発癌作用の可能性などが報告されています。

Q 10-6　脂質摂取制限やコレステロール摂取制限はしなくて良いのですか？

　2015年の米国政府の発表した栄養ガイドラインでは、40年間以上米国政府が推進してきた「脂肪摂取とコレステロール摂取の制限」が事実上撤廃されました。①低脂質食の減量効果は低糖質食や地中海食と比較して劣ること、②コレステロールの摂取量を制限しても血中コレステロール濃度は下がらないことが明らかになったことが理由です。2015年の米国栄養ガイドラインの大変革に至った経過は、脂肪（脂質）悪者説見直しの考察として重要ですので、歴史をさかのぼって説明することにしましょう。

　1953年1月7日、ニューヨークのマウントサイナイ病院で行われたシンポジウムでのアンセル・キーズの発表以来、米国での虚血性心疾

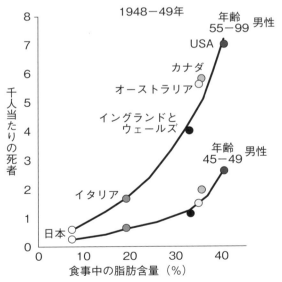

図A　虚血性心疾患の死亡率と食事中の脂肪量

患・動脈硬化の高頻度での発症の原因となる肥満は「米国民の高脂肪食（高脂質食）」によるとする考え方により、「脂質制限」は長年に亘って米国民の栄養ガイドラインの中核として提唱されてきました（図A）。アンセル・キーズは虚血性心疾患の原因を血中コレステロールの上昇であることを提唱し、それを促進する食物中の脂肪、特に動物性飽和脂肪酸を悪者と結論づけました。そして、植物性オイル（オリーブオイル）を多用する地中海食を推奨しました。彼の主張は「栄養と生理学」の研究に統計学を組合わせた、当時としては一見強力なものであり「第二次世界大戦中の米軍兵士の食事の研究」、「飢餓が人体に及ぼす影響の研究（ミネソタ飢餓研究）」、「虚血性心疾患死に関する7カ国研究」へと発展し、それと並行して肥満や癌における、脂肪悪者説が一世を風靡することになり脂肪制限（脂質制限）が推奨されたのです。そしてアンセル・キーズは飽和脂肪酸ではない植物性オイル（オリーブオイル）を多用する地中海食を勧めたのです。

またここでは糖尿病に対する食事療法がどうであったかを知っておく必要があります。代表的な糖尿病の教科書の一つである「ジョスリン糖尿病学（Joslin's Diabetes Mellitus）」には、糖尿病の食事療法（Medical Diet Therapy: MDT）の原則は、一般国民に対する食事ガイドラインと基本的に同じであると記載されています。

表Bをご覧ください。1921年にバンティングとベストによりインスリンが発見されるまでは、食事療法が糖尿病治療の中心であり、1,000キロカロリーの飢餓治療が実施されていました。1921年のインスリンの発見で、飢餓治療は行われなくなりましたが、当時は脂質75％、糖質4％、タンパク質21％の超高脂質超糖質制限食と呼ぶべき食事が処方されていたと記載されています。そしてインスリンの発見後の1921年から1950年までは、脂質70％、糖質20％、タンパク質10％の高脂質低糖質食が実施されていました。このように当時は糖尿病の食事療法の基本は、高脂質低糖質食なのです。インスリンの実用化が

表B　糖尿病患者に対する推奨栄養バランスの変遷

摂取カロリーに占める割合（％）

年	脂肪	炭水化物（糖質）	タンパク質
1921以前	カロリー制限食（1,000kcal）		
1921	70	20	10
1950	70	40	20
1971	35	45	20
1986	<30	<60	12－20
1994	摂取栄養評価と治療目標に基づく飽和脂肪酸からのカロリーを10％以下に	摂取栄養評価と治療目標に基づく	10－20

「ジョスリン糖尿病」を改変

進み、1950年から1970年までに徐々に糖質摂取基準が緩和されたようです。1970年代にはキーズの提唱などを受けて、高脂質食が動脈硬化を促進する肥満発症における悪役とみなされるようになり、脂質制限が推奨され始めました。

1977年2月、米国マクガバン委員会はこの年までに何度も公聴会を開き、そのまとめが発表されました。「米国の食事目標」マクガバン報告と呼ばれるものです。10大死因のうち6つの病気が食生活に大きく関連することが指摘され、栄養の問題は栄養不足だけではなく過剰栄養の問題が存在することが認識されたのです。そして、病気にならないための食生活の目標が6つ設定されました。

1．炭水化物の比率を（全カロリーの）55～60％に増やす。
2．当時40％の脂質を30％に減らす
3．飽和脂肪酸を10％に減らす。多価不飽和脂肪酸、一価不飽和脂肪酸を10％にする。

4．コレステロール摂取を1日300mgに減らす。

5．砂糖を15％に減らす。

6．塩分を3gに減らす。

　以上にまとめた「脂質制限と糖質摂取の方針」は2015年までほぼ続いてきたのですが、その間、米国では逆に肥満症と2型糖尿病は増加し続けることになりました。最近の10年間には、低脂肪食より糖質制限食や地中海食のほうが減量や心血管イベントの減少に有効とのエビデンスが増えていったのです。そして2015年の米国の栄養ガイドラインでは「脂質制限食とコレステロール制限が撤廃される大変革」が決断されるに至ったのです。

　米国栄養ガイドライン2015の大変革の内容に準じて日本人の食事を検討すると、糖質の制限と脂質の質を考慮した上での摂取の増加が必要になるといえます。

　我が国の国民衛生の動向2015/2016年では日本人の平均栄養摂取量は20歳以上の男女平均で炭水化物（糖質）59％、脂質26％、タンパク質15％と報告されています。また、75歳以上では炭水化物（糖質）62％、脂質23％、タンパク質15％で、耐糖能の減少する75歳以上では逆に糖質は増加し脂質は減少しているのです。

　一方、日本人の食事（和食）は2013年12月にユネスコ無形文化遺産に登録されるなど、世界中からの和食への関心が高まってきています。無形文化遺産として登録された和食ですが、料理そのものの栄養学的妥当性というよりも自然や四季と調和した独自性のある食文化に対しての評価と考えられています。栄養学的評価ではないことに留意が必要でしょう。

　米国の栄養ガイドラインの大変革とこれまでに述べてきたエビデンスなどから、我が国の食事療法についても大変革の必要性が指摘され始めています。なぜなら、我が国でも肥満・メタボリックシンドロームが徐々に増加し、2型糖尿病が増加して国民病と認識されるように

なっているからです。

> **一口メモ：脂肪とオイルの調理法**
>
> アンセル・キーズの「動脈硬化における高脂肪悪者説」以来、動物性脂肪の飽和脂肪酸の欠点と植物性脂肪の不飽和脂肪酸の利点が信じられてきていますが、必ずしも正しくありません。調理法が 1. 生の場合 2. 煮る場合 3. 蒸す場合 4. 低温（160度まで）で炒める場合 5. 高温で炒める場合 6. 高温で揚げる 7. 高温で焼く場合で、脂肪酸の酸化は、飽和脂肪酸より不飽和脂肪酸で起こり易いことが知られています。脂肪やオイルを含む食材や脂質を使う料理法は、出来るだけ 1. ～ 4. までで実施することが良いと考えられています。高温の調理で炭化した焦げや酸化物は、発癌物質や炎症を促進する物質になる可能性が知られています。

Q 10-7 人生80年の長寿社会で推奨される生活習慣病対策の食事療法について教えてください。

　我が国は、人生50年の時代から人生80年の長寿社会の時代になっています。人生50年を支えてきたと考えられる日本人の生活習慣、即ち、食事、運動、睡眠のなかでも、特にその中心にある日本食（和食）の長所と問題点を正しく再評価して、人生80年の健康を維持する食事を提案することは日本人の生活習慣病の研究者の使命であり、また遣り甲斐・喜びでもあるのです。ここで提案しようと考えているのは、これまで40年間以上に亘る内分泌代謝学の基礎研究とその成果を踏まえた臨床応用の実現を達成してきた臨床医学研究（トランスレーショナル医学研究）の成果から得られた食事パターンです。本書では、毎日の食事パターンの重要性を教える和製の四文字熟語「医食同源」については既に説明しました。また、地中海食と母乳の特長についても説明しました。更に、日本食（和食）の特徴や問題点も指摘しました。

　そしてここで生活習慣病の対策で推奨される食事パターン——「適度の相対的高脂質高タンパク質低糖質食」略名：適度の食事（モデレートダイエット：MD食）米語名 "Moderate Diet"——を提案したいと思います。世界的視点で見ると海に囲まれた極東の島国の日本で、我々の愛してきた和食は、西洋文明の発祥の地の地中海沿岸の地中海食と同様に魚介類を主要なタンパク質源としてきました。日本人が長年味わってきた青魚にはEPAやDHAが豊富に含まれており、地中海食のオリーブオイルに相当する良質な脂質です。一方、我が国では人生50年の時代から人生80年の長寿社会の時代になっており、人生50年の時代の克服目標であった栄養失調や結核などの感染症から、動脈硬化症、骨粗鬆症、認知症、癌などが長寿社会の主要な克服目標

へと大きく変化しているのです。時代は変化します。私たちの生活習慣の長所を生かし問題点を是正するために我々の生活習慣を再検討し、80年になった長寿生活、特にこれまでは単なる延長戦と考えてきた後半の30年間の健康維持に積極的に備えなければなければならないのです。人生100年の時代が視野に入ってきています。

　この目標を達成するために、人生を、成長のための栄養食事が必要な成長期、運動不足と過食に悩む多忙な成熟期、基礎代謝の減少と健康を考え始める壮年期、筋力低下と骨量減少、認知機能が気になる老壮期の四期に分けて、人生80年時代の食事パターンを考える必要があると思います。生活習慣病対策で40歳代には始めてほしい食事パターンは、加齢に伴って減弱する耐糖能と基礎代謝に対するものです。これらの二つの課題を一つの言葉でまとめると「肥満症対策食事パターン」と置き換えることができます。肥満症の定義は「肥満（BMI：25以上）を伴い、肥満に起因ないし関連する健康障害を有する疾患」であり、糖尿病、脂質異常症、高血圧症など（第1章「肥満症」参照）は代表的な「肥満に関連する健康障害」です。私達の提案する人生80年の長寿社会で推奨される生活習慣病対策の食事療法は、先に触れた「適度の食事（モデレートダイエット：MD食）」です。量的には、総摂取カロリーを脂質30〜45％、糖質30〜45％、タンパク質15〜25％で摂るものです（表C）。脂質の質が重要で、魚介類のω3脂肪酸、植物性の不飽和脂肪酸、中鎖脂肪酸トリグリセリド（Medium Chain

第10章　栄養と食事療法

表C　適度の相対的高脂質高タンパク質低糖質食

脂質	30-45％＊	90-105g	810-945キロカロリー＊＊
炭水化物（糖質）	30-45％＊	125-180g	500-720キロカロリー＊＊
タンパク質	15-25％	100-150g	400-600キロカロリー＊＊

＊脂質摂取量は、母乳の脂質濃度の45％を上限とした。
＊＊日本人の総摂取カロリーが日本人の食事摂取基準と相当の差が認められることより、カロリー摂取量は参考値とする。

一口メモ：ケトン体—脳のエネルギー源とシグナル伝達因子

　体内では脂肪酸は、ミトコンドリアにおける燃焼の仕組みのβ酸化によりアセチル CoA と言う物質に分解され、2つの分子が縮合してアセトアセチル CoA と言う物質として存在します。肝臓には、デアシラーゼと言う分解する酵素があり、アセトアセチル CoA を分解してアセト酢酸が産生されます。このアセト酢酸は、β-ヒドロキシ酪酸とアセトンと言う物質に変換され、血液中に放出されます。これらのアセト酢酸、β-ヒドロキシ酪酸、アセトンをまとめてケトン体と呼んでいます。飢餓、糖尿病、激しい運動などでは血中ケトン体濃度が上昇します。これまで高濃度のケトン体は、糖尿病で血液が酸性になるケトアシドーシスを起こし、生命が危険になることもあることから、有害物質と考えられてきました。もちろんケトン体が限度を超えて異常に体内で産生される病態が危険な状態であることは今も間違いではありません。しかし近年の研究成果では、ケトン体は飢餓時の貴重なエネルギー源として脳の神経細胞で利用されること、更にケトン体の受容体が生体内にあって、身体の調節作用に関与するシグナル伝達因子としても作用することが証明され、生理的意義の研究が進展しています。高脂肪低糖質食の摂取でも、肝臓からのケトン体の産生が増加します。ケトン体を増やす食事療法は難治性のてんかんの治療に応用されています。

一口メモ：G タンパク質共役型受容体

　多くのホルモンが、各ホルモンに特異性を持って結合し、作用を発揮するために細胞膜の表面にある受容体です。水素の約6万倍の重さをもつ分子で細胞膜を7回貫通する構造を持っています。

　アドレナリン、グレリンなど多くのホルモンの受容体はこのグループに属しています。一方、インスリンやレプチンなどの受容体はこのグループとは異なり、細胞膜を1回しか貫通しない構造です。最近の研究では、短鎖脂肪酸、中鎖脂肪酸、長鎖脂肪酸やケトン体がこのGタンパク質共役型受容体に結合することが明らかになり、注目されています。受容体に結合したホルモンや脂肪酸は、受容体と一緒に細胞膜にある酵素を活性化して、細胞内のセカンドメッセンジャーである

> サイクリック AMP（情報伝達に関わる物質で ATP から作られる）などの化学分子を増減し、作用を発揮するのです。

Triglyceride、MCT）の摂取を勧めるものです。これは地中海食の魚介類、野菜、種実、オリーブオイルなどを使った利点を、和食に取り入れるものといえます。

　「適度の食事（モデレートダイエット：MD 食）」は、脂質の質と量を強調するもので、肉類を摂りすぎないことも含まれています。また、この栄養成分の比率、特に総カロリー中の脂質と糖質の比率は、母乳中の脂質と糖質の比率と類似するものです（Q10-2参照）。母乳には MCT も含まれています。MCT は、消化管での消化・吸収後リンパ管を通じて運ばれる長鎖脂肪酸トリグリセリド（Long Chain Triglyceride, LCT）と異なり、消化・吸収後直接血管系の門脈に入り、肝臓に取り込まれ、血中のケトン体濃度を速やかに上昇させます。MCT を含む母乳により乳児の体重は3倍、身長は1.5倍と著しい成長発育をするのです。特に授乳期の脳の発育はすばらしいもので、1年で直立歩行が可能になるのです。なぜココナッツオイルの主成分と同じ MCT が乳腺で作られ母乳中に分泌されるのか、大変不思議ですし、驚異的です。ケトン体を増やして、脳の摂食調節や知能の発達を促進している可能性があります（一口メモ　ケトン体参照）。ケトン体はエネルギー源としてのみならず、生体に発現するケトン体に特異的な受容体である G タンパク質共役型受容体にシグナル伝達因子として作用することが解明されているからです（一口メモ　G タンパク質共役型受容体参照）。ケトン体を増加させる食事療法は、難治性てんかんの治療法にも応用され、認知症の治療法としても治験が実施されているのです。

　「適度の食事（モデレートダイエット：MD 食）」における糖質の摂取量は、「緩やかな糖質制限の基準値の30％からその5割増に相当し、

一口メモ：草食、肉食、雑食

　人類（ホモ・サピエンス）は、猿から進化したことは良く知られており、猿は木の上で暮らしてきたので、草食傾向の強い雑食で、主に果実を食べること（果実食）が知られています。果実以外に、植物、花、種実、キノコ、昆虫なども食べます。人類は、食物連鎖の頂点にいて、肉食でも草食でもなく雑食です。これは、口や歯の形態、消化臓器の長さ、大きさ、機能などに反映されています。人類は草食動物と比較して胃や盲腸など特に拡大した消化臓器を持っていないので、草食より肉食に近いと考える向きもありますが、口や歯の構造は肉食とは異なり、100〜1,000兆個の腸内細菌と共生していますので、典型的な雑食と考えるべきでしょう。人類が雑食であることは、栄養学における正しい栄養・食事パターンを考える際に重要です。摂取、消化、吸収、代謝などの面で草食動物や肉食動物と対比することで、正しい栄養を研究・考察することが可能になるからです。

一口メモ：草食動物である牛やヤギ、パンダ、コアラの話

　草食動物の牛やヤギは、草食による摂取カロリーはきわめて低いのですが、これらの反芻動物は共生する細菌が食物繊維から産生する短鎖脂肪酸をエネルギー源として吸収しており、動物自身が摂取した草のカロリー量よりもはるかに多くのカロリーを得ていることが知られています。パンダは笹の葉、コアラはユーカリの葉からの摂取カロリー量ではなく、共生する細菌の産生する短鎖脂肪酸をカロリー源として吸収していることが明らかになっています。雑食の人類でも、肥満の人の腸内細菌とやせた人の腸内細菌の種類が異なること、肥満マウスとやせマウスの便を移植すると体重が増減することが明らかにされており、その臨床的な意義が注目されています。

母乳の糖質含量である45％までを個体差を考慮して制限範囲として設定するもの」で、食後の血糖上昇とそれに続いて起こるインスリン分泌を最少限にして脂肪蓄積を防ぐことが期待できる食事パターンです。そして母乳の優れた栄養学的利点を十分に踏まえたものでもあるのです。和食の長所を残して地中海食の長所を取り入れた良質な脂質の摂取とその分に相当する「更に緩やかな糖質制限」は、摂食調節ホルモンのレプチンやグレリンの働きを調節して正常な満腹感を導くことが可能です（論文を準備中）。

「適度の食事（モデレートダイエット：MD食）」における高タンパク質食も更に緩やかなもので腎機能への負担などを心配する必要がないものです。魚類、卵、大豆などから十分なタンパク質の摂取を勧めます。

最後になりましたが総カロリー摂取量について述べておきます。総カロリー摂取量を厳密に決めることの意味が難しくなってきています。言うまでもなく肥満（症）における腸内細菌叢の意義が明らかになり、腸内細菌が食物繊維から産生する短鎖脂肪酸がエネルギー源として、また、ケトン体と同様に短鎖脂肪酸に特異的な受容体を介して代謝調節に関与することが明らかになってきています。草食動物の例から考えると、草食動物の経口摂取カロリー量は極めて少ないにもかかわらず、消化管で吸収する共生する腸内細菌由来の十分量のカロリーで総吸収カロリー量は経口摂取カロリーとは全く異なるものになっているのです。雑食動物である人類は、経口摂取する食物に由来する摂取カロリー量にくわえて、腸内細菌由来のエネルギー源を吸収していることが明らかになってきています。腸内細菌の種類とその腸内細菌由来のエネルギー量が肥満者と非肥満者で異なることが報告されています。また、食物の消化・吸収にもかなりの個体差が存在すること、個人の体調・年齢などによる食物の消化・吸収の変化も知られています。当面は厚生労働省から5年ごとに発表されている「日本人

の食事摂取基準」の摂取カロリーに従うことが良いでしょう。日本人の年齢別の体格と身体活動レベルを考慮して決められており、現在は2015年〜2020年の摂取基準が発表されています。BMIの目標値も提案されています。表Dに明らかなように身体活動レベル（低い、普通、高い）の三段階別に摂取基準が定められています。30歳以上の男性（身体活動レベル：普通）で2200〜2650キロカロリー、30歳以上の女性（身体活動レベル：普通）で1750〜2000キロカロリーの摂取基準が推奨されています（表D）。一方、国民栄養調査2015/2016における日本人の平均カロリー摂取量は20歳以上の男女の平均で1873キロカロリーと報告されており、日本人平均摂取カロリー量と日本人の摂取基準カロリー量に乖離があるのに気づかれるでしょう。この点については栄養学の代表的な教科書には「栄養調査でみられる過少申告は25〜50％に至ることに留意すべき」と記述されているのです。一定の食事のみが摂取可能な条件下では、日本人成人男子は2650カロリーの摂取が必要であることを観察しています。

以上説明したように「適度の食事（モデレートダイエット：MD食）」は和食の長所を生かし、地中海食の利点を取り入れ、良質の脂質摂取とタンパク質摂取を勧め、緩やかな糖質制限食と同等あるいはそれ以下の制限を実施するものですから、食事の質を落とさず、総摂

表D　日本人推定エネルギー必要量（kcal/日）（2015〜2020年）

性別	男性			女性		
身体活動レベル	Ⅰ	Ⅱ	Ⅲ	Ⅰ	Ⅱ	Ⅲ
30〜49（歳）	2,300	2,650	3,050	1,750	2,000	2,300
50〜69（歳）	2,100	2,450	2,800	1,650	1,900	2,200
70以上（歳）	1,850	2,200	2,500	1,500	1,750	2,000

身体活動レベルは、低い、ふつう、高いの3つのレベルとして、それぞれⅠ、Ⅱ、Ⅲで示した。
日本人の食事摂取基準　厚生労働省2015年度

取カロリーは充分に摂るもので、空腹感にさいなまれることなく、継続が容易であり、実現性と有効性の高い食事パターンで人生80年時代にふさわしい食事療法で人生100年時代を先取りするものです。

一口メモ：食糞

　食糞とは、動物が自分自身または他の動物の糞を食べることです。多くの種の動物がこれを行うことが知られています。一般的には、共生する細菌が産生する有効な物質や細菌の菌体を栄養源とすることが食糞の目的です。しかし、その目的は種によって様々であると考えられています。草食のウサギの糞には健康維持に不可欠なビタミンB12が多量に含まれており、ウサギは自分自身の糞を食べることが知られています。コアラは母親が自分の糞を離乳食として子に食べさせる習性があり、子のコアラは母親の糞を食べることでユーカリの味を覚えるとともに、ユーカリの消化に必要な微生物を摂取することになると考えられています。人でも飢餓時には栄養源を求めて動物をまねた行動があったかもしれません。漢方薬には人中黄など人糞を原料とするものがあることが知られています。

Q 10-8 食事療法は続けるのが難しくて困っています。継続しやすい「適度の食事（モデレートダイエット：MD食）」についてもっと教えてください。

「適度の食事（モデレートダイエット：MD食）」は難しくありません。基本項目を正しく理解して実施すれば自分で食事を作ったことのない人でも比較的容易に可能です。筆者は、最近まで自分で料理をつくった経験はほとんどありませんでした。しかし、最近はホテルのバイキングスタイルの朝食における食物の選択や家庭での朝食のサラダなどを作る練習をして、自分の朝食の食物の主要栄養素、即ち脂質、糖質、タンパク質の概略を計算しながら、朝食内容を決めることができるようになりました。皆さんも基本項目を理解されれば必ず出来ると確信します。1か月で1～2 kg、3か月で3～5 kgの減量が達成できるでしょう。

米国への旅行では、食物全体の量が多く個々の料理のサイズも大きく、とても食べきれないことを経験されているでしょう。また、甘い菓子、ケーキ、アイスクリームなどが多いのに気付かれるでしょう。そして低脂肪食品の販売や宣伝が多いのに気付かれたでしょう。欧米では本講座でも取り上げた地中海食が推奨される食事として栄養学の教科書に記載されています。本書でも取り上げていますので参照してください（Q10-1）。特徴を簡単にまとめますと、①魚介類と野菜を多く、②肉類は相対的に少なく、③オリーブオイルや種実を豊富に使用する食事です。ヨーロッパではこの地中海食は北中部のヨーロッパの食事と比較して、生活習慣病や癌の頻度が少ないことが知られています。米国の栄養学の教科書にも「章」として取り上げられることも少なくありません。欧米への海外旅行や滞在の経験のある方は、気づかれているはずですが、地中海食について触れていない欧米の栄養学の教科書や雑誌はないでしょう。

日本食（和食）は、地中海食のように魚介類を主要なタンパク質源としてきました。「適度の食事（モデレートダイエット：MD食）」は、地中海食の長所を取り入れ健康維持に有効な良質の脂質を相対的に増して、脂質の摂取増加に伴い過剰になるエネルギー成分の糖質を減らすもので、結果的にタンパク質の相対的な増加も伴います。この食事は、現代の生活習慣病の基盤病態である、血糖上昇の抑制と血糖の上昇に続くインスリン分泌の最少化を目指すもので、別の言い方をすれば脂質蓄積の抑制、肥満の予防に有効な対策といえるのです。

　また、欧米では近年では動物愛護の観点や宗教上の理由などで、肉食を避けるライフスタイルが広まり、ベジタリアン（菜食主義者）も少なくありません。ベジタリアンでは肥満者は相対的には少ないといわれていますが、肥満者がいることも良く知られています。ジャガイモ（ポテト）やトウモロコシ（コーン）による糖質の摂り過ぎが原因になっている例などが知られています。

　最近の日本は豊富な食材に恵まれています。先進国になった日本は、海や川の幸である魚介類に加えて、肉類や卵、野菜や果物にも恵まれ、入手できない食材はほとんどない状況です。この面では欧米に劣ることはまったくありません。

　現在の主要な穀類として摂取されているのは、日本では主に米を炊いたご飯であり、欧米では小麦から作られるパンや麺類です。地域や時代により芋類やトウモロコシを主要な穀類として摂取することもあります。穀類は他の食材に比較して保存が容易であり、安定した食材として農耕生活の主要な食物となりました。しかし、わが国では米が十分に食べられるようになったのは戦後の混乱期を過ぎてからであり、一般庶民は、江戸時代までは雑穀が中心で米を混ぜたものが大半であったと考えられています。したがって、米がわが国の古来から主食であったとの考えは歴史的認識として正しいものではありません。農耕生活が始まるまでの縄文時代の我が国では、狩猟採集による雑食

であったことが知られています。和食には主食と副食という言葉はありますが、これに相当する英語はありません。英語のメインディッシュは、いろいろな肉類や魚介類を中心にした料理を意味しており、主には肉類であるのが普通です。洋食ではパンがメインディッシュと言うことはありません。和食の代表的なものの懐石料理でも、ご飯は最後に少量出てくるのみです。この最後に出る少量のご飯が懐石料理のメインディッシュとは言わないことは皆さんにも納得していただけるでしょう。

　人類（ホモ・サピエンス）の身体を構成しているおおよその成分は、水分が約70％で、残りはタンパク質と脂質が夫々約15％、糖質は1％に過ぎないことが知られています。タンパク質の成分であるアミノ酸、脂質の中性脂肪を構成する脂肪酸には人の体内での生合成が不可能で、体外からの摂取が必須である「必須アミノ酸」や「必須脂肪酸」が知られていますが、体外から摂取することが必要な「必須糖」はありません。また、糖質は甘みを有しており、甘みは脳の報酬系を刺激することより、癖になることが知られています。糖質は、癖になるような甘みを有する嗜好品の側面を有すると考えると理解しやすいでしょう。

　現在（2015年/2016年）の日本人の平均摂取カロリーは国民衛生の動向（厚生労働省）では男性2095キロカロリー、女性1674キロカロリーで、平均1873キロカロリーであり、主要栄養素は、糖質59％、脂質26％、タンパク質15％と報告されています。これを糖質30～45％、脂質30～45％で合わせて75～85％にして、タンパク質を15～25％にすると日本食に地中海食の長所を取り入れることができます。現時点で栄養学的に理想的な実現可能な食事になります。この比率は、米国栄養ガイドライン2015の内容にも相応しいものです。また母乳の成分が成人にとっても理想的であるというような研究データは現時点ではまだ無いものの、少なくとも悪影響を及ぼすとは考えにくい母乳の成分

構成、すなわち新生児や乳児が母乳から得られる脂質と糖質の比率45％に近似したものです。

　また、栄養学の教科書には、「栄養調査で自己申告される摂取量は、25〜50％も過少申告されることがあることに留意すべき」と記載されています。前述した厚生労働省の国民衛生の動向のカロリー摂取量と厚生労働省の栄養摂取基準のカロリー量にも20〜30％程度の乖離がありますので、実際にはもっと摂取されている可能性が考えられます。現代社会では人類が栄養摂取量を過少申告してしまうことは人間らしいと考えることもできるかもしれません。私達の研究で一定の食事摂取が決められた状況下で、成人の肥満日本人男性が約1年間2650キロカロリーを摂取しても痩せて正常体重になることを観察しています。日本人の食事摂取基準の妥当性と栄養摂取調査における過少申告を示唆する結果と考察しています。

　以上、臨床栄養学の困難さを含めて現況を説明して来ました。更に臨床栄養学の基本は過去・現在の栄養状態を調査することであり、臨床研究のエビデンスを確立することが困難な領域です。これまで学会などで推奨されてきた栄養・食事療法の有効性と安全性についても薬物療法の有効性や安全性と比較して、充分なエビエンスと言えるものは無いのが現状です。

Q 10-9 「適度な食事（モデレートダイエット：MD食）」のエビデンスを具体的に教えてください。

　私たちの研究室では、脂質の質の肥満における意義を研究しています。最近発見した高脂質食の質の重要性を示した結果を少し紹介しましょう。図Bには正常マウスに同じカロリー量の脂質カクテルAと脂質カクテルBの高脂肪食を食べさせて体重の増加を比較したものです。脂質カクテルBでは体重の増加が著しいのですが、脂質カクテルAでは体重の増加は最少限しか認められません。同じカロリーの脂質カクテルを摂取しているにもかかわらず、このような著しい差が認められるのです。もちろん下痢などはありませんし、運動量の変化もありません。摂取カロリーで単純に食事療法を考えることの問題点と脂質の質の違いで体重増加を防ぐことができることを示した研究

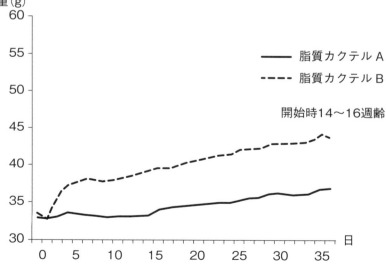

図B　異なる脂質カクテルからなる高脂肪食がマウスの体重に与える効果

結果です。同時に今度は一度肥満にしたマウスに同じカロリーの高脂肪食として脂質カクテルAと脂質カクテルBを食べさせますと、脂質カクテルBでは体重は更に増加傾向を示しますが、脂質カクテルAでは体重は対照的に減少傾向を示しています。両群間では前値の体重の約1割の差が認められます。高脂肪食でも成分の違いにより、肥満に対する効果が対照的になるのです（図C）。この研究での脂質カクテルAと脂質カクテルBの具体的成分は未発表ですが、本年中の論文発表と来年度の学会発表を予定して研究を推進しています。

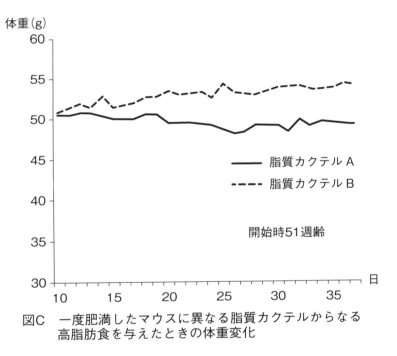

図C　一度肥満したマウスに異なる脂質カクテルからなる高脂肪食を与えたときの体重変化

次の図Dには60歳代の患者さん「適度の食事（モデレートダイエット：MD食）」（Q10-7参照）の効果を見たものです。脂質40～45％、糖質30％で8ヶ月間の体重と内臓脂肪への効果を見たものです。食物に含まれる栄養素以外にココナッツオイル、オリーブオイル、ワイン

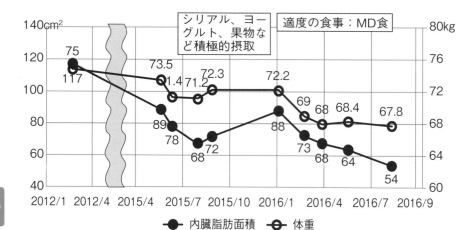

図D 適度の食事(MD食)による60歳代男性の体重と内臓脂肪量の経時的変化

ビネガー、MCT（中鎖脂肪酸）オイルを60〜90mL（大匙4〜6杯/日）使用し、昼食は週日外食で、夕食は週に2〜3回は外食になることがある患者さんです。開始前にはヘモグロビンA1cは6.5%、空腹時血糖も120〜130mg/dLになっていましたが、2ヶ月目以後の空腹時血糖は100mg/dL以下に減少し、ヘモグロビンA1cは5.6%に減少し継続できています。体重は最高で4.4kgの減少、人生の体重の最高値からは7.2kg、BMI（体格指数）は25.0から23.5に改善しています。また内臓脂肪は54cm^{2}と最大値の117cm^{2}から半減しています。この間は血中の総ケトン体濃度は300umol/dLから600umol/dLの間に増加しており、尿中ケトン体検査では(±)から(＋)で、脂肪酸が燃焼していることが推測されました。糖質量1日100g以下で患者さんは十分量の魚類や野菜・種実、納豆や豆腐などと肉類も摂取し、空腹感は全く感じないと訴えています。食後には大好きな果物を適量（糖質量5〜8g）で2〜3回/日楽しんでいること、アルコール類は、ビールと日本酒を控え、適量の焼酎とワインを飲み分けていること、趣味のテニスは週末の楽しみで、体力的な変化も全く無いとのことでした。

Q 10-10 糖質は必須栄養素ではないのですか？脳は糖質制限しても大丈夫ですか？

　牛肉や豚肉など動物の体の炭水化物含量は約1％以下です。したがって、肉食動物では、摂取栄養素のほとんどがタンパク質と脂質であり、糖質は極めて少ないことになります。肉食動物にとって糖質をほとんど摂取しなくても健康上の問題はおきません。雑食である人類ホモ・サピエンスも肉食動物と同様に、食物中に糖質がほとんど無くても生きていけます。人間が生きていく上で必要な栄養素は、糖質（炭水化物）、脂質（脂肪）、タンパク質、ビタミン、ミネラルで五大栄養素と呼ばれています。人間が自分の体内では合成できずに食物から摂取しなければならない必須栄養素は、必須アミノ酸（ヒスチジン、イソロイシン、ロイシン、リジン、メチオニン、フェニルアラニン、スレオニン、トリプトファン、バリン）、必須脂肪酸（リノール酸、α-リノレン酸）、ビタミン、ミネラルが知られています。人類や肉食動物にとって、糖質は必須栄養素ではないのです。

　「ブドウ糖がなければ、脳が働かなくなるのではないですか？」との質問もしばしば受けます。脳のエネルギー源はブドウ糖が主と考えられてきましたが、糖質や食事を全く摂取できなくても、体に蓄えた脂肪やタンパク質から肝臓でブドウ糖を生成できること、ブドウ糖が枯渇しても脂肪酸が燃焼するとケトン体（アセト酢酸とβ-ヒドロキシ酪酸）という物質が肝臓から放出されて全身に供給されます（一口メモ　Q10-7参照）。このケトン体は血液脳関門（脳への物質供給を制限している仕組み）を容易に通過して、脳のエネルギー源として利用されます。絶食しても、思考力や記憶力には障害は起こらないはこの仕組みがあるからです。一方、一般的には脂肪酸は血液脳関門を通れないので脂肪酸は直接には脳のエネルギー源にはなれないと考えら

れています。

　ケトン体は、脳以外に骨格筋、心臓、血管、腎臓など多くの臓器に運ばれ、これらの細胞のミトコンドリアで代謝されてエネルギー源として利用されます。特に脳にとってはグルコースが枯渇したときの代替のエネルギー源であり、グルコースを摂取しなくても、脳の働きは正常に維持される仕組みがあるのです。

　砂糖を含む糖質の摂取量の増加が、肥満、糖尿病、メタボリック症候群の増加の一因であることが明らかにされてきており、WHOは遊離糖（ブドウ糖、果糖の単糖類と、砂糖など二糖類）の1日の摂取量の制限を25g以下に厳しく制限する指針を発表しています。遊離糖は、食物中の糖質が消化されて出来る単糖類を除いたものです。遊離糖も消化されて生じるブドウ糖も、同様にインスリン分泌を刺激して肥満や糖尿病、メタボリック症候群など生活習慣病を増やすことになりますので、適量の糖質摂取制限が重要です。また、長期的には認知症など中枢神経の変性性疾患を増やす可能性も指摘されています。「砂糖は脳内報酬系を刺激して脳に快感を与え、やる気を引き起こす」という意見もありますが、「砂糖を摂ることは覚醒剤や麻薬と同様に報酬系を刺激することは、多量の糖質摂取は癖になる」ことを示していますので、糖質摂取は適量以下が推奨されます。

一口メモ：食欲調節と報酬系

　食欲調節については、脳の視床下部と呼ばれる部位に、空腹感や満腹感を感じる仕組みがあります。多種類のホルモン、即ち、膵臓からのインスリン、脂肪組織からのレプチン、胃からのグレリンなどや、食物が消化吸収された後に増加する血糖、脂肪酸、アミノ酸などが食欲調節にも関与していると考えられています。一方、脳には、視床下部の食欲調節の仕組みに加えて、癖や快感に関与する仕組みがあります。報酬系（Reward System）と呼ばれており、中脳の腹側被蓋野と大脳の側座核と呼ばれる部位です。覚醒剤のコカインの作用部位であり、ドーパミン神経細胞であることが知られています。薬剤以外に、嗜好品である喫煙、飲酒などが報酬系を刺激することが証明されています。高濃度の糖質の甘みも、報酬系を刺激することが証明されています。

Q 10-11 時間が取れない時などの「適度の食事：MD食」レシピを具体的に教えてください。

　朝食から始めましょう。コーヒーにココナッツオイル大匙1〜2杯（MCTオイル大匙1〜2杯もOK）とバター（10g）を加えて泡だて器で十分に攪拌すると美味しいバター入りココナッツオイルコーヒーが楽しめます。カロリーは大匙2杯のオイルとバターで300キロカロリー以上あります。時間が取れないときは、これだけで昼食まで働くことができます。更に、ゆで卵や野菜サラダ、前夜の味噌汁やスープを温めて飲むことができれば良いでしょう。サラダにはMCTオイルを1-2杯、ワインビネガー大匙1杯、塩麹少々で味わってはいかがでしょう。クルミなどの種実、エゴマなどをお好みに合わせてトッピングするのも良いでしょう。味噌汁や野菜スープにはMCT0.5〜1杯加えると豚汁のような味わいを楽しめます。更に2杯のオイルの増加で270カロリー増えますので、ここまでやれれば540キロカロリー以上の朝食になります。焼き魚が加わればタンパク質源が確保でき、ふすまパンがあれば50g食べても全脂質は60g位、全糖質は20g以下でしょう。総カロリーは約600キロカロリーの豊かな朝食になります。

　昼食は、エッグサラダ、チキンサラダ、サーモンサラダなどから一つを選び、焼き魚、ゆで卵か卵焼き、野菜スープがあれば、ドレッシングは朝と同じ様にMCT大匙1杯などで作ります。コーヒーをココナッツオイル大匙2杯入りにして、総カロリーはオイルが大匙3-4杯で約600キロカロリーでしょう。

　夕食は、お刺身か、焼き魚、魚の煮込みなどからの魚の一品に、肉野菜炒め（オリーブオイルかココナッツオイル）、温野菜、豆腐、ふすまパンや糖質カット麺、ご飯3口からの選択と組合せが良いでしょう。デザートの果物などを含めて、約700〜800キロカロリーでしょ

う。脂質は20g、糖質は20〜30gでしょう。一日で、脂質（オイル）75〜105mL、糖質100〜150gです。食品の栄養成分を計算するようになって食品中の糖質含量に驚くことも少なくありません（付録の表A、表Bをご利用下さい）。

　最後に夜食も紹介しましょう。夜食に限らず、どうしても食べたい時のレシピと考えてください。納豆にMCTオイルを大匙1杯加えると納豆が一層糸を引き、美味しく楽しめ、200キロカロリーに近くなります。豆腐を冷奴子や湯豆腐で楽しむこともお勧めです。脂質の豊富なアボカドサラダもお勧めです。

一口メモ：適度の食事（モデレートダイエット：MD食）の四字熟語

医食同源　　生活習慣病は薬と同等に食が重要
油断大敵　　単純な油の制限ではなく、良質の脂質摂取が大切
加油減糖　　良質の脂質を摂り、糖を減らすように頑張る
健康長寿　　健康寿命を延ばして長寿を楽しむ

朝食1　ツナサラダ　鰯　納豆　ふすまパン　みそ汁

朝食2　アボカドサラダ　卵焼き　鰯　みそ汁

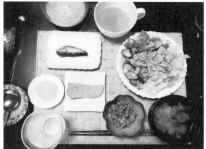
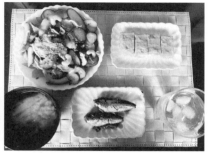

たんぱく質 30.7g、脂質 19.8g、糖質 14.6g、　　　　　　　　　378kcal

たんぱく質 42g、脂質 52.2g、糖質 13.6g、　　　　　　　　　714kcal

昼食　ビーフカレー（小：ライス 30g）

夕食　牛肉　鯖　オムレツ　オクラ　野菜　みそ汁

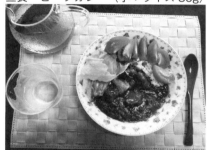
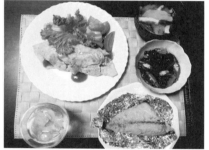

たんぱく質 16.6g、脂質 16.4g、糖質 30g、　　　　　　　　　353kcal

たんぱく質 48.6g、脂質 40.3g、糖質 9.9g、　　　　　　　　　629kcal

ココナッツオイルバターコーヒー

非常食　MCT オイル納豆

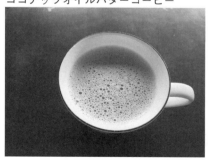
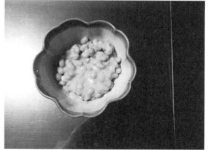

300kcal　　　　　　　　　　　　　150kcal

図E　食事の例

第**11**章

運動療法

Q 11-1 普段から運動していると、どのような病気が予防できますか？ 運動によって改善が期待できる病気はどのようなものがありますか？

　普段から運動していると、表Aに示すようなさまざまな医学的効果があらわれるようになります。まず、呼吸循環機能（心臓や肺の機能）が高まるとともに筋肉の性質に変化が生じて体脂肪の利用効率が上昇し、肥満しにくくやせやすい体質に変わっていきます。また運動は直接筋肉にブドウ糖を取り込ませて血糖値を低下させるとともに、血糖降下ホルモンであるインスリンの作用を発揮しやすくします（インスリン感受性の亢進）。インスリン感受性の亢進は糖尿病患者の血糖値を下げるのみならず、肥満や脂質異常症、高血圧の改善をもたらします。さらに運動には動脈硬化や血栓（血管内の血塊）の形成を抑制して脳・心臓や四肢の血液循環を保持する効果もあります。また、筋骨格系機能や免疫機能を高めるなどの作用もあります。前者は転倒事故や骨粗鬆症の予防につながりますし、後者は発癌予防につながる作用と考えられています。そのほかには運動による精神面での効果も、健康維持に大きな役割を果たすと考えられています。普段から運動している人は、うつ症状や不安を感じることが少なく、自己健康感（自分が健康であるという感じ）を保ちやすいことがわかっています。

表A　運動療法継続による医学的効果

①呼吸循環機能の改善
②インスリン感受性の亢進
③体脂肪の減少（抗肥満効果）
④糖代謝の促進、血糖値低下（抗糖尿病効果）
⑤血圧の低下（降圧効果）
⑥HDLコレステロールの増加、中性脂肪の減少（脂質代謝改善効果）
⑦動脈硬化抑制
⑧筋骨格系の増強、柔軟性の亢進
⑨精神面での効果（抑うつ感や不安感の減少、健康感の保持）

運動はこれらの総合的な効果によって、肥満症、糖尿病、虚血性心疾患、癌などさまざまな疾患の予防に貢献すると考えられています（表B）。

表B　運動による発病予防効果が期待できる疾患

①肥満症
②2型糖尿病
③虚血性心疾患（狭心症、心筋梗塞）
④高血圧症
⑤癌（大腸癌、乳癌、など）
⑥骨粗鬆症
⑦脳血管障害（脳梗塞、脳出血など）

運動にはリハビリテーションとしての役割も重要です。適切にリハビリテーションを行うことで、心臓病や呼吸器疾患による運動能力低下の改善、脳血管障害や外傷による麻痺などの改善が期待できます（表C）。リハビリテーションは、障害の原因となっている病気自体を回復させるものではありませんが、障害を持ちながら日常生活を少しでも円滑に行うために極めて重要な運動療法です。

表C　適切なリハビリテーションによって症状の改善が期待できる疾患

①虚血性心疾患・心不全
②脳血管障害による後遺症
③整形外科的疾患（腰椎椎間板ヘルニア・変形性関節症・外傷後遺症など）
④慢性呼吸不全（肺気腫・慢性気管支炎・肺線維症など）・気管支喘息
⑤精神科疾患（神経症・うつ病など）

運動療法やリハビリテーションを行うためには、個人の症状に応じた指導を受けることが必要になります。すでに何らかの病気や後遺症があり、これから運動を始めようとする人は、主治医にぜひ相談してから行うようにしてください。

健康増進のために効果的な運動の方法とは、具体的にどのようなものですか？

　運動にはさまざまな種類がありますが、肥満症や糖尿病をはじめとした生活習慣病の予防や改善には「有酸素運動」を行うことが重要です。有酸素運動とは、「運動中に酸素を消費しながら行う運動」という意味で、ウォーキングや自転車運動など、息を大きく吸ったり吐いたりしながら手や足をリズミカルに大きく動かす運動を指します。有酸素運動は、ある程度長時間休憩を取らずに行うことのできる運動であることから「持久運動」とも呼ばれます。

　生活習慣病に対する運動療法の目標の一つはエネルギーを消費することです。この目的のためには、体の大きな筋肉を十分に動かすことが大事です。とくに下肢には全身の筋肉の70％以上が集まっているので、下肢、とくに太ももの筋肉を動かすことが全身運動を行うための必須条件となります。また、下肢を動かす運動は、上肢の運動に比べて、同じ自覚的運動強度（運動の「きつさ」を感じる程度）で多くのカロリー消費が可能です。運動中の血圧や心拍数も上昇しにくいので、心臓に負担が少ないという利点もあります。

　望ましい運動種目とは、運動中のケガの危険が少なく、日常生活の中で気軽に行える運動であることです。このような意味からもウォーキングや自転車運動が推奨されます。これらの運動は特別な技術を要しませんし、運動の強さの調節が簡単ですので体力のない人にも行えます。とくに、ウォーキングは「いつでも、どこでも、1人でも」できる運動です。

　有酸素運動の反対語として「無酸素運動」があります。無酸素運動は、息をこらえて一気に力を出すような運動、たとえば、重い荷物やバーベルを持ち上げる運動、階段を駆け上がる運動、腕立て伏せや懸

垂運動などが相当します。無酸素運動は筋力を鍛えるには効果がありますが、生活習慣病の予防や改善には有酸素運動を欠かすことはできません。無酸素運動は、心臓や脳血管、筋骨格系に負担がかかりやすいので、安全性の点からも医師の正しい指導を必要とします。ただし、有酸素運動でも強すぎる運動（速すぎるウォーキングやペダルの重い自転車など）は無酸素運動の要素が強くなりますので注意が必要です。

　運動の時間帯や運動時間は、個人の生活スタイルにあった疲労の残らない設定が大切ですが、一般には1日1〜2回、週3〜5日、持続時間は30〜60分が勧められています。自分にあった有酸素運動の決め方はQ11-4で詳しく説明します。

「すわろビクス」

　ウォーキングや自転車がよいといっても、この運動は膝や足の障害がある人にはつらい運動です。京大病院内分泌代謝内科では、イスに座った状態で下肢関節に負担をかけずに有酸素運動を行う運動プログラム「すわろビクス」を開発し、家庭用DVDとして発売しています（図A参照、販売元：ブックハウス　エイチディ　Tel. 03-3372-6251　http://www.bookhousehd.com　定価3800円＋税）。運動中の血圧や心拍数の上昇が過度にならないよう、また体力に自信のない人や運動に苦手意識のある人にも行っていただけるよう運動プログラムを配慮した運動ですので、膝や足に障害のない人でもご利用ください。

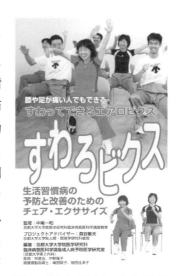

図A　「すわろビクス」のDVD

Q 11-3 これから運動を開始する場合、どのようなことに注意が必要ですか?

　運動は健康増進のために効果的ですが、運動によって起こりうる障害について知っておくことは大事です。主なものは心臓・腎臓・血管系と筋骨格系の障害です。すでに肥満症、糖尿病、高血圧症、脂質異常症などで治療中の人や高齢の人はとくに注意が必要です。運動を始める前にぜひ知っておきましょう。

　運動による心臓・腎臓・血管系の障害の具体例としては、
　　①運動によって狭心症、心筋梗塞、不整脈が誘発される。
　　②運動中に過度の血圧上昇が起こる(200mmHg以上)。
　　③運動終了後に低血圧が誘発されて失神や虚脱が起こる。
　　④糖尿病の網膜症が悪化し、眼底出血を起こす。
　　⑤糖尿病や高血圧症によってすでに生じていた腎臓障害が悪化する。
などがあります。

　筋骨格系では、運動前まで無症状だった骨粗鬆症、脊椎疾患、変形性関節症が、腰痛、膝痛として発症することがあります。

　糖尿病で血糖降下剤を使用していたり、インスリン注射をしている人は、薬剤と運動の効果が重なって低血糖発作を生じる場合があります。この場合、運動する時間帯をずらすか、薬剤の投与時間を変える、減薬するなどの対策が必要です。逆に、糖尿病のコントロールが悪く血糖値があまりに高い状態(空腹時血糖250mg/dL以上)で運動を開始すると、血糖値が下がるどころか、さらに上昇することがあります。この場合には運動療法を開始する前に、食事療法と薬物療法によって血糖値を低下させることが大事です。また、糖尿病の人は、運動による糖尿病性壊疽(足部潰瘍)の発生についても注意が必要です。

運動の開始時に5分から10分程度かけて準備運動を、終了時に整理運動を行うことにより運動による障害、とくに心臓の障害が減少します。Q11-2で紹介した「すわろビクス」DVDには椅子上で行える準備運動と整理運動の方法が紹介されていますのでご参照ください。整理運動にはリラクゼーションの意味も含まれており、運動で高揚した気分をリラックスさせる効果があります。また、暑い時期の運動では汗をかいて体に水分が足りない状態（脱水）になりやすいので、運動前、運動中、運動後に十分に水分を補給するように心がけましょう。

　運動による障害は、メディカルチェック（運動に適した身体状態かどうかの医学的判定）を受けることで、かなりの部分が防止できます。とくに、呼吸循環系運動能力を測定し、運動中の血圧、脈拍の異常や心電図異常の有無を判定する「心肺運動負荷試験」（図B）が有用です。しかし、運動にあたってどのような検査が適しているかについては、現在かかっている主治医、または持っている病気に応じた専門科（心臓病なら循環器科、膝や腰の障害なら整形外科など）を受診してご相談ください。

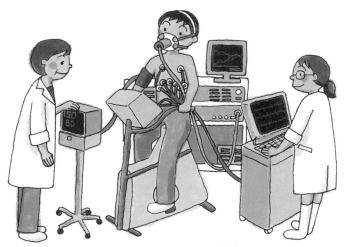

図B　心肺運動負荷試験

自分にあった運動の強さや時間はどのようにして決めたらよいのですか？

　Q11-2で紹介したように、健康増進のためには有酸素運動を行うことが重要ですが、適度な「運動の強さ」であることが必要になります。あまりに軽い運動だと効果が出にくく、強すぎると運動によるさまざまな障害が起こりやすくなるからです。

　運動療法では、やっていて「きつい」「つらい」と感じるような運動は禁物です。健康増進のための運動は、「ふうふう、はあはあ」と息を切らせたり、顔をしかめっ面にしながら行なうものではありません。

　表Dは、運動している最中に、運動のきつさを自分がどのように感じるかをスコア（点数）にしたものです。運動療法は、中強度の運動（スコア11～14くらい）がちょうどよいとされています。歯をくいしばって頑張っても、苦しい割には効果が上がりませんし、血圧があがったり、怪我をしやすくもなります。運動中に笑顔が作れなくなったら、その運動はあなたには強すぎる（スコア15かそれ以上）と考えてください。とくに運動療法をはじめた当初は、スコア11程度に抑えておくと安全です。ウォーキングのスピードや自転車のペダルの重さを自分の体力にあわせて調節してみてください。

　体力のある人なら、かなりのスピードで走っていても楽だと感じるでしょう。ウォーキングなら大丈夫という人もいるでしょう。運動療法は自分にあったやり方をすることが大事です。他人が走っているからといって自分も無理して走る必要は全くありません。マイペースが運動療法の基本なのです。

　自分の脈拍が測れる方であれば、運動中の脈拍が運動の強さのよい指標になります。脈拍の測定には、15秒の間の脈を計ってその数を4

倍して1分あたりの数値を求めます。脈拍が測定しづらい方は、スポーツ店などでスポーツ用の脈拍計を売っていますのでご利用されるのもよいでしょう。

　下記の式を用いて、およその至適心拍数を決めることができます。
至適心拍数＝(最大心拍数－安静時心拍数)×(0.4〜0.6)＋安静時心拍数
(最大心拍数は220－年齢として計算する。安静時心拍数は実測する。)
たとえば、年齢50歳、安静時心拍数60/分の場合、
至適心拍数＝((220－50)－60)×(0.4〜0.6)＋60＝104〜126/分
となります。なお安全のため、最初は下限の心拍数（上記の場合104拍／分）で運動されることをお勧めします。また、上限の心拍数を越える運動が楽にできる方は、無理に目標心拍数内に収める必要はありません。

　有酸素運動の運動時間として、「1日合計で30〜60分、1週間合計で150分以上」が標準とされています。有酸素運動は、連続で行う必要はなく、何回かに分けても、途中休憩を入れてもかまいません。ただし、いったん始めたら、少なくとも10分以上継続することが勧められます。

　運動する時間帯にはとくに決まりはありませんが、心臓病や高血圧のある方は、早朝の運動が心臓や血管への負担を増す場合があります。また、糖尿病でインスリンや血糖降下剤を使用している方は、運動の時間帯によって低血糖を起こしやすくなります。治療中の病気をお持ちの方は、いつ運動するのがよいか主治医にお尋ねください。

表D　自覚的運動強度（ボルグのスケール）

6	
7	まったく苦にならない（very very light）
8	
9	きわめて楽である（very light）
10	
11	まあまあ楽である（fairly light）
12	
13	いくぶんきつい（somewhat hard）
14	
15	きつい（hard）
16	
17	非常にきつい（very hard）
18	
19	たまらなくきつい（very very hard）
20	

※生活習慣病予防と改善のための運動は中強度（11から14程度）で行う。

運動の効果には男女差や年齢差はありますか？遺伝素因が強い人でも運動することで効果はありますか？

　運動にはさまざまな病気の予防効果があるとともに、いったんこれらの病気にかかったあとでもその症状を緩和する効果があります（Q11-1参照）。これら運動の医学的効果には性別による差はありませんし、高齢であっても十分に効果があらわれると考えられています。また、遺伝素因が強い人、つまり家族や親戚に生活習慣病患者が多く先天的に発病しやすいとされる人でも、習慣的な運動は生活習慣病を有意に予防します。しかしながら、性差や年齢によって、運動する際にどのような点に気をつけるべきか、運動がどのように効果的なのかが変わってきますので、注意が必要です。

　まず、思春期の女性においては、運動によって月経が不順になったり、正常な成長が妨げられたりすることがあります。この傾向は運動を健康増進の目的ではなく、選手としてハードトレーニングを行っている女性によく認められます。また女性にとって閉経は生活習慣病の観点からも重要な問題です。女性は50歳前後になると卵巣機能の低下からエストロゲン（女性ホルモン）の分泌が低下し、いわゆる更年期症状（ほてり・めまいなどの不快な症状）が出現するのみならず生活習慣病を発症しやすくなります。エストロゲンには生殖機能の維持のほかさまざまな作用があり（Q12-5参照）、この欠乏により肥満しやすくなる、糖尿病、脂質異常症、虚血性心疾患を起こしやすくなるなどの傾向があらわれると考えられています。また閉経に伴い骨量の減少が加速されるため、骨粗鬆症を生じて骨折の危険も増えます。普段から運動することは、これら生活習慣病の発病やその進行を緩和できると考えられているのです。

　高齢者では全身の筋肉量が減少し、それによる基礎代謝率の低下や

フィジカルフィットネス（身体活動能力）の低下が見られます（表E）。運動は、このような高齢者においても、若年者と同等かそれ以上の改善効果をもたらします。ウォーキングなどの有酸素運動の効果はすでに述べたとおりですが、バーベルやダンベルによる筋力強化運動を行うことによって筋量や筋力が向上し、荷物の上げ下ろしや運搬など日常生活を人手を借りずに行える範囲が広がります。ただし、高齢者では筋肉・関節の柔軟性が低下していることから、これらの損傷を予防するために十分なウォーミングアップとストレッチを行うことが重要です。また、高齢者は若年者ほど続けて運動を行うことができないので、短い時間の運動を十分に休息をとりながら、繰り返して行う工夫が必要になります。また、自分で気づかないうちに何らかの慢性疾患にかかっている場合もありますので、あらかじめメディカルチェックを受けて、自分の体に合った運動の方法に関するアドバイスを求めるのも重要です。

表E　高齢者に特有の問題は運動によって改善可能

高齢者の身体的特徴	日常生活における問題点	運動による改善・緩和
筋量の減少・筋力の低下	転倒しやすい	可
基礎代謝率の低下	肥満しやすい	可
関節・筋肉の柔軟性の低下	関節・筋肉損傷をしやすい	可
平衡機能の低下	転倒しやすい	可
骨量の減少	骨折しやすい	可
慢性疾患への罹患	フィットネスが低下する	可

一口メモ：Slow Jogging（スロージョギング）

　ランニングは、健康づくりに最も好ましい有酸素運動です。しかし、ゆっくり走るジョギングすら、苦しくきついと思われ敬遠されがちです。Slow Jogging（スロージョギング）は、あらゆる年齢層と生活習慣を有する人が、効果的で健康的で苦痛を伴わないランニングです。通常人が走り出すスピードは、時速6km近辺です。ゆっくりしたジョギングと言えます。しかし現代人は体力が低下していますので、この速度でも身体に過剰な負担がかかってしまい、息が上がるほど強い運動になってしまう方が少なくありません。

　隣の方と話ができるくらいの運動の強さで行うジョギングをスロージョギングと呼びます。客観的には、乳酸が急に増え始めるランニング速度（あるいはそれ以下）でジョギングしますが、人により速度が異なります。これは、疲労がたまらない強さですから、誰でも楽に始めることができ、継続しやすい運動です。例えば、高齢者や運動経験の少ない人は、歩く速度か、むしろそれより遅いペースで行います。無理をせず、自分にあった適切な運動強度で行うことが大切です。ランニングは、減量やメタボ対策、生活習慣病の予防や治療、サルコペニア＊や脳機能の改善に効果的であることが報告されています。
＊サルコペニアとは骨格筋の筋肉量が減少していることです。

食事療法や薬物療法をおろそかにしても、運動をがんばることで生活習慣病の改善が期待できますか？

　結論からいえばお勧めしません。食事療法、薬物療法、運動療法は、いずれも生活習慣病の改善に効果があります。しかしながら、生活習慣病の治療は、食事・運動といった生活習慣の改善と薬物療法、そのすべてを個人の症状に合わせてバランスよく組み合わせることが原則です。たとえば食事療法がいやだから、薬を飲みたくないから、と運動をがんばりすぎることは決して好ましくありません。

　第一に、運動療法で消費するカロリーはそれほど多くありません（表F）。30分しっかり歩いても消費カロリーは、体重50kgの人でせいぜい70キロカロリー程度です。長距離ランナーでもないかぎり、食べすぎた分を運動で取り返すことは困難です。普段から有酸素運動を行っていると、脂肪の燃焼効率が上昇し、体に脂肪がつきにくい、肥満しにくい体質に変化していくことは事実です。しかし、運動していても消費カロリーを超える食事を続けているかぎりカロリーオーバーであることには違いがないのです。

　第二に、運動のがんばりすぎは、適切な運動の頻度と量を超えてし

表F　過食を運動で補うのは困難

運動療法中の消費カロリー（体重50kgの人が30分運動した場合）	
ウォーキング	70kcal
自転車（平地）	98kcal
ジョギング	208kcal
すわろビクスDVD（1セット20分間）	50kcal
食品のカロリー（日本食品標準成分表による）	
ご飯（茶碗軽く1杯）	160kcal
あんぱん1個	186kcal
水ようかん1個	118kcal
りんご中1個	100kcal
シュークリーム1個	150kcal

まい、かえって病気を悪化させる場合があります（Q11-2〜4参照）。強すぎる運動は、血液中のカテコラミンやレニン、アルドステロンなどのホルモンを増やして血圧や心拍数の上昇をきたし、その結果、心臓や腎臓、血管へ過度の負荷がかかる可能性があります。筋肉や骨も鍛えられるどころか、かえって損傷を受けやすくなります。また、強い運動をしているときには、カテコラミンやグルカゴンなど、インスリンの働きとは逆に血糖値を上げる働きのあるホルモンが増えるので、糖尿病の人では過度の運動トレーニングはかえって血糖コントロールを乱す原因にもなります。

　確かに慣れ親しんだ生活習慣を修正するということは、なまやさしいことではありません。とくに食欲は、本来動物が飢えないために必要な本能的欲求ですので、一時的には我慢できても長期にわたって制限するのは困難です。しかしながら、生活習慣病の改善のためには「食べたらその分運動すればいい」「だから食べる」という考え方は好ましくありません。適切な食事、服薬、それに運動を行うことでバランスの取れた生活習慣病治療を行うことが大事です。

　運動療法が軌道に乗り効果があらわれてくると、それまで飲んでいた薬の量や種類を減らすことが可能になりますが、薬の変更は必ず主治医に相談してから行ってください。生活習慣病に使われる薬には、現在の症状を抑えるためだけではなく、将来起こりうる大きな病気を防ぐ目的で処方されている場合があります。たとえば降圧剤は単に血圧を下げる目的だけでなく、すでに起こっている腎臓病や心臓病の悪化を予防する目的で処方される場合があります。また、複数の降圧剤や血糖降下剤を服用している場合、その薬剤の減らし方にはたいていの場合一定の方針があります。「家庭で血圧を測っているがだんだん下がってきた」「運動を始めたら血糖値が下がってきた」、これは大変好ましいことですが、自分の判断で薬を変更するのではなく、主治医に相談することをぜひ忘れないでください。

Q11-7 運動しても目に見えて効果が出ない場合、それでも運動は続けるべきですか？ 薬を服用してよくなった場合でも、運動は続けるべきですか？

　運動を続けていても血糖値や血清脂質などの検査結果が改善しない場合、まず適切な運動ができているかどうかをチェックしてください（Q11-2～4参照）。もし、適切な運動方法を守っているのに効果が出ていないとわかった場合ですが、それでも運動を継続されることを強くお勧めします。その理由は、運動の健康増進効果が多元的・総合的であるからです。Q11-1に示したように、運動の効果はさまざまです。運動によって血糖が下がらなくても、体重が減らなくても、総合的な健康増進効果が期待できるのです。

　実例をあげましょう。ウェイらは1,263人の男性糖尿病患者を平均12年間追跡調査しました。それにより、血糖値や肥満度、血圧、血清脂質、年齢、喫煙習慣の影響とは無関係に、運動習慣のない患者の死亡率は、運動している患者に比べて1.7倍、呼吸循環機能の低い患者の死亡率は高い患者より2.1倍高いという結果を得ました。この結果は、糖尿病患者が運動療法を適切に行って、呼吸循環機能を高く保つことで、より健康に長生きできる可能性を強く示しています。

　もともと運動の効果の中には、1回の運動で効果のあるもの（血糖値の低下、中性脂肪の減少など）と、続けて行うことで効果のあるもの（肥満の改善、骨、筋肉の増強作用）があります。効果の発現には個人差もあります。体重、コレステロール値、血糖値などにすぐに反映してこなくても、長い視点で運動の効果をとらえ、運動を習慣化して末永く続けられるようお勧めします。

三日坊主にならず、運動を習慣化するのに効果的な方法はありますか？

　運動を続けることができるかどうかは、とても重要な問題です。せっかく運動を始めたのに、膝が痛くなった、風邪をひいたなどの不快なことをきっかけに、運動を続けるのがいやになるという話はよく聞きます。また運動の効果が実感できないと、努力が報われない、もうやめようという気持ちになってしまいがちです。運動を長く続けるために誰にでもあてはまる「秘訣」といえるものはありません。表Gに挙げるような工夫を参考に、自分なりに考えていただくことがその助けになります。厳しいようですが、自分自身の生活に合わせた工夫をしないかぎり、運動を長期的に継続することは困難なのです。

　Q11-4で示したように生活習慣病の改善には中強度の有酸素運動が推奨されますが、なんとなく難しく感じる人がいるかもしれません。そんな人は、あまりがんじがらめにならずに、気持ちよく楽に動ける感じの散歩を1日30分間・週3回程度行ってみてください。つまり「爽快と感じる程度の散歩」ということです。これまで運動をしてこなかった人は、これだけでも目に見える効果、つまり検査値が改善したり、体力がついたことを自覚できることでしょう。スポーツ選手になるのが目的ではありませんので、がんばりすぎる必要はないわけ

表G　運動を継続させるためのポイント

①「なぜ自分は運動するのか」目的をはっきりと設定する。
②運動の効果を理解することで、自分にとっての運動の必要性を自覚する。
③検査値や体力指標に興味を持って、その変化から運動の効果を実感する。
④トレーニング内容を工夫し、自分が面白い、続けたいと思う内容にする。
⑤医師やトレーナーに定期的にアドバイスを受け、運動の内容を専門的観点からチェックしてもらう。これは、自分の体力や病気の程度に適したものにするためにも重要。

です。また、もともと膝や足の痛みがある人や、外に出ていくのは億劫だという人は、前述の「すわろビクス」DVD（Q11-2参照）を利用するのも一つの方法です。

　習慣的に運動できないという原因が、時間的な制約にあることがあります。運動療法のために時間を割けないという人は、階段の昇り降りや通勤途中のウォーキングなど、日常生活の活動の中でできるだけ身体を使うことも立派な運動になります（表H参照。表Fと合わせて参考にしてください）。こまぎれの運動でも、トータルの活動量が十分であれば、連続した運動と同様の効果があることもしだいにわかってきました。

　1人ではなかなか運動できないという場合は、仲間を作る、あるいは、スポーツクラブや運動施設を利用するのもいいでしょう。ただし、すでに何らかの疾患がある場合は、健康運動指導士や健康運動実践指導者のいるスポーツ施設が安心です。また臨床心理士がカウンセリングを行っている施設もありますので、相談を持ちかけてみるのもいいでしょう。血糖値や血清脂質の値がよくなったり、あるいは逆に悪くなることを契機にやる気が続くものですので、検査結果の推移にはいつも興味を持つように心がけてください。

表H　日常生活中の平均的消費エネルギー
（体重50kgの人が30分運動した場合）

階段（昇る）	202kcal
階段（降りる）	99kcal
乗り物（電車・バス立位）	56kcal
草むしり	83kcal
掃除（はく・ふく）	101kcal
掃除（電気掃除機）	75kcal
バット素振り	396kcal
軽い体操	83kcal
洗濯干し	88kcal
炊事	72kcal
布団あげおろし	123kcal
買い物	72kcal
アイロンがけ	69kcal

Q 11-9 膝や腰に負担のかからない運動はどのようにしたらいいですか？

　せっかく「運動をやろう」と思っても、膝や腰がすでに痛いと困ります。また、運動を続けているうちに膝や腰を傷めてしまっても、今までの運動が水の泡。血圧や血糖値、血中脂質などを効果的にコントロールするためには、膝や腰を傷めずに運動を続けることが大切です。運動を始める前に次のことを知っておくと、各個人に合った運動のしかたを工夫することができるでしょう。

　膝や腰が弱い場合……荷重がかからない運動種目を選ぶ

　すでに痛みのある人や、整形外科的な治療を受けてからまだ日が浅い人には、膝や腰に荷重がかかる運動はつらいものです。運動する前はなんともなくても、運動を行ううちに痛みを感じることもあります。膝や腰へかかる負荷が軽い運動には次のようなものがあります。

①水中ウォーキング

　水による浮力で体重が軽くなり、膝や腰への負担が少ない状態で運動できます。歩いているだけでも、水の抵抗でだんだん筋力もついてきます。ただし、同じ水中運動でも水泳は腰への負担が強くあらわれる場合がありますので注意が必要です。

②チェア・エクササイズ

　椅子に座って、腕や足をリズミカルに動かして、ストレッチングや有酸素運動、筋力アップ運動などを行います。立って行う運動よりも、膝や足首は楽。腰の弱い人は、腹筋をゆるめて行うと腰を傷めることもあるので注意しながら行いましょう。

　Q11-2で紹介した「すわろビクス」やQ11-10で紹介する「鍛えマッスル」はこの運動に分類されます。

③ボール・エクササイズ

大きなボールに座ったり、寝転がって足をのせたり、床に座って身体をもたれさせたりしながら、ストレッチングや有酸素運動、筋力アップ運動などを行います。座って行う有酸素運動は、膝や腰の負担も少なく、さらにバランス力も高める楽しい運動です。

④自転車エルゴメーター

床に置いて使う固定式の自転車。ペダルの重さを変えて運動の強さを調節します。体重はサドルにのせるので、膝への負担は軽くなります。

膝や腰に負担をかけない動作を身につける

運動のしかたによっては、膝や腰を一瞬にして、あるいはいつの間にか傷めてしまうこともあります。いったん傷めると、回復までは要安静。だから、いつも次のことに注意して運動しましょう。

①準備運動を十分に

準備運動を行うことで、関節を滑らかに動かせるように潤す関節液の分泌が促されます。筋肉も温まり、柔軟性も増してきます。

②膝を深く曲げすぎない（図C）

膝を直角よりも深く曲げて体重をかけると、膝の関節にかかる圧力が大きくなり、それが繰り返されると膝を傷める可能性があります。

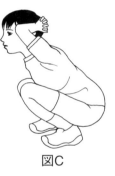

図C

③膝を伸ばしすぎない

歩いたり、走ったり、跳んだりしたときに着地する瞬間、筋力トレーニングなどで膝を伸ばすときなど、膝を必要以上に伸ばしすぎると危険です。ももの筋肉（大腿四頭筋）を強くして、膝の動きをコントロールできるようにしましょう。

④膝を内側へひねらない（図D）

膝を内側へひねる癖があると、膝の内側の靱帯や膝の中にある半月板などを傷めてしまう可能性があります。膝を曲げたとき、膝とつま先がつねに同じ方向を向けるよう、股関節を柔らかくしておきましょう。

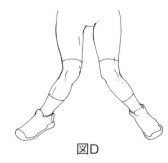

図D

⑤腰をそらさない（図E）

　腰をそらす動作は、背筋だけではなく、背骨や椎間板、靱帯や神経など、いろいろなところを傷める原因となります。腹筋を鍛え、運動中はつねにお腹を引き締めて背骨を腹側から支えるようにすることを心がけましょう。

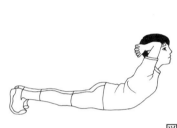

図E

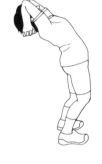

⑥身体を前傾させない（図F）

　身体を前に倒すと、頭や胸など上体の重心が前に移り、背骨や背筋へかかる負担が、まっすぐ立っているときの3〜5倍にもなります。重い荷物やダンベルなどを持てば、さらに負担は大きくなります。身体を前に傾けるときには、腕で上体を支えたり、腹筋を締めて背中を支えることを忘れないでください。

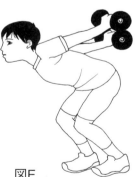

図F

⑦腰を勢いよくひねらない

　背骨や椎間板はひねる動作に弱く、はずみをつけたり、勢いよくひねるのは危険です。また、前傾姿勢のままでひねると、周囲の筋肉まで傷めることもあります。ゴルフやテニスなど、ひねる動作の多い運動では、腹筋や背筋などを鍛えておくことが大切です。

Q 11-10 健康のための筋力トレーニングやストレッチングはどのように行えばよいでしょうか

　ダイエットをがんばって体重を減らすと、四肢や体幹の筋肉までが減ってしまい、「スタミナがなくなった」とか「力仕事をすると疲れやすい」と感じることがあります。これを予防して「しゃきっ」とした体を作ったり、筋力を維持・強化するために効果のある運動が筋力トレーニング（レジスタンス・トレーニング）です。また、筋肉は、ダイエットをしていなくても加齢とともに次第に減ってきますので、高齢になっても自立して生活し、寝たきりを予防するためにも、筋力トレーニングをしておくことは大事です。さらに筋肉は、糖や脂質を利用して活動のためのエネルギーを作ったり、あるいはそれらを内部に蓄えておくエネルギー代謝器官としても大切な働きをします。基礎代謝を高く維持し、エネルギー代謝器官としての作用を高めるためには、有酸素運動とともに、筋力トレーニングをあわせておこなうことが効果的と考えられています。

　筋力トレーニングは、四肢や体幹部の主だった筋群（同じ場所にあって同じような動きをする複数の筋肉のまとまり）を、ダンベルやゴムチューブなどを用いて筋力に見合った負荷をかけながら8〜12回収縮させ、数分間の休憩をはさんでそれを2〜4セット繰り返すことが一般的です。頻度は、各筋群あたり週2〜3回が標準です。

　筋力トレーニングを安全かつ効果的に行うためには、適切なトレーニング方法、とくに正しいフォームを身に着けることがとても大切です。近年、多くの自治体や公共機関、スポーツクラブなどで、中高齢者向けの筋力トレーニング教室が開催されるようになりました。たとえば京都市では、「京から始めるいきいき筋力トレーニング」という運動プログラムを作成し（http://www.healthpia21.net/ikiiki）、京都市

健康増進センターヘルスピア21（Tel. 075-662-1300）などでその普及活動を行っています。このような教室を利用するなどして、自分の筋力や習熟度に応じたトレーニング方法を習得されることをお勧めします。

京都大学内分泌代謝内科では、「すわろビクス」と同様に、イスに座ったままで簡単に筋力トレーニングが行える運動プログラム「鍛えマッスル」を作成し、家庭用DVDとして発売しています（図G、販売元：ブックハウス　エイチディ　Tel. 03-3372-6251　http://www.bookhousehd.com/ 定価3800円＋税）。「鍛えマッスル」は、加齢の影響を受けやすいももの筋（大腿四頭筋）や腹筋、背筋などを6種類のトレーニングを通じて強化する運動プログラムです。とくに高齢の方

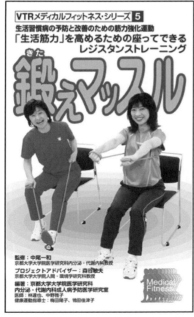
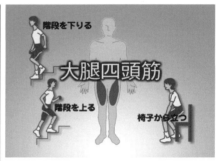
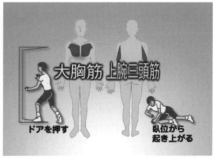

図G　左：「鍛えマッスル」DVD
　　　右：トレーニング対象筋とその日常生活での機能（代表例）

や筋力低下が気になる方が、軽めの筋力トレーニングを行うのに適しています。

　また、年齢ともに関節可動域（関節の動く範囲）が狭くなり、体が硬くなってきます。これを予防するためには、有酸素運動や筋力トレーニングだけでは不十分で、ストレッチング（柔軟体操）を行うことが効果的です。筋力トレーニングと同様に、自治体や公的機関、スポーツクラブなどを利用して、自分の体にあった正しいストレッチングの方法を身に着けることをお勧めします。前述の「すわろビクス」や「鍛えマッスル」のDVDにも、準備運動や整理運動として、加齢の影響を受けやすい部分（肩、股関節、背部など）を中心に全身のストレッチングが収録されています。

第12章

ホルモン補充療法

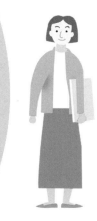

Q 12-1　ホルモンとは何ですか？

　「ホルモン」という言葉を最初に使ったのは、100年以上前の20世紀初頭の英国の生理学者アーネスト・スターリング博士です。彼は、小腸で作られ、血流に乗って膵臓に運ばれて、膵液分泌を増やす働きをするセクレチンという物質を発見しました。そしてこのセクレチンのように「血流を介して運ばれ、離れた臓器を刺激する物質」を「ホルモン」と呼ぶことを提唱しました。今では100種類を超えるホルモンが見つかっています。さまざまなホルモンが血流の中に分泌されることを「内分泌」と呼びます。それに対して、涙が目の表面に分泌される、唾液が口の粘膜に分泌される、胃液が胃の中に分泌される、など、物質が身体の外（胃腸の中は身体の外につながっていますから）に分泌されることを「外分泌」と呼んでいます。

　私たちの身体は、たくさんの臓器、さらにたくさんの細胞からできています。環境の変化や外敵の攻撃にさらされたとき、一つ一つの細胞がばらばらに動いていたのでは生き残れません。生存競争に勝つには、すべての細胞、すべての臓器が一丸となって外からの刺激に反応しなければならないのです。そのためには、細胞同士、臓器同士がつねに連絡を取り合っていることが不可欠です。内分泌系は、そのために発達したシステムで、ホルモンは化学的な細胞間情報伝達物質です。

　スターリングは、この内分泌系と神経系の二つが、細胞同士の情報交換により身体全体の協調をつかさどる大切なシステムであると考えました。一つの細胞を1人の人間にたとえると、臓器は会社、身体は社会全体にあたります。われわれの暮らす社会が存続するためには、個人同士、個人と会社、会社同士、会社から社会へなど、さまざまな

情報のやり取りが必要です。神経系は電話にたとえられます。送り手と受け手がコードで結ばれ、すばやく、そして送り先を限定して情報が伝えられます。だから飛んでくる虫を捕まえるとき、脳からの指令でさっと手が出せます。それに対して内分泌系は郵便のようなものです。いつも巡回している郵便集配車が血流で、手紙がホルモンにあたります。大勢の人に情報を伝えたいとき、ダイレクトメールを大量に発送すれば、電話ほど早くはありませんが、遠くの人まで一度に周知できます。ただし、受け手がメールボックスを持っていなければ配達してもらえません。それぞれのホルモンには、それを受け取るためのメールボックス（細胞にあってホルモンと結合し作用を発揮するタンパク質＝受容体）が決まっているのです。

　ところで、ご近所にお知らせを配るのに、手っ取り早く封筒に入れて直接相手のメールボックスに入れることがあると思います。また、母の日のカードなど、自分の家あての手紙を直接手渡すこともあるでしょう。それと同じで、血流を介さずにホルモンの受け渡しが行われることがあります。先ほど、血流を介して情報交換する物質をホルモンと呼ぶ、といいましたが、最近では少し広く解釈されています。血流を介する場合を狭義の「内分泌」と呼び、隣の細胞に直接ホルモンを手渡すのを「傍分泌」、自分で受け取る場合を「自己分泌」と呼びます。

> **一口メモ：アーネスト・スターリング教授と辻寛治教授**
>
> アーネスト・スターリング（1866-1927年）は英国の生理学者でロンドン大学教授、消化管からセクレチンを発見し、1904年には細胞間情報伝達物質を「ホルモン」と呼ぶことを提唱しました。ホルモンはギリシャ語で「興奮させる、目覚めさせる」を意味します。
>
> 辻寛治教授（1879-1960年）は島根県出身で、京都大学からドイツに留学していましたが、第一次世界大戦の勃発でドイツから英国にのがれ、1914年ロンドンの書店で購入したアーネスト・スターリングの生理学教科書「Principles of Human Physiology」に、大いに感銘を受け、彼の門に入られたのです。これは日本人医師が医学の新領域である内分泌学に接した最初の機会のひとつであり、辻寛治先生は京都大学に帰国後、教授に就任され、1925年日本内分泌学会を創設されました。日本内分泌学会は北米内分泌学会に続いて2番目に創設された内分泌学会で、歴史と会員数（約7500人）は北米内分泌学会に次ぐ世界で有数の内分泌学会として発展しています。

Q 12-2 ホルモンにはどのようなものがありますか？

　実は、歴史上最初にホルモンを化学的に精製した（純粋にした）のは日本人だったということをご存知でしょうか？　スターリングによってホルモンが定義される3年前の1901年、高峰譲吉によってアドレナリンが副腎から単離精製されたのが最初です。以来1世紀余り、今日に至るまで次々に新しいホルモンが発見されています。以前からよく知られている古典的な内分泌臓器と、そこから分泌されるホルモン、その主な作用を表Aに示します。

表A　代表的な古典的ホルモン

内分泌臓器	分泌される代表的なホルモン	主な作用
下垂体 （かすいたい）	副腎皮質刺激ホルモン（ACTH）	副腎皮質ホルモンの分泌を促進
	甲状腺刺激ホルモン（TSH）	甲状腺ホルモンの分泌を促進
	成長ホルモン（GH）	成長を促進
	プロラクチン（PRL）	乳汁の分泌を促進
	黄体形成ホルモン（LH） 卵胞刺激ホルモン（FSH） （この二つを合わせてゴナドトロピンともいう）	女性ホルモン、男性ホルモンの産生を促進、女性の月経周期の調節
	抗利尿ホルモン（ADH）	尿を減らし、身体の水分を保持
甲状腺 （こうじょうせん）	甲状腺ホルモン	全身の代謝を促進

副甲状腺（ふくこうじょうせん）	副甲状腺ホルモン（PTH）	骨のカルシウムを血液中に放出し、カルシウムの排泄を減らして、血液中のカルシウム濃度を上昇
副腎（ふくじん）	糖質コルチコイド（いわゆる「副腎皮質ホルモン」）	血圧や血糖の維持、抗炎症作用など、きわめて多彩
	電解質コルチコイド	塩分の保持、血圧の維持
	アドレナリン	全身の代謝を促進
膵臓（すいぞう）	インスリン	血糖を低下
	グルカゴン	血糖を上昇
卵巣（らんそう）	エストロゲン（女性ホルモン）	女性らしい身体をつくる。月経をはじめ、女性の生殖機能の維持
	プロゲステロン	月経をはじめ、女性の生殖機能の維持
精巣（せいそう）	テストステロン（男性ホルモン）	男性らしい身体をつくる。男性の生殖機能の維持

　このように、それぞれのホルモンの作用は身体全体に及んでおり、人間が健康に生きていく上で不可欠なものばかりです。この表Ａに挙げたのは、もっぱらホルモンを産生する役割に特化した「古典的」内分泌臓器です。

　20世紀後半より、神経系、消化器系、心臓や血管などの循環器系、さらには脂肪組織や筋肉組織までもがホルモンを産生する内分泌臓器としての機能を持つことが発見され、全身の臓器がホルモンを産生する内分泌臓器であることが明らかになっています。人間が生きていくためには全身の臓器が何らかの方法で情報交換をしなければならないはずですから、全身の臓器が内分泌臓器であることは当然ともいえるでしょう。

　ホルモンの多くは、疾患の診断や治療に応用されています。そして

まだ私たちが気づいていない未知のホルモンの探求が、今日も世界中の研究室で進められています。

一口メモ：高峰譲吉

高峰譲吉（1854-1922年）は、富山県高岡市出身の化学者で、企業家でもありました。その業績は、1901年に、上中敬三と共に副腎髄質からアドレナリンの精製に成功し、命名したことです。世界で最初のホルモンの精製でした。当時は、多数の研究者が内分泌臓器からホルモンの発見を目指した内分泌学の黎明期であり、副腎髄質からのホルモンの発見も例外ではなく、激しい競争の中で達成された日本人研究者の快挙だったのです。ホルモンの名称を提唱した英国のアーネスト・スターリングにより1912年に発刊された内分泌学の教科書「Principles of Human Physiology」には、高峰とアドレナリンの名前を挙げて、その科学的貢献を認めています。しかし、高峰譲吉の死後に競争相手であった米国のジョン・アーベルが「Science」に発表した回想記以来、高峰譲吉らのアドレナリンの発見は、アーベルの研究の盗作の疑いが浮上し、米国ではアドレナリンはアーベルの命名したエピネフリンという名前で呼ばれるようになったのです。高峰らの精製したアドレナリンの化学構造が正しく、アーベルが精製したと考えたエピネフリンは精製物とは言えないものでした。また、高峰譲吉はアドレナリンの精製だけでなく、消化酵素タカジアスターゼの消化剤としての応用にも成功しており、高峰の研究テーマの着眼力、研究の実行力、成果の応用力、目的達成のための研究チームの編成などに見られる非凡な科学者の才能を感じます。また、これらの実用化は当時として膨大な経済効果をもたらすことにつながりました。

しかし、2016年北米内分泌学会100周年を記念して刊行された本には、内分泌学の歴史上に活躍した約100人の研究者のリストには高峰譲吉の名前はなく、アーベルの名前と彼の業績「ホルモンの単離」が記載されているのです。アーベルが関わった「色々なホルモンの精製」における貢献についての評価でありアドレナリンとエピネフリンの記載もなく、日本人として大変残念な出来事でした。我々は、今後も「高峰譲吉のアドレナリンの精製が世界で最初のホルモン精製である」ことを正しく提唱し続けます。

Q 12-3 ホルモンが原因で起こる病気は、どのようなものがありますか？

　ホルモンの調節が異常になって起こる病気を、「内分泌疾患」と呼びます。前項で挙げたさまざまなホルモンの分泌が、いろいろな原因で多すぎたり（機能亢進症）、逆に少なすぎたり（機能低下症）する場合に病気が生じます。症状は、それぞれのホルモンの作用が強すぎる場合と弱すぎる場合です。ホルモンの作用は、先に述べたように全身のさまざまな臓器に及んでいますから、症状も全身的で、多様なものになります。全身のだるさ、肥満や痩せ、動悸、手足のふるえ、高血圧、高血糖、多飲・多尿などのように、一見して他の病気でも見られる一般的な症状の中に内分泌疾患が隠れている場合も多いのです。実際、肥満症、高血圧症、糖尿病、脂質異常症といった日常よく見られる病気の一部では、ホルモン分泌の異常が原因や病態に深く関わっているのです。

　その一方でそれぞれの病気に特徴的な症状もありますから、私たち専門医は、そのような手がかりから内分泌疾患を疑います。具体例を少し挙げますと、甲状腺ホルモンが多すぎる（甲状腺機能亢進症）と、食欲は旺盛なのに極端にやせてきたり、やたらに汗かきになり、脈が速くなったり手が震えたりします。また、成長ホルモンが多すぎると、身長が高すぎる巨人症や、鼻や手足のサイズが大きくなる先端巨大症になります。副腎皮質ホルモンが不足する（副腎皮質機能低下症）と、皮膚の色が濃くなって口の中に黒い色素沈着が見られることがありますし、重症の場合には血圧や血糖が低下して命にかかわることもあります。逆に副腎皮質ホルモンが多すぎると、顔や首、胸腹部に脂肪がつき、手足は反対にやせて筋力が低下する、特徴的な肥満が現れます（クッシング症候群）。

きちんと診断をつけるには、血液や尿中のホルモン濃度を測定し、ときには薬などの刺激に対するホルモンの反応を見る検査（負荷試験）が必要になる場合もあります。また、超音波（エコー）やCT、MRI、シンチグラフィーといった画像診断も有効です。ホルモン精密測定の技術や画像診断機器は近年急速に進歩していますから、早く、正確な診断が可能になってきています。内分泌疾患の多くは治療で治すことができます。そのためには早く正しい診断をつけることが必要です。疑いのある方は、一度専門医にご相談ください。

Q 12-4 「ホルモン補充療法」とは何ですか?

　内分泌疾患は、たくさんの種類があるホルモンの一つ(あるいはいくつか)が増えすぎるか、不足するかのどちらかで起こります。増えすぎたときには、減らす方法がいくつかあります。薬で抑える、手術で切り取る、あるいは放射性同位元素で治療する、などです。不足したときは、足りないホルモンを補ってやることです。減少したホルモンを内服や注射によって体外から補うことにより、ホルモン不足による不都合な症状を治すことを(広義の)「ホルモン補充療法」といいます。

　内分泌疾患の中で頻度が高い病気の一つが甲状腺ホルモンの分泌が少なくなる甲状腺機能低下症です。原因で最も多いのが甲状腺に慢性的な炎症が起こる橋本病で、中年の女性に好発します。寒がり、身体のむくみ、皮膚の乾燥、便秘、脱毛、やる気の低下などの症状が出ますが、甲状腺ホルモンを内服することによって改善します。

　副腎皮質機能低下症は、副腎からの副腎皮質ホルモン分泌が低下することによって起こる病気です。身体がだるい、疲れやすい、体重減少、食欲低下、低血圧、低血糖などが主な症状で、重症の場合には生命にかかわる病気です。副腎皮質ホルモン剤(一般にいわれる「ステロイド剤」のことです)を内服や注射で補充することが必要です。

　腎臓に重い病気があると、血液中の赤血球が減って貧血になります。これは腎臓で作られる、エリスロポイエチンという赤血球の産生を促すホルモンが不足するのが原因です。とくに透析を受けている腎不全の患者さんにおいて深刻な問題だったのですが、エリスロポイエチンの製剤が開発され、定期的に注射することでこの腎性貧血はほぼ解決されました。

成長期に下垂体からの成長ホルモンの分泌が少ないと、身長が伸びず、下垂体性低身長症になります。早期に診断し、成長ホルモン製剤を定期的に注射することで身長を伸ばすことができます。また、成長ホルモンは成人になってからも分泌されており、これが障害されると易疲労感、うつ状態、体脂肪の増加、骨量の減少などの成人成長ホルモン分泌不全症が起こります。これも成長ホルモン製剤で治療できるようになりました。

　糖尿病はインスリンの作用が不十分なために血糖が上がってしまう病気で、インスリンが欠乏する１型糖尿病ではインスリン製剤の注射が広く行われていることはご存知の通りです。

　心臓のはたらきが悪くなり、身体に十分血液を循環させられなくなった状態を心不全といいます。心臓が分泌するANP、BNPという心臓ホルモンは血管を広げたり尿量を増やしたりして心臓の負担を軽くする作用があり、ANP、BNPの注射剤は、心不全の治療に使われています。

　全身の脂肪組織が減少する脂肪萎縮症という稀な病気があります。脂肪が分泌するさまざまなホルモンが欠乏するために重症の糖尿病や脂質異常症、脂肪肝が起こりますが、脂肪細胞由来ホルモンの一つであるレプチンを補充することにより、症状を消失させることができます。この治療は京都大学医学部附属病院で治験が行われ、2013年より保険適応となりました。

　以上は病気にかかった人が対象ですが、すべての人で、思春期になると増加し40歳代から50歳代で減少するホルモンがあります。性ホルモンです。これについては次の項で詳しく述べたいと思います。

　ホルモンの欠乏によって起きる病気は、一般にホルモン補充療法が非常によく効きます。治療を行うにはまず正しい診断をつけることが第一歩となりますので、気になる方は専門医にご相談ください。

Q 12-5 更年期とはどのような時期ですか？

「更年期」という言葉をご存知と思います。これは英語のクライマクテリック（Climacteric）の訳語です。もともとはギリシャ語で梯子の段、あるいは階段の踊り場を意味する言葉ですが、転じて人生の節目、転換点、さらには厄年を指していうようになりました。西洋には古来より、人の一生には7年ごとに厄年が来るという言い伝えがあり、その中で最もドラマチックなものが、7×7＝49歳頃の、女性の体にさまざまな体調不良の現れるこの時期というわけです。最近、男性にも更年期があることが知られていますが、これについては後ほど触れようと思います。

女性に毎月訪れていた月経は、50歳前後に止まります。これを閉経といいます。これは加齢に伴って卵巣の働きが衰え、女性ホルモンが急に減ってしまうために起こるのですが、この急激な変化に体がついていけず、さまざまな変調を来します。この時期が更年期で、この頃見られる不愉快な症状を更年期障害と呼びます。たとえば、のぼせる、汗をかく、手足が冷える、動悸がする、イライラしたり落ち込んだりする、頭痛、めまい、肩こり、不眠、疲れやすい、などです。女性にとっては、子供を生み育てる時期から次の新しい時期に入ったことを告げる人生の大事な節目なのですが、とてもつらい期間でもあるのです。

女性ホルモンにはエストロゲンとプロゲステロンの2種類があり、卵巣でつくられます。最も大切なのはエストロゲンで、初潮を迎える10歳代初めから盛んに分泌されるようになり、20歳代から30歳代にかけてがピークになります。その働きはとても多彩です（図A）。子宮や膣、乳腺といった、子供をつくり育てるための器官を発達させ、肌

をみずみずしく保ち、皮下脂肪をためて女性らしいふっくらとした体型をつくります。それだけではありません。骨や血管といった、身体の根幹をなす器官に対しても作用します。骨に対しては骨密度を高めて骨折を防ぎます。血管に対しては動脈硬化の進行を防ぐ働きがあります。このように20歳代から40歳代半ばにかけては、エストロゲンがたっぷりあるおかげで、女性は男性に比べて血管や骨が傷みにくいといえます。血管や骨というのは、生活習慣病の標的になる器官ですから、この時期の女性は生活習慣病に強いともいえます。ところが40歳代後半になるとエストロゲンが徐々に減るため、月経不順をはじめとしてさまざまな更年期障害が起きてきます。そしてさらに大切なことは、それまで生活習慣病から身体を守ってくれていた、女性ホルモンという魔法のベールが消えてしまうということです。更年期以降の女性は、血管や骨の障害が進み易くなるのです。

　女性における骨粗鬆症の頻度は、50歳前後の閉経を境に急激に増えていきます。また、高コレステロール血症の人は40歳代までは男性の方が女性より多いのですが、更年期からは逆転して女性の方が多くなります。狭心症や心筋梗塞といった虚血性心疾患による死亡率は、40歳代までは男性が女性の4倍ほどあるのですが、更年期以降はどんどんこの差が詰まっていって、60歳代ではほぼ男女同じになります。このように、閉経後の女性であるということは、心血管系疾患の危険因子の一つであるといわれています。

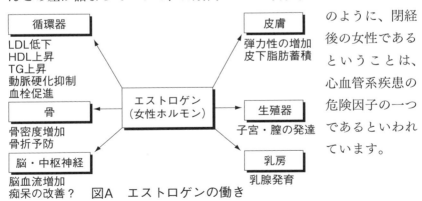

図A　エストロゲンの働き

Q 12-6　女性ホルモン補充療法とはどのようなものでしょう？

　先ほどは広義のホルモン補充療法について説明しましたが、ただ「ホルモン補充療法」という場合は、一般には女性ホルモン補充療法を指すことが多いのです。これは英語のHormone Replacement Therapyの頭文字をとって"HRT"とも呼びます。更年期にエストロゲンが一気になくなってしまうためにつらい症状が出るのなら、少しのあいだ薬の形で補って、うまく軟着陸させてやろうというのが、もともとの女性ホルモン補充療法の考え方です。

　エストロゲン製剤にはさまざまなものがあります。大きく分けると内服薬、貼り薬、塗り薬、膣錠があり、含まれるエストロゲンの量も数種類、プロゲステロンとの合剤も選べます。それに加えて投与の仕方が何通りもあります。症状や身体の状態に応じて、最適のものを選ばなくてはなりません。

　更年期障害に対する効果はめざましいものがあります。Q12-5に挙げたさまざまな症状、とくに自律神経失調症状と呼ばれるほてりや動悸などの症状に対して有効で、実に9割近くの人に改善が見られます。

　副作用としては、不正性器出血、乳房痛、静脈血栓、肝障害などがあり、服用が長期間（5年以上）におよぶと乳癌の危険率が少しずつ増える可能性があるとされていますので注意が必要です。（これについては、人種や使う薬の種類、治療のタイミングなどにより、異なる結果も報告されています。）エストロゲンだけを使うと子宮内膜症や子宮体癌の危険率が上昇することが知られていますが、これはエストロゲンにプロゲステロンを組み合わせることで、普通の人とほぼ変わらなくなります。このような副作用の可能性を最小限にするために、

治療を始める前には必ず検診を行い、乳癌、子宮癌の疑いのある人や血栓症、塞栓症を起こしたことのある人、肝障害のある人などには遠慮していただきます（図B）。また、ホルモン補充療法中は定期的な婦人科での診察をお勧めします。

　女性ホルモン補充療法は、決して魔法の治療法ではありませんが、更年期のつらい症状にはとても効果的です。それなりのリスクがあることをきちんと理解した上で、治療を受けるかどうか、更年期障害にお悩みの方は一度ご相談ください。

ホルモン補充療法を行ってはいけないとされている人
- 重度の活動性肝疾患
- 現在の乳癌とその既往
- 現在の子宮内膜癌、低悪性度子宮内膜間質肉腫
- 原因不明の不正性器出血
- 妊娠が疑われる場合
- 急性血栓性静脈炎または血栓塞栓症とその既往
- 心筋梗塞および冠動脈に動脈硬化性病変の既往
- 脳卒中既往者

ホルモン補充療法を行うときに注意する必要のある人
- 子宮内膜癌の既往
- 卵巣癌の既往
- 肥満
- 60歳以上または閉経後10年以上の新規投与
- 血栓症のリスクを有する場合
- 冠攣縮および微小血管狭心症の既往
- 慢性肝疾患
- 胆嚢炎および胆石症の既往者
- 重症の高トリグリセリド血症
- コントロール不良な糖尿病
- コントロール不良な高血圧
- 子宮筋腫、子宮内膜症、子宮腺筋症の既往者
- 片頭痛
- てんかん
- 急性ポルフィリン血症
- 全身性エリテマトーデス（SLE）

図B　ホルモン補充療法（エストロゲン使用）を始める前には必ず検診を！

Q 12-7 女性ホルモン補充療法は、ずっと続けてもよいのでしょうか？

　更年期障害の治療からさらに一歩踏み込んで、血管や骨を保護することを目的に、もっと長期間にわたって女性ホルモン補充を行うことが、欧米を中心に盛んになってきました。

　骨塩量（骨のカルシウム量）に対するホルモン補充療法の効果は明らかで、更年期以降の女性では、ホルモン補充を行うと骨のカルシウムが増えていき、行わない人では徐々に下がっていくことが証明されています。骨塩量がかなり下がってしまってからでも、ホルモン補充を始めるとそこからまた上昇していきます。脂質に対する効果を見ますと、善玉コレステロールのHDLは、何もしない人に比べてホルモン補充をした人では増加します。悪玉のLDLは逆に低下します。このような研究結果からすると、ホルモン補充療法は生活習慣病を防ぐ上でも良いことずくめに見えます。ずっと続ければ永遠に若くいられる、そんな気もしますが、実際はどうなのでしょうか。

　2002年、アメリカで行われていたWoman's Health Initiative（WHI）というホルモン補充療法の大規模臨床試験の途中経過が発表されました。この試験はアメリカ人の閉経後の女性16,608人にエストロゲンとプロゲステロンの錠剤を服用してもらい、その効果を見たものです。ところが開始して5年の時点で、骨折のリスクは予想通り低下するものの、乳癌と肺塞栓のリスクの上昇が予想よりも大きく、また冠動脈疾患、脳卒中といった動脈硬化性疾患については良くなると期待されていたものが逆にリスクが上昇してしまったという結果でした。そのためこの試験は中止され、米国食品医薬品局はホルモン補充療法を血管疾患予防目的で行うことは避けるべきと勧告しました。われわれ日本人とは人種がまず異なりますし、ホルモンの種類、量、投与法はた

くさんあるうちの一つしか試されていません。その上参加者の中に高齢者、肥満者、喫煙者、以前からホルモン補充を受けていた人がたくさん混じっており、この結果をそのまま日本人女性に当てはめることには無理があります。その後、薬の種類や対象者、治療のタイミングや治療期間が異なると結果も変わってくることが報告されており、北米閉経学会や国際閉経学会は、閉経後早期に開始し長期間行えば、心血管疾患リスクを下げると発表しています。（もちろん長期間行う場合には、乳癌リスクも考慮する必要があるとも言っています。）

　現在のところ女性ホルモン補充療法に対しては、次のような考え方で臨むのがよいと思います。まず、更年期障害に対しては、有効性がはっきりしており、今まで通り安全性を確認しながら短期間のホルモン補充療法を行ってよいでしょう。骨粗鬆症には有効ではありますが、ほかにもよく効く薬が最近できていますから、第２、第３の選択肢として考えればよいでしょう。動脈硬化のリスク因子を持つ人に対しては、心血管疾患の予防を目的としては、積極的に行う意味はないと思います。"今のところ"とお断りしたのは、日本人を対象とした大規模臨床試験の結果を見た上でもう一度考える必要があると思われるためです。ホルモン補充療法は薬物療法の一つの選択肢です。どんな薬でもいえることですが、まず生活習慣を直し、それだけでは不十分なときにのみ使うべきです。そして一人一人の身体の条件が異なることを考えて、リスクと恩恵を慎重に秤にかけて決めることが大切です。

Q 12-8 男性にも更年期があるのでしょうか？

　中年期（ちょうど厄年のあたり）から初老期にかけての男性に体調不良が起こりやすいことは、実は古くから知られています。症状としては、抑うつ、苛立ち、疲労感といった心の症状、足腰の痛み、発汗、ほてり、睡眠障害、体力、筋力の低下をはじめとする身体の症状があります。これらは女性の更年期障害に非常によく似ています。そして、男性特有の勃起障害（最近は ED と呼びます）が挙げられます。これらを総称して男性更年期障害と呼んだり、専門的には加齢男性性腺機能低下（LOH）症候群と呼んだりします。LOH は late-onset hypogonadism の略です。他に TDS（testosterone deficiency syndrome）という名前も使われますし、以前は PADAM（partial androgen decline in the aging male）とも呼ばれていました。（表 B）

　では女性と同じようなホルモンの変化が、男性にも起こっているのでしょうか。男性ホルモンには、精巣でつくられるテストステロンと、副腎でつくられる副腎アンドロゲンがあります。重要なのはテストステロンの方です。テストステロンの分泌は、思春期から活発になり、男の子を男らしい身体にします。その後、徐々に分泌が減っていきますが、女性のエストロゲンのように、ある年齢を境に急に落ち込むということはありません。また、落ち方の個人差が非常に大きいことも特徴です。ですから、男性更年期障害には、テストステロンのゆっくりとした減少以外に、いろいろな要因が絡んでいると考えられています。主には加齢に伴う下垂体生殖ホルモン分泌の低下が原因で精巣からテストステロン分泌が低下すると考えられています。また、肥満や肝機能低下はテストステロン低下と女性ホルモンであるエストロゲンの上昇を引き起こします。そしてこの年代の男性は、管理職の

人が多く、強い社会的ストレスを受けています。そのため心身症やうつ病にかかる人が多く、その症状が更年期障害と混同されている場合も多いようです。また、勃起障害があると、それだけで男性は気分が塞いでしまうことが多いようです。これは男性ホルモンの減少以外に、ストレス、うつ、糖尿病や高血圧による動脈硬化など、さまざまな原因で起こります。さらに純粋な加齢による身体の衰え、そして加齢とともに減少していくテストステロン以外のホルモンの影響があります。こういった多くの因子が互いに原因となり結果となってでき上がる一つの状態が、男性更年期というものです。

治療法としては、生活習慣の改善に加え、男性ホルモン補充治療、心理療法、抗うつ剤投与、EDに対する治療、そして合併している動脈硬化などの治療を考える必要があります。

40歳以上の男性で、先ほど書いたような症状があり、血中遊離テストステロンが低値の場合は男性ホルモン補充療法をまず考えます。男性ホルモンを補充すると、一部の患者さんでは目覚しい効果が見られると報告されています。いろいろな製剤がありますが、わが国では主に筋肉内注射が用いられます（飲み薬もありますが、肝障害が多いため、この目的には使われません）。今までの報告では、ホルモン補充をした人の約半数で症状の改善が見られるようです。治療を続ける期間は、わが国では半年～1年間に限定している施設が多いようです。

表B　LOH症候群の症状

- リビドー（性欲）と勃起能の質と頻度、とりわけ早朝勃起現象の減退
- 知的活動、認知力、見当識の低下および疲労感、抑うつ、短気などに伴う気分変調
- 睡眠障害
- 筋容量と筋力低下による除脂肪体重の減少
- 腹腔内脂肪の増加
- 体毛と皮膚の変化
- 骨減少症と骨粗鬆症に伴う骨塩量の低下と骨折のリスク増加

Q 12-9 最近よく耳にする「環境ホルモン」とは何ですか?

　環境ホルモンとは、「内分泌攪乱化学物質」、「外因性内分泌攪乱物質」とも呼ばれ、生体の内分泌機能に影響をおよぼす化学物質の総称です。簡単にいうと、環境中に放出された化学物質が身体の中に入り、私たちが持つホルモンと同じような働きをしたり、ホルモンの働きを邪魔したり、あるいはホルモンの分泌や作用に影響したりするものです。

　野生生物では、はっきりとした影響が現れています。最も有名なのは、アメリカフロリダ州のアポプカ湖における化学物質の流出事故です。湖畔の工場から流出した化学物質にさらされた雄のワニの生殖器（ペニス）が正常の半分以下のサイズになり、生息個体数が減少しつつあると報告されました。このほかイギリスにおいても、本来は雌の肝臓でしか合成されないはずのタンパク質が雄のニジマスで検出されるなど、環境ホルモンの影響と思われる現象が世界中で報告されています。日本においても、巻き貝の雄性化（メスにオスの生殖器ができる症状）などが報告されており、これは船底塗料や漁網の防汚剤として使われていたTBT（トリブチルスズ：1990年より使用禁止）が原因と考えられています。

　このように、野生生物において報告されている妊娠力の低下、生殖行動の異常、生殖器の奇形、雄性化、雌性化、甲状腺の機能異常、免疫機能の低下などの現象が、ヒトにおいても同様に生じる可能性があることから、近年、社会的な関心が高まりました。最近、ヒトの精液量・精子数の減少、精子奇形率の増加などによる不妊症の増加や、癌、アトピー性皮膚炎や花粉症、あるいは子宮内膜症などの婦人科疾患の増加といったことが問題となっていますが、これらの現象に環境

ホルモンが関与しているのではないかと疑われているのです。

　環境ホルモンとして問題になっている化学物質には、ダイオキシンやPCB（ポリ塩化ビフェニル：1972年に製造禁止）のように、以前から発癌などの危険性や催奇形性などの生体への毒性が知られており、法律などに基づき規制をして環境への放出を減らそうとしている物質があります。一方、ビスフェノールAやノニルフェノールのように、従来は安全とされ缶詰やペットボトル、洗剤、哺乳瓶やおもちゃなど、身近な生活雑貨に使用されてきましたが、最近になって容易に外へ溶け出すことが判明して警鐘を鳴らされている物質もあります。

　環境ホルモンとして疑われている化学物質の特徴は、非常に微量で作用し、体内に蓄積し、母親から子供に移行する可能性があること、さらに他の有害物質のように急性の毒性があるわけではなく、長い時間がたってから（たとえば、子供が大人になってから）作用が出るため因果関係の解明が難しいことです。前頁に挙げたような野生生物に生じている現象が同様に人間にも起こるかどうかについてはまだ結論が出ていません。

第13章

生活習慣病と心のケア

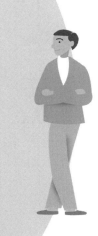

Q 13-1　生活習慣病とストレスの関係を教えてください。

現代社会はストレスの多い社会です。

医学的にストレスとは「なんらかの刺激が加えられた結果、身体が示すゆがみや変調」と定義されます。日常的に使われている「ストレス」という言葉は、正確にはストレスを引き起こす原因となるものを意味する「ストレッサー」のことで、以下の四つに分けられます。

　①物理的（高温・低温、騒音、放射線など）
　②化学的（酸素の欠乏・過剰、薬害など）
　③生物的（ウイルスの侵入など）
　④情動（的）（不安、怒り、緊張、精神的な苦痛など）

これらは生活の中で複雑に絡み合い、身体に影響を与えます。

適度のストレスは心身の恒常性維持のメカニズム（ホメオスタシス）を強化します。冷水摩擦によって風邪をひきにくくなることはその一例です。しかし、ストレスがその人の耐えられる限界を超えて持続すると、脳下垂体からのホルモンであるACTHの分泌や交感神経系統の興奮が続き、血圧、血中コレステロール濃度や血糖値が上がるなど、生活習慣病の悪化の一因となるのです。

精神的（情動）ストレスの身体への影響について考えてみましょう。私たちの身体には無意識のうちに身体機能をコントロールしている「自律神経系」があります。自律神経系は、ストレッサーに対し「防衛体制」を整え、対応します。たとえば受験などの強度の緊張場面で、ドキドキしたり（一時的な心拍数の増加）食欲が低下したりする経験をされた人は少なくないでしょう。

ホームズとレイエは、その人が体験した生活の変化（Life change unit score：以下LCUと略す）による情動ストレスを段階づけ、以前

の日常生活パターンに回復するのに要する心的エネルギー量を下の表Aのように評価できる方法を提案しました。彼らの調査によると、過去1年間のLCU得点の累計が300点以上と記した者のうち約80％が翌年になんらかの病気を発症させ、200〜300点と記した半数以上の者が健康上のトラブルに見舞われたそうです。

表A　社会的再適応評定尺度（Holmes & Rahe, 1967より）

生活出来事	LUC	生活出来事	LUC
（1）配偶者の死	100	（23）子どもが家を離れること	29
（2）離婚	73	（24）親戚とのトラブル	29
（3）夫婦の別居	65	（25）個人的な成功	28
（4）服役	63	（26）妻の就職や退職	26
（5）近親者の死	63	（27）就学・卒業	26
（6）けがや病気	53	（28）生活条件の変化	25
（7）結婚	50	（29）個人的習慣の変更	24
（8）失業	47	（30）上司とのトラブル	23
（9）夫婦の調停	45	（31）労働条件の変化	20
（10）退職	45	（32）転居	20
（11）家族の健康状態の悪化	44	（33）転校	20
（12）妊娠	40	（34）レクリエーションの変化	19
（13）性的困難	39	（35）教会活動の変化	19
（14）新たな家族の増加	39	（36）社会活動の変化	18
（15）仕事上の再適応	39	（37）少額のローン	17
（16）経済状態の悪化	38	（38）睡眠習慣の変化	16
（17）親しい友人の死	37	（39）団らんする家族の数の変化	15
（18）転職	36	（40）食習慣の変化	15
（19）夫婦の口論回数の増加	35	（41）長期休暇	13
（20）多額のローン	31	（42）クリスマス	12
（21）担保，貸付金の損失	30	（43）些細な法律違反	11
（22）仕事上の責任の変化	29		

　また英国のヤングが妻を亡くした男性（55歳以上の4484人）を対象に長期追跡調査をした結果、死別後半年以内に213人の夫が死亡していたことが判明しました。これは妻が健在な同年代男性と比べ、40％以上も高い死亡率でした。また死因を検討すると、心疾患は比較的早

期の死因として、糖尿病や癌などは年数を経てからの主たる死因として報告されました。

　過度の情動ストレスがその人の耐えられる限界を超えて持続した場合、免疫機能の低下や、生活習慣病を悪化させる可能性があるといえるでしょう。しかし逆に、気持ちを切り替えてそのストレスに意味を見出していけたら、ストレスの悪影響を最少限に減らし、身体機能を高めることもできるのです。すでに生活習慣病にかかっている患者さんも、病とともにある生活の否定的・悲観的側面に注目するのではなく、だからこそ、心豊かに過ごしていける何かを見つけることによりストレスから解放されるのです。

一口メモ：ハンス・セリエのストレス学説

　ハンス・セリエ（Hans Selye 1907-1982年）はハンガリー系カナダ人の生理学者でストレス学説を提唱しました。彼は、ストレスを「外部環境からの刺激によって起こる歪みに対する非特異的反応」と考え、ストレッサーを「ストレスを引き起こす外部環境からの刺激」と定義しました。その基本的考え方は、ストレッサーに曝された生体の見せる適応症候群であり、脳視床下部・副腎皮質系の副腎皮質刺激ホルモンであるACTH分泌と自律神経系の交感神経系の活性化により起こる一連の反応で、これによりホメオスタシスを維持することができると考えました。

Q 13-2 生活習慣病になりやすい性格特性はありますか？

　現代はストレスの多い時代ですが、同じストレスを受けても全員に同じ影響が現れるわけではありません。たとえばコーエンが風邪のウィルスを健康な人に同じ条件下で投与した結果、日常生活でストレスを強く受けていると答えた者の方が風邪の発症率が高いと報告しています。つまり病気の発症には、環境要因とともに個人の内的資質（身体状況、性格や行動特性、ストレス耐性）も関わってくる可能性があります。では生活習慣病を発症させやすい性格・行動特性はあるのでしょうか？

タイプA行動パターン（虚血性心疾患にかかりやすい人）
　心臓を養う冠動脈はストレスの影響を受けやすいとされています。フリードマンらは虚血性心疾患患者に共通する性格特性を見出し、タイプA行動パターン（以下タイプAと略す）と名づけました。その特性は次のとおりです。

　　①目標達成欲求が非常に強く、しかも決して満足しない。
　　②競争心・攻撃性がたいへん強い。
　　③つねに周囲から評価されたい。出世欲も強い。
　　④つねに多くの仕事にのめり込む。その結果、いつも締切りに追われている。
　　⑤身体的・精神的活動の速度をつねに速めようとする（早口、早足、早食いなど）。

　結局タイプAは、一つの仕事をクリアしても満足せず、もっともっと仕事をこなそうと頑張るため、つねに不全感に苦しめられ、心身の疲労やストレスを蓄積させやすいタイプといわれています。また周囲の人にも自分と同じ高度な目標達成を要求するため、ストレスを与

え、周囲のQOL（Quality of life：生活の質）やAOL（Amenity of life：生活の快適性）を損なう可能性も指摘されています。

タイプB行動パターン

　タイプAと比べ、「種々の欲求・野心・時間に対する切迫感・競争心・締切のある仕事へののめり込み傾向が少ない人々」をフリードマンらはタイプBと分類しました。このタイプはストレスや心身の疲れをため込みにくいとされています。その性格・行動特性は次のとおりです。

　　①穏やかで滅多に怒らない。
　　②人を信用する。
　　③ゆっくり歩く。
　　④ゆっくり食事を楽しむ。
　　⑤語調がゆったりしている。
　　⑥丁寧な仕事。
　　⑦能力以上の仕事を抱えこまない。
　　⑧無理をしない。
　　⑨家族・友人、趣味などのプライベートを大事にする。
　　⑩他者からの評価へのこだわりは強くない。

　アメリカ西部共同研究グループの8年を超える調査の結果、タイプAはタイプBに比べ、血液凝固時間が短く、血中のコレステロール濃度が高く、血圧も高めで、虚血性心疾患にかかる割合が2倍ほど高かったと報告されました。また副腎髄質交感神経系の経路が活性化されやすいと考えられ、消化器系への悪影響も示唆されました。タイプAは、うつ病や突然死などのストレス関連疾患との関わりも取り沙汰されています。

　生活習慣病を予防するには、意識してタイプBの行動特性を身につけていくことが大切でしょう。

癌にかかりやすい性格特性はありますか？

　癌の発症要因には、活性酸素、ウイルス、化学物質などの「発癌物質」と加齢（老化）や栄養不良などの「促進要因」が関与していることがわかってきています。

　発癌物質とは、遺伝子に直接作用して構造を変化させる物質で、促進要因は遺伝子には直接影響を与えませんが、細胞の防御機構を減弱させる要因です。

　Q13-1、Q13-2で情動ストレスにより、さまざまな病気を発症しやすくなることに触れましたが、情動ストレスは癌の促進要因でもあるのです。ストレスがかかると、副腎皮質から分泌される糖質コルチコイドが身体にブドウ糖を供給しエネルギーを確保しようとします。必然的にタンパク質が分解され、NK細胞などの免疫細胞が減少し、免疫機能が抑制されます。結果として癌細胞を早期発見・早期攻撃する免疫機能の低下が生じ、癌を発症・増殖させやすくなるのです。

タイプC（cancer）行動パターン（癌に罹患しやすい人）

　トーマスやギアの研究によると、癌を発症した人に多く見られる特徴として、幼少期の親との親密な関係の欠如（基本的信頼感の欠損）、内部感情（とくに怒り）の抑制が指摘されています。

　テモショックは、癌に罹患しやすい人に共通する特徴を挙げ、タイプC行動パターンと名付けました。

　　①負の感情（とくに怒り）を抑圧しやすく、自己犠牲的、過剰適応的に振る舞う。
　　②対人関係に傷つきやすく、孤独に逃げ込みやすい。
　　③悲しみや不安などの深い感情を無理矢理抑え込もうとする。
　　④不平や不満をいわず、周囲に自分を合わせる（協力的で控え

め)。
　⑤外的な権威に従順。
　⑥いつも抑うつ的で、幸福感が乏しく、社会でも孤立しがち。
　このことから癌を予防するために、精神免疫学の観点から、ソーシャルサポート(適切な対人関係)の作り上げ方や適切な感情の発散法を習得することが大切といえるでしょう。以下のQ13-5からQ13-9で、生活習慣病としての癌予防にもつながるライフスタイル全般の整え方、食生活などの見直しとともに、ストレスマネジメントや対人関係の持ち方にも触れていきます。ここでは、癌予防法として国立がんセンター癌予防12ヵ条の表を挙げておきます(表B)。これに加えて過度の心身の疲れを持ち越さないことも大切です。参考になさってください。

表B　国立がん研究センターがん予防・検診研究センター
　　　「がんを防ぐための新12か条」

1. たばこは吸わない
2. 他人のたばこの煙をできるだけ避ける
3. お酒はほどほどに
4. バランスのとれた食生活を
5. 塩辛い食品は控えめに
6. 野菜や果物は不足にならないように
7. 適度に運動
8. 適切な体重維持
9. ウイルスや細菌の感染予防と治療
10. 定期的ながん検診を
11. 身体の異常に気がついたら、すぐに受診を
12. 正しいがん情報でがんを知ることから

Q 13-4 肥満に陥りやすい性格特性はありますか？

　肥満に陥りやすい人は、外的刺激に敏感で視覚刺激や嗅覚刺激の影響を受けやすいといわれています。お腹が一杯でも「ラーメンのCMを見ると食べたくなる」「デザートは別腹」などというタイプです（Q10-8、10-10参照）。

　肥満専門外来の受診者の内訳を調査した結果では、原発性肥満症と二次性肥満症（Q1-1参照）の割合は95：5で、圧倒的に原発性肥満症の患者さんが中心でした。

　年齢と性別では中年期以降（50歳代、60歳代）の女性が多く、肥満による整形外科的異常（腰痛、膝痛）、脂肪肝、脂質異常症、糖尿病などを合併させての来院でした。

　また肥満症に至る問題行動として、「片づけ食い」（もったいない食い）や「気晴らし食い」なども見られました。背景には空巣症候群（からのす）（中年期の女性が子供の巣立ちや夫のワーカホリックなどにより虚脱感のようなものを覚え、さまざまな心理・社会的・身体的症状を発症させる病態）や、更年期障害からのうつ症状を食行動で紛らわす代替行動が考えられました。

　次に多かったのは、働き盛りの30歳代、40歳代の男性で、人間ドックなどで、生化学的データの異常を指摘され、減量を指示された人達です。彼らは仕事中心の過剰適応とも考えられるライフスタイルで、残業やつき合い、単身赴任などにより、食生活（アルコールや外食によるカロリー・糖質の過剰摂取）や生活リズムが偏り、すでに合併症を発症させていました。中でも「睡眠時無呼吸症候群」罹患者の中には運転中に居眠り発作に襲われ事故を起こしたり、会議中にうたた寝した結果、仕事に支障をきたす人もいました。男性の中には、肥満＝

恰幅のよさ＝社会的信用度と解釈し、肥満治療への正しい理解や切迫感がない人も少なくありませんでした。

次が10歳代から30歳代前半までの女性、背景に「やせ指向」「摂食障害」がうかがえる人です。「拒食・過食」という障害もまた、発症要因の一部に若い女性（男性をも）を取り巻く現代社会の「ストレス」が絡んでいます。

エゴグラム（交流分析理論に則った自我状態を表す指標）で検討すると高度肥満症にはAC（adapted child：よい子の自我状態）が高い人が多く、これはQ13-3のタイプC（感情抑制）につながる性格といえます。肥満に陥る図式として、他者の依頼や誘いに「ノー」といえず、本心を隠し、外向けにはよい顔で対応しながら内心ではイライラ感を募らせ、"気晴らし食い"や"やけ酒"で鬱憤をはらしている様子が浮かんできました。

自分の性格傾向を見直し、肥満や生活習慣病に陥らずにすむ上手な対人関係の距離のとり方、肯定的自己表現（アサーティブ・トレーニング）やストレス対処技法の習得など、新しい社会的対人関係構築法（ソーシャル・スキル）を身につけることも大切でしょう。

Q 13-5 生活習慣病対策として望ましいライフスタイルについて教えてください。

まず世界の長寿者の健康調査から、アレクサンダー・リーフが見出した三つの共通点を紹介しましょう。
①バランスのとれた食事を少な目に食べる。
②活発な身体活動の持続。
③生涯にわたり、社会での活動を続ける（生涯現役）。

これらはそんなに特別なことではありませんが、望ましいライフスタイルを示しています。

また、ペンシルベニア大学で考案された肥満解消プログラム（LEARN PROGRAM）も行動修正技法に基づく生活習慣改善の優れたプログラムです。LEARN（学ぶ）の頭文字が配慮すべき生活習慣を表しています。

L: Life Style　　　よいライフスタイルを身につける
E: Exercise　　　適正な運動の習慣を
A: Attitude　　　心構え、態度（ポジティブ思考）
R: Relationship　気持ちのよい対人交流を
N: Nutrition　　　適切な栄養の知識を

さて、こういったライフスタイルを確立するうえで大切なのは自己を知ることです。まず健康診断などを通し自分の身体状況（とくに生化学的指標）を把握することが大切です。生活習慣病の初期は既に「サイレントキラー」として紹介されたように自覚症状はほとんどありません。すでに数値の異常や生活習慣病を抱えている人は以下の方法で早急に生活を見直すことを始めて下さい。正常範囲の人はより健康で生き生きと暮らすために、予防的知識を身につけてください。

生活習慣病は長年の悪しき生活習慣の積み重ねの中で発症します。

しかし「習慣」は意識レベルにあがることなく自動的に繰り返されていきます。現状に「気づく」ために『記録』を取ることも役立ちます。食事日記、行動記録表などの記録を通し、現状を認識し、改善すべき点を把握しましょう。ある肥満症の患者さんは、行動記録表と食事日記から、運動量は足りているがつき合い上の飲酒を含む食行動に問題があると気づかれました。食生活を改善した結果、15kgの減量に成功しただけでなく、生化学的指標がすべて正常範囲に戻り、心身の軽快さ、充実感を自覚されるようになりました。記録を通じ、自己の現状を把握し、自分にふさわしいオーダーメイドの方法をみつけ、生活習慣を修正することができれば、生活習慣病は改善あるいは予防できるのです。「行動記録表」（図A）の一例を載せておきます。参考にしてください。

　自分の特性（年齢・体力・性格など）に見合ったバランスのよいライフスタイルの確立が大切です。「朝、気持ちよく目覚め、昼、疲れるまで活動（働き）でき、夜、疲れて休む」という生活リズムを刻めるのが理想でしょう。

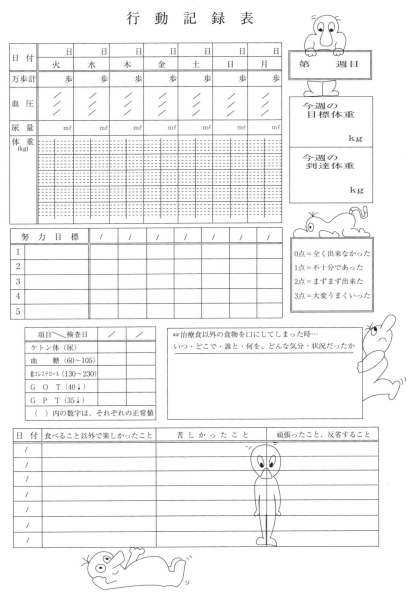

図A　行動記録表

Q13-6 生活習慣病を予防するための食行動を教えてください。

　生活習慣病を予防できる食生活としては多種類の食品を、バランスよく腹八分目に食べることが大切とされています。

　理想的な食生活は、個々の体調やライフスタイル、嗜好などをふまえた上で、主治医や管理栄養士との個別指導を通し、組み立てていくのが望ましいのです。以下に一般的に望ましいとされている食行動を記します。すでに何らかの生活習慣病を発症している人は、必ず主治医、あるいは管理栄養士にご相談ください。

　食事は内容（量、摂取カロリー、調理法）、行動、感情の3点から考える必要があります。では個別に詳細を見ていきましょう。

食事内容

①積極的に摂りたい食品：
野菜（糖度が高いものが増えているので量に要注意（Q10-8参照））、
食物繊維（こんにゃく、海藻、きのこ）、
良質タンパク（とくにDHA、EPAが豊富な背の青い魚など）、
ファイトケミカル（カロテノイド、リコペン、ルティン、カテキン、イソフラボン、ポリフェノール、スプラウトなど）。

②避けたい食品：酒、塩、嗜好品、動物性脂肪、砂糖。

③摂取してはいけない食品：タバコ、肉・魚の焦げ、カビのはえたものなど（発癌物質が含まれています）。

食行動の問題点

　以下に生活習慣病を招く、食行動の問題点を記します。もし当てはまる行動があれば、表Cの対策を参照してください。

①早食い：高度肥満者に一番多い問題行動。脳の満腹中枢に満腹信号が到達する（満腹感を感じる）前に食べすぎてしまう。

②ながら食い→食べた量がわからない間に食べすぎてしまう。

③だらだら食い→高血糖を招く（週末にだらだら食いをして、月曜に尿糖が陽性になる患者など）。

④まとめ食い（欠食）→肥満体質になる。また、朝食を抜くと便秘しやすくなったり、脳への栄養が不足したりして、作業効率の低下、集中力の欠如が起こる可能性がある。

⑤片づけ食い

⑥気晴らし食い

⑦夜食症候群（Night Eating Syndrome）

⑧炭水化物嗜好（carbohydrate cravers）

表C　実現可能な食行動改善策の一例

①早食い：1口20噛み、口の中でペースト状になるまで噛む。
　　　　　口の中に食物がある間は箸やフォークを置く。
②ながら食い：食事中はテレビを消し、料理を味わう。
③だらだら食い：生活にメリハリをつけ、ストレス食いの可能性をチェックする。
④まとめ食い：3食きっちり食べ、生活にリズムを。
⑤片づけ食い：食後はすぐ食卓を離れ、残飯の処理を。
　　　　　　少な目に調理し、大皿盛りではなく個別盛りに。
　　　　　　食後すぐ歯を磨く。
⑥気晴らし食い：上手なストレス解消法を身につける。
⑦夜食症候群：夜9時以降、固形物はとらない。
　　　　　　空腹時は温かい飲み物にする。
　　　　　　高カロリーの食物を目につかない場所に片づける。
⑧炭水化物症候群：ストレスから脳が炭水化物を欲しがっているのかも。
　　　　　　　　食に代わるストレス解消法を身につける。
⑨外食：1週間に2～3回に抑え、なるべく和定食メニューを選ぶ。

感情の問題点

　食後美味しかった、満足したと感じるときは健康な状態です。逆に食べすぎてお腹が重い、胃が苦しい、後悔していると否定的に感じるときは要注意です。詰め込むように食べすぎる場合は欲求不満の代替

行動になっている可能性もあります。腹八分目に抑え、ゆっくり噛んで味わいましょう。

Q13-5でも書きましたが、食事日記をつけるのもお勧めです。Ａ６判くらいのノートを用意し、一口でも口に入れた食物を記録します。できれば（慣れてくれば）、いつ、誰と、どこで、なにを、どれだけ食べたか、そして摂食前後の感情も記録してみましょう。

> 例：ポテトチップス大袋１　土曜午後２時　１人　自宅で。落ちこみ
> 　　　土曜日の昼下がり、家に１人で居て退屈だった。なんとなく口寂しくなり、ポテトチップスの袋を開け、テレビを見ながらぽりぽり食べた。途中で気づくと半分以上食べていた。落ち込んでさらに食べた。結局１袋全部食べてしまった。あとで後悔した。

ではこの状況をどのようにすれば避けられたか一緒に考えてみましょう。

　①ポテトチップスを買い置きしていなければ……
　②土曜の午後に在宅せず、散歩に出掛けていたら……
　③テレビをつける代わりに、誰かに電話をしていれば……
　④ポテトチップスの代わりに温かいお茶を飲んでいれば……
　⑤袋から直接食べず、お皿に適量入れて食べていれば……

このように食行動は改善可能です。

食事は１日３食、バランスよく腹八分目にとることが大切です。肥満症・糖尿病・高血圧症・高脂血症など、ほとんどすべての生活習慣病は食事にその根元があるといっても過言ではありません。ここでは具体的生活習慣病対策として糖尿病食を中心にした食事の一般的注意を挙げておきます。

　①過食しない。
　②総カロリーの30〜45％の適量の炭水化物（ご飯、パン、麺な

ど)
③カロリーの25％程度をタンパク質で（肉・魚・大豆製品）
④脂質の質を考えてω3脂肪酸、植物性不飽和脂肪酸、中鎖脂肪酸トリグリセリド（MCT）を適度に増量（総カロリーの30～45％）
⑤野菜は増して1日300g以上、食物繊維をたっぷりとイモ類などに注意
⑥間食はできるだけ乳製品や果実（糖質量に注意）で
⑦アルコールは適量（20g/日が至適量）
⑧単純糖質（甘み）は少なく（缶飲料やペットボトルに注意）
⑨塩分を控えめに

最後に心理学的観点から努力目標の立て方を考えてみましょう。

表Cでも記しましたが、望ましくない食習慣はいろいろあります。ただ二者択一的思考法（白か黒）や完全主義的発想法（〜しなければならない、絶対〜など）はあまりお勧めできません。生活習慣病対策としては肯定的に見直し、前向きに取り組む方が、心のメカニズムの点からも適っています。たとえば、「夜8時以降、食物は絶対に食べない」のではなく「夜8時以降は、温かいノンカロリーの飲み物（例えばハーブ茶など）を飲もう」というふうに、肯定的な代替行動を設定すると実現可能性がぐんと高くなります。自然の恵みを、家族揃って楽しく美味しく感謝していただくことが何よりも大切です。

（第10章「栄養と食事療法」参照）

Q 13-7 良い生活習慣として、質の良い眠りについて教えてください。

　質のよい睡眠とは、寝つきがよく、熟睡感があり、気持ちよく目覚め、爽快な気分で1日をスタートできる状態を指します。脳（とくに大脳皮質）を休ませるためには良質の睡眠が必要です。個人差がありますが、一般に成人では熟睡6時間以上の睡眠が理想とされます。それに反し不眠の場合、脳が十分に休まらないため、結果として不快感や集中力低下、さらには免疫機能の低下をも引き起こすといわれています。

　不眠症とは十分睡眠できない夜が4週以上続く状態で、「入眠困難」「途中覚醒」「早朝覚醒」「睡眠覚醒リズム障害」などに分類され、日本人の1割以上が該当するといわれています。

　不眠の原因には次の「5＋1」Pがあげられます。

　　①身体的（Physical）：睡眠時無呼吸症候群・慢性疼痛など
　　②薬理学的（Pharmacological）：アルコール、カフェインなど
　　③精神医学的（Psychiatric）：精神疾患
　　④心理学的（Psychological）：情動ストレス（一過性のものが多い）
　　⑤生理学的（Physiological）：時差ぼけなど
　　⑥位相性（Phasic）：日内リズムの障害

　しかし以下の対処で良質な睡眠が得られることもあるのです。

　　①運動：適度の運動を。
　　②就寝前のぬるめのお風呂：体温の上昇により入眠しやすくなります。
　　③朝日に当たる：体内時計を整える効果があります。
　　④生活リズムを整える。

⑤眠れなくても「気にしすぎない」：不眠を意識しすぎることによって、かえって脳の興奮が持続する場合があります。身体を横にしているだけで休まっている場合も多いので、気にしすぎないことです。

⑥服装は体を締め付けないものを。堅めの枕と軽めの寝具を。

⑦就眠前に読書やテレビなどで、興奮しすぎないように……

それでも寝不足が続き、昼間の活動に支障が生じるようなら、医師に相談して適当な眠剤を服用して下さい。また寝酒は途中覚醒に結びつきやすく、熟睡感が得られず、むしろ不眠の原因とされます。避けた方がいいでしょう。

一口メモ：睡眠の仕組みと種類

睡眠は2つの仕組みによって起こります。1つは疲れた脳と体を休める仕組みです。もう1つの仕組みは体内時計です。第一の仕組みでは、眠ることで脳が休息し、再活性化します。そして深い睡眠の間に様々なホルモンが分泌され、体の疲労回復と修復を行います。また、もう一つの仕組みの体内時計によるものです。あまり疲れていなくても、夜になると自然に眠くなります。これは私たちの体に日内リズムを刻む体内時計が備わっているからです。多くの人の体内時計は24時間より少し長い周期ですが、朝の光が目から入ってくることでリセットされます。

睡眠にはレム睡眠とノンレム睡眠があります。レム睡眠は「体の睡眠」ともいわれ、全身の筋肉は緩んでいても脳は活発に働いていて、脳の中では日中にためこんだ情報を処理したり、記憶を定着させたりしているようです。夢を見るのはレム睡眠の時です。

一方、脳を深く休ませるのがノンレム睡眠です。ノンレム睡眠の中でも最初の深い眠りの時、成長ホルモンが分泌されます。成長ホルモンは子どもの成長を促進するので、睡眠を十分に取らせることが子どもの健全な成長につながります。「寝る子は育つ」のです。また、新陳代謝を活発にさせます。

第13章　生活習慣病と心のケア

Q 13-8 人間関係が辛いです。上手な対人関係の築き方を教えてください。

　家族や職場での人間関係がうまくいっているときは、気分も穏やかで、日々の生活が安定するものです。しかしいったんこじれ始めると、心理的社会的に大きな打撃をこうむるのも、対人関係の特質です。では、どうすれば人とうまくつき合っていけるのでしょうか？

　もしあなたが苦手な対人関係を抱えているとすれば、まず、自分の性格傾向を知りましょう。

　　①責任感・義務感が強い、他者の欠点が気に障る
　　②他人にどう思われるかとても気になる、
　　　良い人と思われたい
　　③物事を否定的に感じやすい
　　④上手に感情（とくに怒り）を発散できない
　　⑤憂鬱な気分だ

　このような人は情動ストレスをため込みやすい可能性があります。性格・行動特性は遺伝的素因、生育歴などの環境の影響を受けて作り上げられてきたものです。自分に「気づく」ことはとても大切です。ただ性格・行動特性に優劣はありません。どんな特性にも光と陰の部分があり、「短所は長所の裏返し」ともいわれます。生活していく上で不自由を感じないなら変わる必要もありません。ただ「自分を知る」と、対人関係で大きく失敗したり、多大のストレスをこうむる可能性は少なくなります。日々人は変化します。「こうなりたい」、「こんな対人関係を持ちたい」などの希望や願いがあるなら、自己分析を通し、自分の特性を見直してみてはいかがでしょうか。

　交流分析の創始者でもあるバーンは、時間の使い方により、人は健康で幸福にも、病気で非生産的にもなれると唱え、6段階の「時間の

構造化」という概念を提示しました。ここでは第1段階と第2段階のみを説明しておきましょう。

　第1段階は「自閉（引きこもり）」です。いつも時間に追われて暮らしている私たち現代人は、ときには煩雑な外界から身を引き、一人静かな時間を過ごす必要があります。これが確保されないと心身に不調をきたす（燃えつき症候群、過労死などの）可能性が指摘されています。

　第2段階「儀式」は他者との一番淡い表面的交流ですが、人間関係の潤滑油ともされています。新年やお祭りなどの慣例の行事、法事や結婚式などの儀式にはさまざまな決まり事があり、従ってさえいれば、他者と深く交わらなくても安全に短時間に最低限の交流を図ることができます。これらは現状維持の対人交流を可能にしてくれるといわれています。

　身近で少し苦手な人、あるいはあまり深く関わりたくない人には、気持ちよい挨拶を励行してみてください。挨拶もバーンの提唱した第2段階の交流で、淡いつき合いのレベルにすぎません。しかし挨拶を交わすだけで人間関係がスムーズになるのは周知の事実です。明るい笑顔で「おはようございます」、ゆとりがあれば「お暑いですね。いいお天気ですね」と天候の話題まで乗せられれば十分です。小さなことから始めてみてください。苦手で避けていたときよりもはるかに円滑な対人交流を実感されるでしょう。

　家族、仕事仲間など、親しい人との関係でストレスをため込みやすい場合、冷静なときにその人の「よかった探し」をしてみませんか。100％の善人もいないように100％の悪人もいません。意地悪な人が、24時間周囲の全員に対し意地が悪いわけでもありません。心を許し優しくなるときもあるはずです。よく観察し、よいパターンを探しておきましょう。そしてなるべくその人のよい面を見ながらつき合っていきましょう。どうしてもあなたが意地悪の標的にされるときは、すば

やくその人の傍らを離れます。「(自然に!) 急にお腹が痛く」なって、トイレに駆け込んでも全く OK なのです。誰も生理現象には逆らえませんから。

　人は人との関係の中で傷つくこともありますが、人との交わりの中で癒されるのです。自分の周囲に温かい支援を感じられる人的ネットワークを作り上げられるといいですね。

　同病の仲間とのつながりが生活習慣病に取り組む大きな支えになっている患者さんも少なくありません。自分を取り巻く人的資源が豊かな人ほど、幸福感が高いことも判明しています。生活習慣病対策としては、安心できる主治医や医療スタッフを見つけだし、ともに前向きに対処していきましょう。

気分転換、上手な心身のリラックス法を教えてください。

　心身のリラックスには外的環境と内的環境の両面の調整が必要です。仕事のストレスを例にして考えてみましょう。
　毎日の仕事そのものが自分に合っていないため、充実感が持てず苦痛だという人も少なくありません。逆に仕事に生きがいや社会的意義、充足感を感じていると、多少辛いことが起こっても工夫して超えていけます。エジソンは死の直前に「私は今までの人生の1日も仕事をしなかったんだよ。私のしてきたことはみんなただの楽しみだったんだから」と言ったそうです。また「天才とは99％の汗と1％のひらめきである」と語ったように、失敗や困難も糧にしたのでしょう。職業選択にあたっては好きな分野を選べるといいですね。また今の仕事に困難を感じている人も一度徹底して励んでみると、創意工夫が生まれ、楽しめるかもしれません。しかしどうしてもストレスを感じるならさっさと転職するのも一つの方法です。あくまで「好きこそものの上手なれ」です。
　外的環境を変えたら次は内的環境の調整です。Q13-2で述べたタイプAなど、つねに仕事中心の人は、休暇中でも仕事のことを考えていると言われています。心身医療の分野では、近年、過労死の問題だけでなく、失感情症やうつ病の増加も懸念されています。健康維持のためにも良質の休みを取りましょう。休息時間には仕事を切り離し、頭を空にしてください。自然の美しさをしみじみと感じるとき、身も心も解放され、緊張がゆったりほどけていく感覚がわかるはずです。
　ストレスを解消し、気分転換（リラックス）する最良の方法は、自分の好きなことをすることです。ではどんな方法があるのか具体的に

第13章　生活習慣病と心のケア

挙げてみましょう。好きなスポーツやストレッチ運動などは、血流を増やし、気分を爽快にします（ただし何らかの病気のある人は、必ず主治医に相談してください。第11章「運動療法」参照）。

　ここでは「散歩」の効用をお話ししましょう。生活習慣病の患者さんの多くは、規則正しい運動習慣として1日1万歩歩くようにと勧められます。散歩は血流を促し、体脂肪を燃焼させるだけでなく、脳への刺激により心を解放し新しい発想も生み出す素晴らしいリフレッシュ法とされています。ただし現代の散歩には、①衝撃に強いラバーソウル（ウォーキング・シューズ）の靴を履き、②紫外線対策はきっちりと、③喉が渇いたと感じる前に適切な水分補給を、などの注意が必要です。散歩以外でも自分の好きなこと、気持ちが安らぎ、ホッとできることなら何でもいいのです。たとえば、

　　①自律訓練法、ジェイコブソンの筋弛緩法（骨格筋を弛緩させることで心と身体をリラックスさせるストレス・マネージメント技法）、腹式呼吸
　　②マッサージ、ヨガ、気功、アロマテラピーなど
　　③好きな音楽の演奏や鑑賞
　　④温泉や入浴
　　⑤植物を育てる
　　⑥自然に親しむ（森林浴、海洋療法など）
　　⑦食事療法（おいしいものを適量ゆっくりと味わう）
　　⑧アニマル・アシスティッド・セラピー（ペットと過ごす）
　　⑨気のおけない仲間との気軽なおしゃべり……
　　⑩お腹の底から笑う

「笑い」「快刺激（好きなこと）」などの生活習慣はストレスを解消して生理機態を高めることにつながります。ユーモアと笑いにあふれ、喜びに満ちた健康的な生活を送ってください。

第14章

生活習慣病と看護

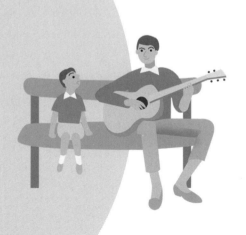

Q 14-1 生活習慣病と看護の関係について教えてください。

　さて、看護師が看護の仕事をしようと志したとき、まず手にするのがフローレンス・ナイチンゲールの『看護覚え書』(1860年) です。これは、ナイチンゲールの約150巻におよぶ著書のなかでも最初の頃に、一般家庭で健康管理をしている女性にむけて書かれた、健康に対するナイチンゲールのいわば思想書ともいえるものです。この中でナイチンゲールは、「すべての病気は、その経過のどの時期をとっても、程度の差こそあれ、その性質は回復過程である。つまり、病気とは毒されたり (poisoning)、衰えたり (decay) する過程を癒そうとする自然の努力の現れであり、それは何週間も、何ヵ月も、ときには何年も前から気付かれずに始まっていて、このように進んできた以前からの過程の、その時々の結果をとって現れてきたのが病気という現象なのである」「看護とは、その回復過程を助けるために、新鮮な空気・陽光・暖かさ・清潔さ・食事・静かさを適切に選択し管理することである」と述べています。

　そこから発展した現在の看護は、個人や家族、地域社会の健康だけでなく、人の生き死にや生き様、個人を取り巻く家族や環境などにも関心を持ち、できる限り質の高い生活ができるように援助することを目的としています。Q0-3で述べられたように、生活習慣病はcommon disease であり、誰でもかかる可能性のある病気です。そのため、生活習慣病に罹患しながら他の病気にも罹る患者さんが非常に増えてきています。健康・心理・生活・環境に対して援助をする看護を行うにあたって、生活習慣病との関わりは以前にもまして強くなっていると言えるでしょう。

　また最近、「チーム医療」という言葉が使われていますが、1人の

患者さんの健康回復のために医師・看護師・理学療法士・作業療法士・薬剤師・栄養士・医療ソーシャルワーカーなどのメンバーが専門分野を分担して行う医療のことで、生活習慣病の発症と進行に関わる広範な生活習慣の改善を目標とする生活習慣病診療でもチーム医療が必須です（図A）。看護は、生活習慣病のチーム医療の推進のために積極的な役割を果たしています。

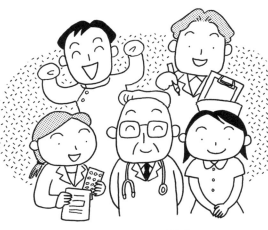

図A　チーム医療

一口メモ：フローレンス・ナイチンゲール

フローレンス・ナイチンゲール（Florence Nightingale 1820–1910年）は、イギリスの看護師、統計学者、看護教育学者。トスカーナのフィレンツェ（英語でフローレンス）で生まれたのでフローレンスと名付けられました。近代看護教育の母と呼ばれています。クリミア戦争に従軍し、負傷兵たちへの献身的活動や統計に基づく医療衛生改革で知られています。国際看護師の日（5月12日）は彼女の誕生日です。

Q 14-2　食事制限を始めてから便秘がちです。下剤を飲んだほうがよいでしょうか？

　まずは、"自然排便"を試みてみましょう。便秘とは、大腸内の糞便の通過が遅れ、腸内に便が停滞したために水分がほとんど吸収されてしまい、排便が困難になることをいいます。排便回数・量の減少、硬く乾燥した便、排便時の強度な息み、排便後の残便感として現れます。その結果、便秘は腹部不快感、腹部膨満感を生じ、腹痛、嘔気、嘔吐などの消化器症状、食欲不振、頭痛、不眠などの全身症状、イライラ感や集中力の低下、不安などの精神症状までもたらします。

　便秘には消化管に糞便の通過を困難にする何らかの器質的病変がある場合、または全身疾患に伴い生じている場合、食事の内容や排便習慣、環境の変化による心理的な要因などによって生じる場合があります。前者は医師の診断と治療を要しますが、後者は、少しの生活習慣を見直すことにより、下剤に頼らずとも、自然な排便ができるようになることがよく知られています。ここに挙げるいくつかの日常の一般療法をもとに、自然な排便を試みてみましょう（表A）。

表A　便秘の原因と対策

体内の状態	自覚症状	便秘にならないために
腸蠕動運動の低下 腸の痙攣 胃・大腸反射の減弱 排便反射の減弱	便秘→ 腹部膨満感 腹痛 悪心・嘔吐 食欲不振 イライラ感 不眠 頭痛	食事の工夫 水分を十分に摂る 規則正しい生活 排便習慣をつける 適度な運動 ストレスの除去 入浴

　食事の制限や食欲不振のために食事摂取量が少なく便秘になってい

る場合は、排出しやすい量と硬さの便が形成されるように、許される範囲で食事の内容を工夫しましょう。植物性繊維食品は、便量を増加させて、機械的に腸粘膜を刺激するだけでなく、その分解産物の有機酸やガスにより腸蠕動（ぜんどう）運動を亢進します。セロリ、ゴボウ、キャベツなどの野菜、大豆やあずきなどの豆類、シイタケ、エノキダケなどのキノコ類、ジャガイモ、サツマイモなどのイモ類、トウモロコシ、ムギ、玄米などの穀類、ひじき、ワカメなどの海草類、リンゴ、バナナなどの果物などを組み合わせて摂るように心がけましょう（便秘の種類によっては消化のよい低繊維食を選ぶこともあります）。寒天は、水分を吸収して膨らみ、水分が腸内で吸収されにくくしますので有効です。ハチミツ、アメなどは腸管内で発酵の材料となり、腸蠕動を亢進させます。脂肪食品は潤滑剤的に作用し、温和な腸刺激剤となります。また、水分制限のある人以外は、十分に水分を摂取しましょう。腸内の水分の不足は便を硬くし、排泄を困難にします。水分の補給にはカロリー過剰になる場合があるジュースや糖分を含むスポーツ飲料などは使いません。一般的には水やお茶を使ってください。

　日常生活においては、規則正しい生活を心がけましょう。朝食を毎日摂取するようにして胃結腸反射を誘導し、腸の蠕動運動を促します。起床時に冷水を飲むことも効果的です。便意が起これば、我慢しないですぐに排便を試みます。朝食の一定時間後には、便意がなくても、トイレに行くようにしてみましょう。条件反射による排便習慣がつきます。また、居心地がいいようにトイレの環境にも目を向けてみましょう。

　腹部のマッサージは大腸の走行に沿って"の"の字を描くように（へその周囲を）時計回りに円を描きながら便を誘導します。腸管を刺激し、血液循環を良好にして、腸蠕動を亢進させます。

　また、運動不足は腸蠕動を低下させます。許される範囲で散歩や体操などの適度な運動を行う習慣をつけましょう。

毎日、入浴やシャワー浴をして、身体を温めリラックスするのもいいでしょう。腹部または腰背部の温枕法は、骨盤神経を刺激して腸蠕動を促進します。温湿布または、温枕（氷枕に42～43℃のお湯を入れてタオルにくるんだもの）を腰背部に30分程度あてます。1日1～2回試してみましょう。

　以上のことを実践しても排便が困難な場合は、下剤の併用が必要になってきます。しかし、下剤の内服は依存しやすく、また時に下痢症状が出現するなど別の問題を引き起こしかねません。便秘は再発や慢性化しやすいものです。便秘解消の手がかりは基本的には日常生活の中にあります。それだけにやはり"自然排便"を試みることが大切です。

Q 14-3 肥満で動くのが億劫(おっくう)です。どうしたらよいでしょうか？

　看護師の現場でしばしば経験するのがこの質問です。動くのが億劫とのことですが、膝の具合はいかがですか。膝には力学的に体重の10倍の荷重がかかるといわれています。そのため変形性膝関節症が起こることが多く、さらに進むとO脚やX脚の原因ともなります。そうなると余計に動くのが億劫になりますね。テレビの前でじっと座っていたり、横になっていたりすると、どうしても運動不足になります。運動不足はますます肥満になりやすくします。ということは、食べすぎていなくても太りやすくなるということです。さらに、動かないと体重を支える筋肉が衰え、疲れやすくなり、心臓や肺の機能も落ちて、少し動いただけでドキドキしたりするようになってきます。また、骨は運動をして体重をかけることで形成が促されます。つまり運動不足は太りやすく、疲れやすく、転びやすく、骨折しやすくなる身体を作ってしまうことになります。

　今のままの生活を続けていると、悪循環になってしまいます。ちょっと気分転換に外の空気を吸ってみましょう。散歩したり、お喋りをしたり、ショーウィンドウを眺めたり、映画を観たり、お気に入りの喫茶店を見つけたりしてみませんか。旅行したり、趣味を持ったり、習い事をしたり、何かサークルに入るのもいいですね。食べすぎに気をつけ、身体を動かしているうちに、少しずつ体重が減り、膝への負担も減って、疲れにくい身体になり、楽しい時間が増えてくると思います。

Q 14-4 昔からお風呂が嫌いで、洗髪も1週間に1回ですが、いけませんか？

　人は毎日、汗をかきます。汗の中には塩分・尿素・乳酸などが含まれています。汗をすぐに拭きとればいいのですが、皮膚面に残っていると水分だけが蒸発し、塩分などが残って結晶になります。また、皮膚からは皮脂（あぶら）も分泌されます（表B）。汗をかくと皮膚がベタベタしたり、ザラついたりするのはこのためです。それに空気中のホコリなどが混じって汚れになります。これらが皮膚のpHを変化させ、かゆみとなり、細菌が繁殖し、臭いになります。とくに、皮脂は頭皮・おでこ・鼻・脇・胸の谷間・陰部・背骨に沿っての部分で多く分泌されます。ですから、できれば毎日、汗をかいたあとは洗い流してしまうのが一番いいのです。

表B　皮膚の果たす役割

1）外界からの物理的・化学的刺激に対して生体内部を保護する。
2）有害な紫外線を防いだり、微生物や細菌などの体内への侵入を防ぐ。
3）汗などにより、体温調節をする。
4）感覚作用がある。
5）栄養や水分の代謝調節をする。
6）皮脂の分泌や、老廃物の排泄をする。

　汗の汚れはお湯だけでも十分に落ちます。さらにここで、タオルなどを使って洗うと、古くなった角質（垢）などが剥がれて皮膚の代謝もよくなります。皮脂を落とすための石鹸は普通のもので十分です。「殺菌」を売りものにするものもありますが、日常生活では必要ありません。

　もし、風邪をひいたりして熱があるときには、風邪薬などの熱を下げる薬を使用し、ひとしきり汗をかいたあとで、寒気のないうちにさっとお湯を浴びましょう。体力が落ちてきている時期ですので、一

緒に住んでいる人がいれば、背中や髪を洗うのを手伝ってもらい、できるだけ短時間ですませるようにしてください。

洗髪ですが、頭皮は皮脂分泌の多いところですので、他の皮膚と同じように考えて洗ってください。このとき、シャンプーの前にブラシやクシでよく頭皮をマッサージすると、汚れが浮き上がりきれいになります。

陰部は一番汚れやすいところですので、毎日洗うのが基本です。お風呂に入れない日でもウォシュレットや濡れティッシュなどを用いて清潔を保ってください。

足の洗い方ですが、加齢にともないかかとなどが硬くなり、ひび割れてしまうことがあります。これでは皮膚本来の防御作用が働きませんので、とくにひび割れの予防をしましょう。入浴中に足を洗うのが一番よいのですが、入浴しない日でも就寝前に足浴を行い、タオルなどを用いて指の間と足の裏をしっかり洗いましょう。軽石を使ってもかまいませんが、足に傷を作らないように十分注意して使用してください。水気をしっかり拭きとったあと、かかとが硬い場合は市販のハンドクリームや、尿素を含んだクリームで保湿しておくことが大切です。クリームのべたつきが気になる人は、クリームがなじむまで靴下を履いておきましょう。また、白癬（水虫）のある場合は洗った後、水気をよく拭きとり、白癬治療薬を足の裏全体から足の指、爪と皮膚の境目にしっかりとすり込みましょう。このとき、傷（出血したり、靴があたって腫れているところ）がないかよく観察します。とくに糖尿病や高脂血症のひとで、傷や痛いところ、色が変わっているところがある場合は、すぐに皮膚科等を受診することをお勧めします。

下着は本来、すぐには洗えない洋服を汚さないための、容易に洗える簡素な形の吸収性のある衣類という用途で使われます。ですから、もし入浴できなかったとしても下着だけは着替えましょう。

入浴には、気分を爽快にするという利点もあります。身近な人の協力を得て最低限の身だしなみを整えましょう。表Cに身体を清潔にする意義をまとめて示しました。清潔さは心身上のみならず社会的意義も無視できません。

表C　からだを清潔にする意義

1）身体面
・病原菌や雑菌などが付着していない状況を保つ。
・身体機能を高める（新陳代謝を高める、循環を促す、内臓器官の働きを刺激するなど）。
2）心理面
・爽快感、満足感を与える。
・生活習慣的な清潔感を向上させる（朝は顔を洗う、手を洗うなど、生活上のけじめになるもの）。
3）社会面
・社会活動的な清潔さを保つ（みだしなみ）。

Q 14-5　薬の副作用が気になって、怖くて飲めません。どうしたらよいでしょうか？

　医師は診断・治療するにあたり、いろいろな検査を行います。そして、その結果を踏まえて処方されるのが薬であり、個々の患者さんにとって治療に一番適当と思われるものが処方されていることを、まずご理解ください。しかし、どんな薬でも多かれ少なかれ副作用はあります。かといって、副作用を恐れて薬を飲まないのであれば、病気の治療にはなりませんし、病気によってはある程度の副作用が起こることは承知の上で薬を使用する場合もあります。そこで、副作用を早く見つけ、悪化を未然に防ぐことが大切になります。

　副作用は大きく分けて、自覚症状があるものと、検査でわかるものとがあります。検査でわかるものは、定期的に検査を受けてください。また、自覚症状があるものについては、具体的にどのような症状が現れるかを知っておくとよいと思います。そして、もし副作用と思われる症状が出た場合は、すぐに医師や薬剤師に相談してください。原因を調べた上で、薬を変更するか、副作用を抑える薬を使用するかといった判断が必要となるからです。一種類の薬を使うか多種類の薬を組み合わせるかで薬の作用の効率や副作用が異なります。同じ病気の薬でも作用機序の異なる薬を組み合わせて作用の効率を高めて、副作用を少なくすることができます。逆に組合せが悪いと薬の作用が減弱したり、副作用が強くなることがあります。また、作用時間の短い薬、長い薬を上手に使いわけることも大切です。降圧剤の調査で薬を定期的に服用しているけれども目標値を達成するには不十分な飲み方をしている患者さんが約50％を占めるとの報告もあり、生活習慣病の薬を正しく服用することが大切です。

Q 14-6 病院でもらった薬の使用期限はどれくらいですか？ 薬が少し足りないとき、どうしたらよいでしょうか？

　風邪のような急性疾患の場合は、症状に合わせて薬は処方されるので、その都度もらうことが原則です。慢性疾患の場合、最長期間では3ヵ月まで処方できるようになっていますので、薬は湿気を避け、涼しい場所に保存してください。粉薬は、色が変わっていたり、湿っていたりした場合は服用しないことを勧めます。また、錠剤については、2、3年もつものもありますが、保存状態で大きく変わるので、1年くらいを目安にしてください。ただし、目に見えて錠剤が変化しているとき（色の変化、湿ってしまったなど）は、1年経っていなくても服用しないようにしてください。また、水薬や点眼薬などは、調剤の仕方や防腐剤が入っているかどうかなどで使用期限が異なりますので、その都度もらった薬局で確認してください。

　基本的にはこのような目安になっていますが、個々の薬によって異なる場合がありますので、詳しくはその薬をもらった病院や薬局でお聞きください。

　なお、人それぞれ体質が違うので、同じような症状の場合でも、決して自分の薬を人には渡さないようにしてください。

　次の診療日までに、薬が少し足りないのに気付いて不安になられることもあるでしょう。そんな時の一般的な対応策は薬の服用の無い日を最小限にするために、毎日服用する薬の半量づつを服用することで一定の効果を期待できます。また、そのような期間は無理なことをひかえた生活をしてください。

Q 14-7　日常生活で感染症を予防するためには、どうしたらよいでしょうか？

　感染症が成立するには①感染源②感染経路③感染性宿主（抵抗力が弱っている人など）の3つ全てが必要です。感染症の予防は、これらのうちどれか一つでも無くすることです。これらの中でも特に重要なのは②感染経路を断つことだと言われています。感染経路には大きく、接触感染（ドアノブなどを触って感染）・飛沫感染（咳、くしゃみなどの飛沫によって感染）・経口感染などがあります。日常生活で起こりやすい感染症には風邪（急性上気道炎）や水虫（白癬）などがあります。

　風邪は飛沫感染の一種で、予防としてまず大切なのは「うがい」と「手洗い」です。手洗いは各医療機関（病院や診療所）でも通常行われていますが、非抗菌性（殺菌・消毒と書いていないもの）の石鹸を十分に泡立て、両手で手全体を互いに強く10〜15秒間こすり合わせた後、流水で洗い流します。そして大切なことは、その手をタオルなどできちんと乾燥させることです。これを外出の後や食事前、トイレの後などに行います。同様に喉も洗います。うがい薬などの市販品を使ってもかまいませんし、水や出がらしのお茶など、身近なものでもかまいません。「ガラガラうがい」10〜15秒を1回とし、3回繰り返しましょう。それを起床時、外出の後や、食後、寝る前にするのが効果的です。風邪をひいてしまって咳が止まらないときには、マスクをしてウイルスや菌をまき散らさないようにしましょう。市販の多くはガーゼマスクですが、備え付けのガーゼを折りたたみ、マスクの内側に当ててマスクに厚みをもたせた方がよいでしょう。インフルエンザの場合は、患者さんの近く（1m以内）にいる人もマスクをしましょう。マスクは毎日交換する（捨てる）つもりでいてください。そし

て、家の掃除と換気が大切です。1日1回は空気の入れ替えを行いましょう。可能なら5分間以上窓を開けてみてください。部屋のほこりもこまめに拭き取りましょう。

　水虫は接触感染します。感染の原因で一番多いのは、家族や公共施設から、足拭きマットを介してかかるものです。その次は湿気です。ご存じのように水虫はカビの一種です。ジメジメした環境で猛威をふるいます。ですから患部をよく洗い、菌の栄養となる汚れを取り除き、しっかりと乾燥させておくことが大切です。そして水虫薬をつけます。これを毎日続けると「治ってきた」といえるようになります。根気よく治療しましょう。2年間くらいかかることも珍しくありません。

　はじめに述べたように感染症予防には、①感染源②感染経路③感染性宿主のうちどれか1つでも無くすことが重要です。うがいや手洗いといった基本的な対策の他にも、普段から感染のもとになるような物を避けることや、予防接種など免疫力を高めるような生活を送ることも対策になるでしょう。

Q 14-8 介護サービスは寝たきりの人しか受けられないのでしょうか？

　看護は、病院などの施設や在宅（訪問看護）の場で病気を持った人に対して診療を行うなかで、その回復を助けるために医学や看護の知識と看護技術をもって行うサービスです。病気を治すために必要なサービスであり、患者さん自身も参画できます。

　介護サービスは、要介護の高齢者や障害を持った患者さんに対して、生活援助をする家族がいなかったり、不足したりする場合に提供されるサービスです。介護保険の要介護度認定を受け、介護度によって利用できるサービスのなかから決められます。要介護度は、市町村の窓口や福祉事務所に介護保険の申請を行うと、申請者の心身の機能や状態について調査が行われ、患者さんが必要な介護量によって7段階に認定されます（表D）。

　このように、介護保険では寝たきりであるかどうかに限らず、介護を必要としている患者さんにサービスが提供されています。

　入院されている場合、患者さんの治療やケアの継続の必要度と、身体的・社会的・心理的状況が考慮されたサービスを受けるために、まず医師や看護師、ソーシャルワーカーなどの医療スタッフが連携して、退院後にどのようなサービスが必要となるのかを明らかにしていきます。そして、地域医療ネットワークなどで調整し、必要なサービスが受けられるように配慮しています。

　受けられるサービスは、各市町村の設備などによって若干の違いはありますが、表Eのようなものとなっています。

　これらのサービスは医療・介護・老人保険などの被保険者や、障害者・特定疾病罹患者などが対象となります。また、個人でも受けられる民間サービスでは、食事宅配サービスなどがあります。

表D　要介護度の一覧

介護度	状態の目安
1）要支援1	社会的支援の必要な状態： 身の回りのことは概ね自身でできるが、介護予防のために一部に見守りや手助けが必要。
2）要支援2	生活の一部について部分的な介護が必要な状態： 立ち上がりや歩行に不安定さがみられる。排泄や入浴に時々介助が必要。 適切なサービスによって介護予防できる可能性が見込まれる
3）要介護1	生活の一部について部分的な介護が必要な状態： 身の回りのことに見守りや手助けが必要。立ち上がりや歩行が不安定で支えが必要。
4）要介護2	軽度の介護を必要とする状態： 食事や入浴など身の回りのこと全般に介助が必要。立ち上がりや歩行などで支えが必要。
5）要介護3	中等度の介護を必要とする状態： 食事や入浴、更衣など身の回りのこと全般に介助が必要。立ち上がりが独りでできない。
6）要介護4	重度の介護を必要とする状態： 日常生活を送る能力がかなり低下。入浴や排泄、更衣に全面的な介助が必要。
7）要介護5	最重度の介護を必要とする状態： 日常生活を送る能力が著しく低下。入浴や排泄、更衣に全面的な介助が必要。 意志の伝達がほとんどできない場合が多い

　一人暮らしや老人家庭であるなど、退院後の生活に不安を抱えている患者さんはたくさんいます。そのような場合は医師や看護師などに相談してください。

表E　公表されている介護サービス

1. サービスの利用にかかる相談、ケアプランの作成
   - 居宅介護支援
2. 自宅で受けられる家事援助等のサービス
   - 訪問介護（ホームヘルプ）
   - 訪問入浴
   - 訪問看護
   - 訪問リハビリ
   - 夜間対応型訪問介護
   - 定期巡回、随時対応型訪問介護看護
3. 施設などで出かけて日帰りで行うサービス
   - 通所介護（デイサービス）
   - 通所リハビリ
   - 療養通所介護
   - 認知症対応型通所介護
4. 施設などで生活（宿泊）しながら、長期間または短期間受けられるサービス
   - 短期入所生活介護（ショートステイ）
   - 短期入所療養介護
   - 介護老人福祉施設（特別養護老人ホーム）
   - 介護老人保健施設（老健）
   - 介護療養型医療施設
   - 特定施設入居者生活介護（有料老人ホーム、経費老人ホーム）
   - 認知症対応型共同生活介護（グループホーム）
   - 地域密着型介護老人福祉施設入所者生活介護
   - 地域密着型特定施設入居者生活介護
5. 訪問、通い、宿泊を組み合わせて受けられるサービス
   - 小規模多機能型居宅介護
   - 複合サービス（看護小規模多機能型居宅介護）
6. 福祉用具の利用にかかるサービス
   - 福祉用具貸与
   - 特定福祉用具販売

（厚生労働省ホームページより抜粋）

付録

表A 「適度の食事：ＭＤ食」*のお勧め食品、摂取量に要注意の食品、摂取量を限定すべき食品

本書で推奨する適度の高脂質高蛋白質低糖質食（脂質30-45％、タンパク質15-25％、糖質30-45％）Q10-7参照

	お勧め食品	要注意食品	限定すべき食品
魚介類：	魚類、貝類		
卵：	鶏卵、うずら卵、		
きのこ類：	ほとんどすべて		
オイル：	MCTオイル、ココナツオイル、オリーブオイル		
チーズ：	ほとんどすべて		
バター：	ほとんどすべて		
野菜類：	ほとんどすべて	かぼちゃ、たまねぎ	
乳類：		牛乳、ヨーグルト、豆乳	
肉類：		ほとんどすべて	
魚介類加工品：		つみれ、かまぼこ	ちくわ、はんぺん
芋類：	こんにゃく		サツマイモ、ジャガイモ他
調味料：	酢、マヨネーズ、	塩、しょうゆ	ソース、みりん、たれ
種実類：	クルミ、かぼちゃの種	ひまわりの種、アーモンド	ギンナン、栗
豆類：	納豆、豆腐、湯葉	ソラマメ	小豆
果物：	アボカド	いちご	ほとんどすべて
ジュース：		トマト	ほとんどすべて
穀類：			米、もち、パン、麺類
砂糖：			黒砂糖、白砂糖
ジャム：			ほとんどすべて
蜂蜜：			ほとんどすべて
シロップ：			ほとんどすべて
菓子類：			ほとんどすべて
アイスクリーム：			ほとんどすべて
喫煙：	生活習慣病の科学では、喫煙の利点はありません。		
コーヒー、茶：	コーヒーや紅茶は、砂糖を使わずに楽しむことを勧めます。良質の脂質を一緒に楽しむ方法としてココナツオイルやMCTオイル（表B）、更にバターを加えたコーヒーなどがカロリーと良質な脂質摂取をかねて楽しまれています。		

表B　脂肪配の種類と含有食品の推奨度

推奨、摂りすぎはダメ、**出来るだけ避ける**

飽和脂肪酸	短鎖脂肪酸（SC）		酢、**バター**など
	中鎖脂肪酸（MC）		**ココナッツオイル**、牛乳、**パーム核オイル**など
	長鎖脂肪酸（LC）		肉や魚の脂、ココナッツオイル、パームオイルなど
不飽和脂肪酸	一価不飽和脂肪酸	オメガ9	**オリーブオイル**、菜種油など
	多価不飽和脂肪酸	オメガ6	サラダ油、コーン油、大豆油、サフラワー油、ごま油など
		オメガ3	亜麻仁油、えごま油、**まぐろ・サーモン・青魚類（さば、あじ、いわしなど）の脂（EPA、DHA）**
	トランス脂肪酸		マーガリン、ショートニングなど

調理する温度にも注意（一口メモ 脂肪とオイルの調理法参照）

表C　サラダドレッシングの糖質含量

ノンオイル和製ドレッシング大匙1杯	2.4g
ごまドレッシング	2.2g
青じそドレッシング	2.1g
フレンチドレッシング	0.9g
イタリアンドレッシング	0.9g
マヨネーズ	0.3g

上の3品は、下記の3品より糖質含量が多いことに注意。

表D　糖質制限目標

食事パターンでは、糖質30－45％で、

糖質摂取量は、毎食25gを3回で75g/日、

デザート25g（2〜3回に分ける）で一日総計100gが基本。

日本人の糖質平均摂取パターン60％の半減が目標

表E　アルコール類の糖質含量
糖質量を考えるなら、アルコールの許容量は20g/日

		糖質
日本酒	1合180ml	8.1g
ビール	1缶350ml	10.2〜13.3g
焼酎	60ml	0g
ウイスキー	60ml	0g
ブランデー	60ml	0g
ラム	100ml	0.1g
白ワイン	100ml	2g
赤ワイン	100ml	1.5g

日本酒は1合以下/日、ビールは1缶が適量。
糖質量を考えるなら、日本酒、ビールより、焼酎やウイスキーやブランデーを

表F　推奨できる天然甘味量

キシリトール

エリスリトール

ステビア

甘味料は糖質ではなくエネルギー源にもなりません。

表G 食品の栄養成分表

文部科学省食品成分データベース（http://fooddb.mext.go.jp/）の、食品100gあたりの含有量から、標準的な1食分の含有量を算出しました。「糖質」は本書に掲載するに当たって新たに算出した項目です。他の食品や栄養素についても知りたい方は、上記のデータベースをご覧下さい。

食品コード	食品名	重量(g)	エネルギーkcal	たんぱく質(g)	脂質(g)	炭水化物(g)	食物繊維総量(g)	糖質(g)
穀 類								
1026	食パン・市販品	60	158	5.6	2.6	28.0	1.4	26.6
1031	フランスパン	30	84	2.8	0.4	17.3	0.8	16.4
1034	ロールパン	40	126	4.0	3.6	19.4	0.8	18.6
1035	クロワッサン	30	134	2.4	8.0	13.2	0.5	12.6
1038	うどん-生	150	405	9.2	0.9	85.2	1.8	83.4
1039	うどん-ゆで	270	284	7.0	1.1	58.3	2.2	56.2
1044	そうめん・ひやむぎ-ゆで	270	343	9.5	1.1	69.7	2.4	67.2
1047	中華めん-生	120	337	10.3	1.4	66.8	2.5	64.3
1048	中華めん-ゆで	230	343	11.3	1.4	67.2	3.0	64.2
1064	マカロニ・スパゲッテイ-ゆで	240	358	12.5	2.2	68.2	3.6	64.6
1065	生ふ	24	39	3.0	0.2	6.3	0.1	6.2
1074	ぎょうざの皮	5	15	0.5	0.1	2.9	0.1	2.7
1080	米・玄米（水稲）	150	525	10.2	4.1	110.7	4.5	106.2
1083	米・精白米（水稲）	150	534	9.2	1.4	115.7	0.8	114.9
1084	米・はいが精米（水稲）	150	531	9.8	3.0	113.0	2.0	111.0
1085	めし・玄米（水稲）	150	248	4.2	1.5	53.4	2.1	51.3
1088	めし・精白米（水稲）	150	252	3.8	0.5	55.7	0.5	55.2
1090	全かゆ・玄米（水稲）	300	210	3.6	1.2	45.6	1.8	43.8
1093	全かゆ・精白米（水稲）	300	213	3.3	0.3	47.1	0.3	46.8
1115	ビーフン（うるち米製品）	70	264	4.9	1.1	55.9	0.6	55.3

食品コード	食品名	重量(g)	エネルギーkcal	たんぱく質(g)	脂質(g)	炭水化物(g)	食物繊維総量(g)	糖質(g)
1117	もち（もち米製品）	50	118	2.1	0.4	25.2	0.4	24.8
1127	そば－生	120	329	11.8	2.3	65.4	3.2	62.2
1128	そば－ゆで	230	304	11.0	2.3	59.8	4.6	55.2
1137	コーンフレーク	40	152	3.1	0.7	33.4	1.0	32.5
いも・でんぷん類								
2004	板こんにゃく（生いもこんにゃく）	50	4	0.1	0.1	1.7	1.5	0.2
2005	こんにゃく・しらたき	50	3	0.1	0	1.5	1.5	0.1
2006	さつまいも－生	100	132	1.2	0.2	31.5	2.3	29.2
2010	さといも－生	50	29	0.8	0.1	6.6	1.2	5.4
2017	じゃがいも－生	80	61	1.3	0.1	14.1	1	13
2025	やまのいも・やまといも－生	60	74	2.7	0.1	16.3	1.5	14.8
2040	はるさめ・普通－乾	10	34	0	0	8.5	0.1	8.3
豆・大豆製品類								
4006	あずき・つぶしあん	20	49	1.1	0.1	10.8	1.1	9.7
4012	えんどう・全粒－乾	15	53	3.3	0.3	9.1	2.6	6.5
4019	そらまめ・全粒－乾	22	77	5.7	0.4	12.3	2.0	10.3
4023	大豆・国産－乾	20	83	7.1	3.8	5.6	3.4	2.2
4029	きな粉・全粒大豆	7	31	2.5	1.6	2.2	1.2	1.0
4032	木綿豆腐	100	72	6.6	4.2	1.6	0.4	1.2
4033	絹ごし豆腐	100	56	4.9	3.0	2.0	0.3	1.7
4040	油揚げ	30	116	5.6	9.9	0.8	0.3	0.4
4041	がんもどき	50	114	7.7	8.9	0.8	0.7	0.1
4042	凍り豆腐	20	106	9.9	6.6	1.1	0.4	0.8
4046	糸引き納豆	40	80	6.6	4.0	4.8	2.7	2.2
4051	おから・新製法	50	56	3.1	1.8	6.9	5.8	1.2
4053	豆乳・調製豆乳	200	128	6.4	7.2	9.6	0.6	9.0

食品コード	食品名	重量(g)	エネルギーkcal	たんぱく質(g)	脂質(g)	炭水化物(g)	食物繊維総量(g)	糖質(g)
野菜類								
6007	アスパラガス・若茎－生	30	7	0.8	0.1	1.2	0.5	0.6
6016	えだまめ－ゆで	40	54	4.6	2.4	3.6	1.8	1.7
6022	スナップえんどう・若ざや－生	40	17	1.2	0.0	4.0	1.0	3.0
6024	グリーンピース－ゆで	50	55	4.2	0.1	9.3	4.3	5.0
6032	オクラ－生	1.6	0	0.0	0.0	0.1	0.1	0.0
6048	かぼちゃ（西洋）－生	60	55	1.1	0.2	12.4	2.1	10.3
6054	カリフラワー・花序－生	50	14	1.5	0.1	2.6	1.5	1.2
6061	キャベツ－生	50	12	0.7	0.1	2.6	0.9	1.7
6065	きゅうり－生	100	14	1.0	0.1	3.0	1.1	1.9
6078	くわい・塊茎－生	20	25	1.3	0.0	5.3	0.5	4.8
6084	ごぼう・根－生	50	33	0.9	0.1	7.7	2.9	4.9
6086	こまつな・葉－生	50	7	0.8	0.1	1.2	1.0	0.3
6099	しゅんぎく・葉－生	30	7	0.7	0.1	1.2	1.0	0.2
6103	しょうが・根茎－生	15	5	0.1	0.0	1.0	0.3	0.7
6116	ズッキーニ－生	100	14	1.3	0.1	2.8	1.3	1.5
6128	かいわれ大根・芽生え－生	50	11	1.1	0.3	1.7	1.0	0.7
6130	大根・葉－生	50	13	1.1	0.1	2.7	2.0	0.7
6132	大根・根、皮つき－生	100	18	0.5	0.1	4.1	1.4	2.7
6136	大根・切り干し大根	10	28	0.6	0.1	6.8	2.1	4.7
6150	たけのこ・若茎－ゆで	50	15	1.8	0.1	2.8	1.7	1.1
6153	たまねぎ・りん茎－生	50	19	0.5	0.1	4.4	0.8	3.6
6176	スイートコーン・未熟種子－ゆで	110	109	3.9	1.9	20.5	3.4	17.1
6182	トマト－生	70	13	0.5	0.1	3.3	0.7	2.6

食品コード	食品名	重量 (g)	エネルギー kcal	たんぱく質 (g)	脂質 (g)	炭水化物 (g)	食物繊維総量 (g)	糖質 (g)
6183	トマト・ミニトマト－生	30	9	0.3	0.0	2.2	0.4	1.7
6191	なす－生	70	15	0.8	0.1	3.6	1.5	2.0
6207	にら・葉－生	50	11	0.9	0.2	2.0	1.4	0.7
6212	にんじん・根、皮つき－生	50	19	0.3	0.1	4.6	1.4	3.2
6223	にんにく・りん茎－生	10	13	0.6	0.1	2.6	0.6	2.1
6233	はくさい－生	50	7	0.4	0.1	1.6	0.7	1.0
6245	青ピーマン－生	30	7	0.3	0.1	1.5	0.7	0.8
6247	赤ピーマン－生	60	18	0.6	0.1	4.3	1.0	3.4
6256	ふき・葉柄－生	100	11	0.3	0.0	3.0	1.3	1.7
6263	ブロッコリー・花序－生	50	17	2.2	0.3	2.6	2.2	0.4
6267	ほうれんそう・葉－生	70	14	1.5	0.3	2.2	2.0	0.2
6291	りょくとうもやし－生	40	6	0.7	0.0	1.0	0.5	0.5
6312	レタス－生	40	5	0.2	0.0	1.1	0.4	0.7
6314	レタス・リーフレタス・葉－生	20	3	0.3	0.0	0.7	0.4	0.3
6317	れんこん・根茎－生	50	33	1.0	0.1	7.8	1.0	6.8
果物類								
7006	アボカド－生	50	94	1.3	9.4	3.1	2.7	0.5
7012	いちご－生	40	14	0.4	0.0	3.4	0.6	2.8
7015	いちじく－生	120	65	0.7	0.1	17.2	2.3	14.9
7018	いよかん・砂じょう－生	200	92	1.8	0.2	23.6	2.2	21.4
7019	梅－生	30	8	0.2	0.2	2.4	0.8	1.6
7026	温州みかん・じょうのう・早生－生	150	68	0.8	0.2	17.9	1.1	16.8
7041	オレンジ・バレンシア・砂じょう－生	150	59	1.5	0.2	14.7	1.2	13.5
7049	かき・甘がき－生	75	45	0.3	0.2	11.9	1.2	10.7
7051	かき・干しがき	40	110	0.6	0.7	28.5	5.6	22.9

食品コード	食品名	重量(g)	エネルギーkcal	たんぱく質(g)	脂質(g)	炭水化物(g)	食物繊維総量(g)	糖質(g)
7052	かぼす・果汁-生	15	4	0.1	0.0	1.3	0.0	1.3
7054	キウイフルーツ-生	100	53	1.0	0.1	13.5	2.5	11.0
7056	きんかん・全果-生	90	64	0.5	0.6	15.8	4.1	11.6
7062	グレープフルーツ・砂じょう-生	150	57	1.4	0.2	14.4	0.9	13.5
7070	さくらんぼ・国産-生	50	30	0.5	0.1	7.6	0.6	7.0
7071	さくらんぼ・米国産-生	50	33	0.6	0.1	8.6	0.7	7.9
7077	すいか-生	300	111	1.8	0.3	28.5	0.9	27.6
7079	すだち・果汁-生	15	3	0.1	0.0	1.0	0.0	1.0
7082	すもも・プルーン-乾	50	118	1.3	0.1	31.2	3.6	27.6
7088	なし・日本なし-生	130	56	0.4	0.1	14.7	1.2	13.5
7091	なし・西洋なし-生	100	54	0.3	0.1	14.4	1.9	12.5
7093	なつみかん・砂じょう-生	200	80	1.8	0.2	20.0	2.4	17.6
7097	パインアップル-生	100	51	0.6	0.1	13.4	1.5	11.9
7105	はっさく・砂じょう-生	200	90	1.6	0.2	23.0	3.0	20.0
7107	バナナ-生	80	69	0.9	0.2	18.0	0.9	17.1
7108	バナナ-乾	20	60	0.8	0.1	15.7	1.4	14.3
7109	パパイア・完熟-生	200	76	1.0	0.4	19.0	4.4	14.6
7114	びわ-生	60	24	0.2	0.1	6.4	1.0	5.4
7116	ぶどう-生	100	59	0.4	0.1	15.7	0.5	15.2
7117	ぶどう・干しぶどう	6	18	0.2	0.0	4.8	0.2	4.6
7124	ブルーベリー-生	20	10	0.1	0.0	2.6	0.7	1.9
7129	ぽんかん・砂じょう-生	150	60	1.4	0.2	14.9	1.5	13.4
7132	マンゴー-生	150	96	0.9	0.2	25.4	2.0	23.4

食品コード	食品名	重量(g)	エネルギー kcal	たんぱく質(g)	脂質(g)	炭水化物(g)	食物繊維総量(g)	糖質(g)
7134	メロン・温室メロン-生	150	63	1.7	0.2	15.5	0.8	14.7
7136	もも-生	200	80	1.2	0.2	20.4	2.6	17.8
7140	ネクタリン-生							0.0
7144	ライチー-生	75	47	0.8	0.1	12.3	0.7	11.6
7146	ラズベリー-生	20	8	0.2	0.0	2.0	0.9	1.1
7148	りんご-生	150	81	0.3	0.2	21.9	2.3	19.7
7156	レモン・果汁-生	15	4	0.1	0.0	1.3	0.0	1.3
7158	ココナッツミルク	15	23	0.3	2.4	0.4	0.0	0.4
種実類								
5001	アーモンド-乾	10	60	1.9	5.4	2.0	1.0	0.9
5006	かぼちゃ-いり、味付け	4	23	1.1	2.1	0.5	0.3	0.2
5008	ぎんなん-生	10	19	0.5	0.2	3.9	0.2	3.7
5010	くり・日本ぐり-生	20	33	0.6	0.1	7.4	0.8	6.5
5014	くるみ-いり	20	135	2.9	13.8	2.3	1.5	0.8
5017	ごま-乾	3	17	0.6	1.6	0.6	0.3	0.2
5018	ごま-いり	3	18	0.6	1.6	0.6	0.4	0.2
5031	マカダミアナッツ-いり、味付け	10	72	0.8	7.7	1.2	0.6	0.6
海藻類								
9004	あまのり・焼きのり	2	4	0.8	0.1	0.9	0.7	0.2
9005	あまのり・味付けのり	2	4	0.8	0.1	0.8	0.5	0.3
9020	刻み昆布	3	3	0.2	0.0	1.4	1.2	0.2
9026	てんぐさ・ところてん	100	2	0.2	0.0	0.6	0.6	0.0
9028	てんぐさ・寒天	7	0	0.0	0.0	0.1	0.1	0.0
9031	ひじき・ほしひじき	10	14	1.1	0.1	5.6	4.3	1.3
9037	もずく・おきなわもずく・塩蔵-塩抜き	50	3	0.2	0.1	1.0	1.0	0.0
9039	わかめ・原藻-生	20	3	0.4	0.1	1.1	0.7	0.4
9044	カットわかめ	2	3	0.4	0.1	0.8	0.7	0.1

食品コード	食品名	重量(g)	エネルギーkcal	たんぱく質(g)	脂質(g)	炭水化物(g)	食物繊維総量(g)	糖質(g)
乳　類								
13003	普通牛乳	200	134	6.6	7.6	9.6	0.0	9.6
13005	加工乳・低脂肪	200	92	7.6	2.0	11.0	0.0	11.0
13022	コーヒーホワイトナー・液、植物性脂肪	5	12	0.2	1.2	0.1	0.0	0.1
13025	ヨーグルト・全脂無糖	120	74	4.3	3.6	5.9	0.0	5.9
13034	ナチュラルチーズ・カマンベール	20	62	3.8	4.9	0.2	0.0	0.2
13036	ナチュラルチーズ・ゴーダ	20	76	5.2	5.8	0.3	0.0	0.3
13037	ナチュラルチーズ・チェダー	20	85	5.1	6.8	0.3	0.0	0.3
13038	ナチュラルチーズ・パルメザン	5	24	2.2	1.5	0.1	0.0	0.1
13039	ナチュラルチーズ・ブルー	20	70	3.8	5.8	0.2	0.0	0.2
14017	有塩バター	10	75	0.1	8.1	0.0	0.0	0.0
肉　類								
11064	輸入牛・かたロース・脂身つき-生	100	240	17.9	17.4	0.1	0.0	0.1
11071	輸入牛・サーロイン・脂身つき-生	100	298	17.4	23.7	0.4	0.0	0.4
11059	乳牛・ヒレ・赤肉-生	100	185	21.3	9.8	0.6	0.0	0.6
11127	豚・ロース・赤肉-生	100	150	22.7	5.6	0.3	0.0	0.3
11140	豚・ヒレ・赤肉-生	100	115	22.8	1.9	0.2	0.0	0.2
11129	豚・ばら・脂身つき-生	100	386	14.2	34.6	0.1	0.0	0.1
11092	牛・肝臓-生	100	132	19.6	3.7	3.7	0.0	3.7
11166	豚・肝臓-生	100	128	20.4	3.4	2.5	0.0	2.5
11221	若鶏・もも、皮つき-生	100	200	16.2	14.0	0.0	0.0	0.0
11105	牛・コンビーフ缶詰	50	102	9.9	6.5	0.9	0.0	0.9

食品コード	食品名	重量(g)	エネルギーkcal	たんぱく質(g)	脂質(g)	炭水化物(g)	食物繊維総量(g)	糖質(g)
11107	牛・ビーフジャーキー	10	32	5.5	0.8	0.6	0.0	0.6
11176	豚・ハム・ロース	20	39	3.3	2.8	0.3	0.0	0.3
11183	豚・ベーコン・ベーコン	20	81	2.6	7.8	0.1	0.0	0.1
11186	豚・ソーセージ・ウインナー	20	64	2.6	5.7	0.6	0.0	0.6
11188	豚・ソーセージ・ドライ	20	99	5.1	8.6	0.4	0.0	0.4
11189	豚・ソーセージ・フランクフルト	150	447	19.1	37.1	9.3	0.0	9.3
11195	豚・焼き豚	50	86	9.7	4.1	2.6	0.0	2.6
魚介類								
10003	あじ・まあじ－生	90	109	18.6	3.2	0.1	0.0	0.1
10047	まいわし－生	152	330	30.1	21.1	1.1	0.0	1.1
10086	かつお・春獲り－生	60	68	15.5	0.3	0.1	0.0	0.1
10108	かんぱち－生	60	77	12.6	2.5	0.1	0.0	0.1
10134	しろさけ－生（切り身）	100	133	22.3	4.1	0.1	0.0	0.1
10154	さば・まさば－生	100	202	20.7	12.1	0.3	0.0	0.3
10173	さんま－生	150	465	27.8	36.9	0.2	0.0	0.2
10193	たい・まだい・養殖－生	60	116	13.0	6.5	0.1	0.0	0.1
10253	くろまぐろ・赤身－生（切り身）	60	75	15.8	0.8	0.1	0.0	0.1
10260	まぐろ・缶詰水煮フレーク・ライト	80	57	12.8	0.6	0.2	0.0	0.2
10279	あかがい－生	25	19	3.4	0.1	0.9	0.0	0.9
10281	あさり－生	100	30	6.0	0.3	0.4	0.0	0.4
10285	あわび－生	120	88	15.2	0.4	4.8	0.0	4.8
10292	かき・養殖－生	60	36	4.0	0.8	2.8	0.0	2.8
10297	しじみ－生	20	10	1.1	0.2	0.9	0.0	0.9
10300	つぶ－生	25	22	4.5	0.1	0.6	0.0	0.6
10303	とりがい・斧足－生	10	9	1.3	0.0	0.7	0.0	0.7
10306	はまぐり－生	100	38	6.1	0.5	1.8	0.0	1.8

食品コード	食品名	重量(g)	エネルギーkcal	たんぱく質(g)	脂質(g)	炭水化物(g)	食物繊維総量(g)	糖質(g)
10313	ほたてがい・貝柱-生	25	24	4.5	0.0	1.2	0.0	1.2
10316	ほっきがい-生	25	18	2.8	0.3	1.0	0.0	1.0
10345	するめいか-生	100	88	18.1	1.2	0.2	0.0	0.2
10362	まだこ-ゆで	50	50	10.9	0.4	0.1	0.0	0.1
10379	蒸しかまぼこ	20	19	2.4	0.2	1.9	0.0	1.9
10381	焼き竹輪	25	30	3.1	0.5	3.4	0.0	3.4
10385	はんぺん	25	24	2.5	0.3	2.9	0.0	2.9
10386	さつま揚げ	25	35	3.1	0.9	3.5	0.0	3.5
調味料類								
16025	みりん・本みりん	18	43	0.1	0.0	7.8	0.0	7.8
17001	ウスターソース	18	21	0.2	0.0	4.8	0.1	4.7
17003	ウスターソース・濃厚ソース	18	24	0.2	0.0	5.6	0.2	5.4
17007	こいくちしょうゆ	18	13	1.4	0.0	1.8	0.0	1.8
17008	うすくちしょうゆ	18	10	1.0	0.0	1.4	0.0	1.4
17009	たまりしょうゆ	18	20	2.1	0.0	2.9	0.0	2.9
17016	米酢	15	7	0.0	0.0	1.1	0.0	1.1
17017	果実酢・ぶどう酢	15	3	0.0	0.0	0.2	0.0	0.2
17018	果実酢・りんご酢	15	4	0.0	0.0	0.4	0.0	0.4
17027	固形コンソメ	5	12	0.4	0.2	2.1	0.0	2.1
17031	かき油	18	19	1.4	0.1	3.3	0.0	3.3
17036	トマト加工品・ケチャップ	15	18	0.3	0.0	4.1	0.3	3.8
17039	ドレッシングタイプ和風調味料	15	12	0.5	0.0	2.4	0.0	2.4
17040	フレンチドレッシング	15	61	0.0	6.3	0.9	0.0	0.9
17042	マヨネーズ・全卵型	12	84	0.2	9.0	0.5	0.0	0.5
17044	米みそ・甘みそ	18	39	1.7	0.5	6.8	1.0	5.8
17045	米みそ・淡色辛みそ	18	35	2.3	1.1	3.9	0.9	3.1
17047	麦みそ	18	36	1.7	0.8	5.4	1.1	4.3
17053	酒かす	50	114	7.5	0.8	11.9	2.6	9.3
17054	みりん風調味料	19	43	0.0	0.0	10.4	0.0	10.4

食品コード	食品名	重量(g)	エネルギーkcal	たんぱく質(g)	脂質(g)	炭水化物(g)	食物繊維総量(g)	糖質(g)
アルコール類								
16002	清酒・純米酒	180	185	0.7	0.0	6.5	0.0	6.5
16003	清酒・本醸造酒	180	193	0.7	0.0	8.1	0.0	8.1
16004	清酒・吟醸酒	180	187	0.5	0.0	6.5	0.0	6.5
16005	清酒・純米吟醸酒	180	185	0.7	0.0	7.4	0.0	7.4
16006	ビール・淡色	350	140	1.1	0.0	10.9	0.0	10.9
16007	ビール・黒	350	161	1.4	0.0	12.6	0.7	11.9
16009	発泡酒	350	158	0.4	0.0	12.6	0.0	12.6
16010	ぶどう酒・白	100	73	0.1	0.0	2.0	0.0	2.0
16011	ぶどう酒・赤	100	73	0.2	0.0	1.5	0.0	1.5
16012	ぶどう酒・ロゼ	100	77	0.1	0.0	4.0	0.0	4.0
16013	紹興酒	50	64	0.9	0.0	2.6	0.0	2.6
16014	しょうちゅう・甲類	180	371	0.0	0.0	0.0	0.0	0.0
16015	しょうちゅう・乙類	180	263	0.0	0.0	0.0	0.0	0.0
16016	ウイスキー	30	71	0.0	0.0	0.0	0.0	0.0
16017	ブランデー	30	71	0.0	0.0	0.0	0.0	0.0
16018	ウォッカ	30	72	0.0	0.0	0.0	0.0	0.0
16019	ジン	30	85	0.0	0.0	0.0	0.0	0.0
16020	ラム	30	72	0.0	0.0	0.0	0.0	0.0
16022	梅酒	50	78	0.1	0.0	10.4	0.0	10.4

あとがき

　「生活習慣病の科学 Neo」の監修をすべて終えたところで、旧暦では神無月、寒露、蟋蟀在戸（コオロギが戸口でなく頃）の候になっていました。

　米国栄養ガイドライン2015の大変革に至った背景とエビデンス、私たちの研究室の基礎研究と臨床研究の成果の進展を基本とした視点にたって、2016年秋における日本の関連学会のガイドラインを参考に新版 Neo を準備しました。10年前の初版より、相当量の改訂を行い、10年間の進歩と新しいエビデンスを可能な限り取り入れることが出来たと自負しています。解釈が大きく変化したところも少なくありませんが、それは科学と医学の進歩によるものであり、科学は変革することが進歩につながっているのです。しかし、進歩と勘違いして一時的に間違うことを完全には否定できないことも科学の常であることをご理解いただきたく思います。

　一般的にガイドラインは5年ごとに改訂されます。それは科学の進歩は、ガイドラインの変更を必然とするからです。科学の進歩は、概念の変革をもたらし法則性や客観性を補強する過程であると考えています。本新版 Neo の内容が過去と現行のガイドラインと異なるところは、編者と担当者が議論と考察を重ねた結果、意識的に将来的な客観性を考慮して進歩を先取りして表現したところがあります。それは経験に裏打ちされた先見性は啓蒙書の質を高めるものであると考えたからです。2016年秋から2017年の間は少なくとも生活習慣病の最新の科学情報をお知らせできていると考えています。

　科学や医学の進歩は、正しい知識や薬物の実用化などで社会に還元

されて初めて意義があるのです。その意義を最後に判断されるのは、一般市民の皆さんであると考えています。科学研究の不正やデータの捏造が取り上げられていますが、研究不正や捏造データが実用化につながることや有効性の証明に至ることは絶対にありません。

　新版 Neo 出版後の生活習慣病の科学の進歩を正しくお知らせするために、京都大学学術出版会のウェブサイトに参考文献を掲載し、最新論文の意味することなども逐次紹介することが出来るようにしていただきました。

　生活習慣病は予防法も治療法も大きな進歩を遂げてきていますので、本書をご利用いただき、一人でも多くの皆さんに、生活習慣病の軽減や克服を達成いただければこれ以上の喜びはありません。

　2016年10月

中尾一和

索 引

各項目は主な頁のみを取り、必ずしも網羅的ではありません。

[A－Z]

A 型肝炎ウイルス　192
ALT　201
ANP　150, 347
AST　201
B 型肝炎　195
　B 型肝炎ウイルス　184, 186, 192
　B 型肝炎ウイルスの再活性化　189
　B 型急性肝炎　187
　B 型慢性肝炎　188
BMI　41, 49, 54, 64 →体格指数
BNP　150, 347
C 型肝炎　195
　C 型肝炎ウイルス　184, 190, 192
CT　44, 224
D 型肝炎ウイルス　193
DNA　24
DOHaD　9, 12
DPP-4 阻害剤　96
DXA 法　244, 245
E 型肝炎ウイルス　193
ES 細胞　132, 157 →幹細胞
GFR（糸球体濾過量）　167
GLP-1 受容体作動薬　99
HDL コレステロール　125, 128, 352
HLA 遺伝子　82
iPS 細胞　132, 156, 181 →幹細胞
LCU 得点　361
LDL コレステロール　32, 125, 128, 140, 352
MCT　295 →中鎖脂肪酸トリグリセリド
　MCT オイル　312
MIBG 心筋シンチグラフィー　224
MRI　224

NCD　9
QOL　18, 85, 155 →クオリティ・オブ・ライフ
QUS 定量的超音波法　244
RA 法　244
SGLT 2 阻害剤　96
SNP　24, 81, 82 →一塩基多型

[あ行]

アスパルテーム　286
アセスルファムカリウム　286
アディポカイン　64
アトキンスダイエット　280
アドレナリン　78, 341, 343
　アドレナリン受容体　24
アドレノメデュリン　106
アポリポタンパク質 E　223
甘み　282
アミロイド β　219, 231, 232
アルコール性肝障害　193, 195, 202
アルコール性肝線維症　199
アルコール性脂肪肝　198
アルコールの過剰摂取　111
アルツハイマー病　36, 212, 217, 219, 222, 226
アルドステロン　106
α グルコシダーゼ阻害剤　96
α 交感神経遮断剤　123
アルポート症候群　166
アレルギー反応　194
アンジオテンシノーゲン　113
アンジオテンシン　112, 124
アンジオテンシン受容体ブロッカー（ARB）　151

息切れ　150
医食動眠同源　22
異所性脂肪　39, 72
一塩基多型　24, 53 → SNP
一次予防　16, 36
一卵性双生児　52
遺伝因子　24
遺伝子異常による肥満マウス　53
遺伝子診断　142
遺伝子多型　143
遺伝性低カリウム血症　166
遺伝性肥満マウス　70, 72
いらいら食い　50
インクレチン　96
インスリノーマ　48
インスリン　31, 40, 47, 72, 74, 77, 78, 93, 280, 285, 288, 321
　インスリン感受性　314
　インスリン産生細胞　101
　インスリン受容体　24
　インスリン製剤　85, 98, 347
　インスリン注射　93, 100, 318
　インスリン抵抗性　64, 81, 91, 95
　インスリン分泌　99, 277, 308
　インスリンポンプ治療　101
インターフェロン　205
　インターフェロン治療　188, 190, 191

ウエスト周囲長　44, 49
ウォーキング　316, 320
ウォーミングアップ　324
うつ病　191, 315, 355, 364, 381
運動の時間帯　321
運動の習慣化　329
運動不足　21, 25, 63, 74, 80, 111, 185
運動療法　20, 56, 91, 140, 155, 248, 314

栄養障害　2
　栄養障害による骨粗鬆症　238
エゴグラム　368

エストロゲン　154, 323, 348, 354
　エストロゲン製剤　350
エドモントン・プロトコール　100
エピゲノム変化　58
エリスリトール　286
エリスロポイエチン　346
エルゴメーター　7, 145, 332
円背　235, 254
塩分制限　180

黄疸　185, 203
オーダーメイド医療　35
オートファジー　27
オーラルバイオフィルム　264
$\omega 3$ 脂肪酸　23, 293
オランダ飢餓コホート　9
オリーブオイル　276, 288, 300, 310
オリゴ糖　278, 281

[か行]

介護サービス　397
懐石料理　302
海綿骨　237
拡張期血圧　107 → 最低血圧
下垂体性低身長症　347
家族性　222
家族性心筋症　142
家族歴　139
活性酸素　365
カテーテル治療　151
カテキン　228
果糖　282
仮面高血圧症　110
かゆみ　168
カルシウム　234, 240, 246, 250, 352
カルシトニン製剤　252
加齢　365
　加齢男性性腺機能低下 (LOH) 症候群　354
過労死　381

カロリー制限療法　55
癌　6, 16, 17, 64, 315
　　予防法　366
肝炎ウイルス　164, 184
環境因子　24
環境ホルモン　356 →内分泌攪乱化学物質
肝硬変　39, 184, 185, 202
　　肝硬変の症状　203
幹細胞　131, 255 → ES 細胞、iPS 細胞
　　多能性幹細胞　101
感情、性格の変化　204
感情失禁　213
感情抑制　368
肝性昏睡　204
感染症の予防　395
眼底出血　92
冠動脈　32, 131, 145, 363
　　冠動脈形成術　147
　　冠動脈疾患　276
　　冠動脈 CT　145
　　冠動脈造影　145
　　冠動脈バイパス術　147
漢方薬　194
γセクレターゼ　220
　　γセクレターゼ阻害剤　231
甘味料　286

キーズ、アンセル　62
記憶の障害　213
飢餓　2
器質性異常　212
キシリトール　286
基礎医学研究　33
基礎代謝　22, 47
　　基礎代謝量　29, 56
鍛えマッスル　335
喫煙　25, 139, 247
機能亢進症　344
機能低下症　344
気晴らし食い　50

急性アルコール性肝炎　199
急性心筋梗塞　117
急性心不全　150
狂牛病　220
狭心症　92, 130, 137, 145
魚介類　300
虚血性心疾患（虚血性の心臓病）　15, 118, 136, 139, 144, 287, 315, 363
　　虚血性心疾患の発症頻度の男女差　153
禁煙　130, 140, 218
筋肉の収縮　240
筋力強化運動　324
筋力低下　22
筋力トレーニング　332, 334

空腹時血糖値　83
クオリティ・オブ・ライフ　4 → QOL
薬の使用期限　394
薬の副作用　393
果物　282
クッシング症候群　48, 238, 344
グラフ化体重日記　57
グリセミックインデックス　94
グルカゴン　78, 99
クルクミン　228
グレリン　47, 67, 72, 294, 309
クロト遺伝子　241

経カテーテル肝動脈塞栓　208
経口抗ウイルス剤　184, 188
軽度認知機能障害（MCI）　216
血液透析　75 →透析療法
血管拡張ホルモン　123
血管合併症　76
血管再生医学　36
血管再生治療　131
血管性認知症　217, 226
血管内皮細胞　106
血管平滑筋細胞　128
血清クレアチニン　167

血中コレステロール濃度　287
血糖降下薬／血糖降下剤　146, 321
血糖コントロール　86, 89, 93, 327
血糖自己測定　87
血糖値　78, 314
　　血糖値コントロール　227
　　血糖値の上昇　282
ケトアシドーシス　285
ケトン体　285, 294, 306, 307
健康寿命　22
原発性アルドステロン症　106
原発性胆汁性胆管炎　196
原発性肥満　38, 46
原発性肥満症　367

抗RANKL抗体　252
降圧剤　122, 146, 270, 327, 393
高インスリン血症　89
抗うつ剤　355
抗癌剤動注化学療法　209
交感神経　113, 135
　　交感神経系　362
抗痙攣剤　270
高血圧　226
　　高血圧感受性遺伝子　114
高血圧症　2, 14, 16, 38, 105, 112, 114, 120, 139, 140, 168, 169, 315
　　高血圧症の治療　116, 121
高血糖　75, 78, 83
高コレステロール血症　26, 32
抗脂質異常症薬　146
高次脳機能　212
高脂肪食　305
　　高脂肪食悪者説　46, 62
　　高脂肪低糖質食　294
恒常性　160 →ホメオスタシス
甲状腺機能亢進症　238, 344
甲状腺機能低下症　48
抗スクレロスチン抗体　254
肯定的自己表現　368

行動記録表　370
高尿酸血症　143, 176
　　高尿酸血症の治療　177
更年期　348
　　更年期障害　154, 349, 352, 353
　　更年期症状　323
抗肥満薬　57
交流分析　378
高齢化の進行　217
呼吸循環系運動能力　319
ココナッツオイル　278, 310
ココナッツミルク　283
五大栄養素　307
骨芽細胞　236, 255
骨吸収　236
骨形成　236, 255
　　骨形成不全症　239
骨髄　23, 131
骨折　235, 248
骨粗鬆症　22, 234, 315, 323, 353
　　骨粗鬆症治療薬　253
　　骨粗鬆症リスクテスト　241
骨代謝マーカー　243
骨密度　246
　　骨密度測定　243
骨量減少　22, 237
孤発性　222
コラーゲン　236, 244

[さ行]

最高血圧　104 →収縮期血圧
再生医療　101, 131
最低血圧　104 →拡張期血圧
サイレントキラー　15, 18, 369
酒　198
雑穀　301
雑食　296
サプリメント　194
サルコペニア　48, 325

三次予防　36
三大栄養素　56
散歩　389

自覚的運動強度　322
子宮体癌　350
糸球体腎炎　167
子宮内膜症　350
歯垢　258, 264, 267
自己免疫疾患　202
自己免疫性肝炎　196
脂質異常症　2, 14, 38, 125, 139, 140, 367, 391
　　脂質異常症の治療　127
歯周組織　258
歯周病　258
視床下部　47, 52, 60, 67, 70
歯石　269
歯槽膿漏　258
失感情症　381
疾患モデル動物　33
疾患由来細胞　33
失見当識　213
至適血圧　107
脂肪萎縮症　40, 72
脂肪肝　39, 192
脂肪細胞　64, 67, 70, 95
脂肪食品　387
脂肪制限食　49
脂肪組織　9, 38, 52, 65, 70
脂肪悪者説　288
社会活動　230
社会的対人関係構築法　368
収縮期血圧　107 →最高血圧
重力　240
種差　26, 33
種実（ナッツ）　277, 300
主食　302
趣味　229
種を超えた法則性　27
準備運動　319, 332

消化管出血　204
小動物の幻視　213
上皮性結合　273
ジョギング　325
食塩摂取　111
食行動質問表　57
食行動の問題点　372
食事日記　370
食事療法　20, 49, 51, 56, 61, 169, 246, 288
食生活　24
食糞　299
食物繊維　127, 281
食欲調節　10
　　食欲調節メカニズム　47, 67
　　食欲・摂食調節研究　60
食欲低下　168
女性ホルモン　29, 348
　　女性ホルモン製剤　251
　　女性ホルモン補充療法　350, 353
徐脈性不整脈　137
自律神経系　360
腎移植　171, 181
腎炎　161
心筋炎　149
心筋梗塞　18, 32, 130, 137, 145
心筋再生　156
　　心筋再生治療　131
心筋細胞　156
心筋症　149
神経障害　89
心血管疾患　64, 218
腎硬化症　130
人工甘味料　286
人工歯根　273
心室細動　137
腎障害を起こす可能性のある薬剤　165
心臓カテーテル検査　151
心臓超音波（エコー）検査　151
心臓に良いことは脳にも効く　218
心臓の構造　134

腎臓の修復・再生　181
心臓のポンプ機能低下　148
心臓病／心疾患　16, 64, 136
腎臓病の診断　167
心臓弁膜症　137
心臓ホルモン　152
心臓リハビリ　155
心肺運動負荷試験　319
心不全　138, 148
　　心不全の自覚症状　150
腎不全　18, 75
心膜炎と　149
心理療法　355

膵移植　100
随時血糖値　83
膵臓　74, 77, 96, 99, 132
水中ウォーキング　331
睡眠　22
　　質のよい睡眠　376
　　睡眠時無呼吸症候群　367, 376
　　睡眠障害　354
スクラロース　286
スターリング、アーネスト　338, 340, 343
スタチン　26
ステビア　286
ストレス　7, 25, 49, 111, 140, 360, 362
　　ストレス対処技法　368
　　ストレス耐性　363
ストレッチ／ストレッチング（柔軟体操）　324, 336, 382
スポーツドリンク　285
スルホニル尿素剤（SU剤）　85, 96
スロージョギング　325
すわろビクス　317, 330

生活習慣病　1, 14, 16, 364, 369, 384
　　生活習慣病の予防　20, 35
正所性脂肪　39
成人病　1, 16

成長ホルモン　78, 377
　　成長ホルモン製剤　347
性ホルモン　347
精密医療　36
整理運動　319
脊柱管狭窄症　235
脊椎すべり症　235
脊椎分離症　235
摂食障害　368
セメント質　258
セリエ、ハンス　362
線維性結合　273
全身倦怠感　185
先制医療　36
選択的エストロゲン受容体モジュレーター　252
先天性疾患による骨粗鬆症　239
先天性心疾患　138
先天性ネフローゼ症候群　166
蠕動運動　387
前頭側頭葉変性症　213
前臨床研究　26

臓器機能関連疾患　214
早期腎症　89
草食　296
ソーシャルサポート　366
続発性骨粗鬆症　238
速効型インスリン分泌促進剤　96

[た行]

体格指数　41 → BMI
第3の腎臓　181
体脂肪率　41
代謝調節　10
大腿骨頸部　235, 245
耐糖能異常　78
体内時計　10, 377
多因子遺伝　52

多因子遺伝病　24
高峰譲吉　341, 343
正しい歯磨き（方法）　262, 274
多発性圧迫骨折　254
多発性のう胞腎　166
単一遺伝子疾患　24
　　単一遺伝子腎疾患　166
短鎖脂肪酸　9, 281, 294
単純性脂肪肝　185
男性更年期障害　354
男性ホルモン　354
　　男性ホルモン補充治療　355
タンパク尿　75, 161

チアゾリジン剤　95
チーム医療　384
チェア・エクササイズ　331
地中海食　47, 49, 276, 292
中鎖脂肪酸　10, 294
　　中鎖脂肪酸トリグリセリド　293 → MCT
中性脂肪　140, 200 → トリグリセリド
長鎖脂肪酸　294
　　長鎖脂肪酸トリグリセリド　295
腸内細菌　278, 296
　　腸内細菌叢　9, 51, 281, 297
調理法　291

椎間板ヘルニア　235
痛風　162, 175
　　痛風腎　176
　　痛風発作の治療　177
辻寛治　340

低血糖発作　92
低脂質食　276
低出生体重児　12
ディッパー型高血圧　108
低糖質食　276
テーラーメイド医療　7, 35, 54, 143
適度の食事（モデレートダイエット：MD食）　56, 292, 297, 300, 305, 310, 311
デザート　282
　　デザートは別腹　367
テストステロン　354
デュアルインピーダンス法　43
デンタルIQ　271
デンタルフロス　263
電動歯ブラシ　263

動悸　150
糖質コルチコイド　365 →副腎皮質ホルモン
糖質制限食　47, 49, 55
透析療法　171, 172 →血液透析
糖尿病　2, 14, 16, 25, 29, 32, 38, 64, 74, 83, 118, 139, 162, 168, 207, 218, 226, 308, 327, 367, 391
　　1型糖尿病　74, 77, 82
　　2型糖尿病　24, 29, 74, 77, 79, 93, 290, 315
糖尿病治療の目標　85
糖尿病の合併症　88
糖尿病の臨床診断　84
糖尿病網膜症　83
洞不全症候群　137
動脈硬化　2, 11, 14, 17, 18, 29, 64, 106, 277
動脈硬化症　117, 125, 128
特定保健用食品　20
突然死　117, 137, 364
ドネペジル　225
トマトジュース　283
ドライフルーツ　282
トランスレーショナル科学　33
トリグリセリド　125 →中性脂肪
トレッチ運動　382
トレッドミル　145

[な行]

内臓脂肪型肥満　38, 42
内臓脂肪測定装置　44
ナイチンゲール、フローレンス　384, 385

内服抗ウイルス薬　191
内分泌　338
　　内分泌臓器　342
内分泌疾患　344, 346
　　内分泌疾患による骨粗鬆症　238
内分泌攪乱化学物質　356 →環境ホルモン
ナトリウム利尿ペプチド　106

二次性高血圧症　105, 109
二次性肥満　38
二次予防　16, 36
ニトログリセリン　144
乳糖　278
尿検査　167
尿酸値　162, 175
二卵性双生児　52
妊娠高血圧腎症　179
妊娠中（の歯のケア）　270
妊娠糖尿病　74
認知症　22, 130, 212, 214, 277
　　認知症の初期症状　215
認知療法　225

ネフローゼ　161, 167

脳　23, 307
脳血管疾患　64
脳血管障害　213, 315
脳脊髄液　225
脳卒中　15, 16, 18, 116, 218, 226
　　脳梗塞　130
　　脳出血　130
脳動脈硬化症　130
ノニルフェノール　357
ノン・ディッパー型高血圧　108, 109
ノンレム睡眠　377

[は行]

バイオマーカー　36

肺高血圧症　138
肺水腫　168
ハイドロキシアパタイト　236
吐き気　168
白衣高血圧症　110
白癬（水虫）　391
破骨細胞　236
バス法　267
8020（ハチマル・ニイマル）運動　261
蜂蜜　282
発癌物質　365
歯の再生医療　274
歯の平均寿命　261
歯磨き　267
　　歯磨き指導　270
　　歯磨き方法　269
非アルコール性脂肪性肝炎　39, 201
非アルコール性脂肪性肝疾患　185, 207
非ウイルス性の慢性肝障害　184
皮下脂肪型肥満　38
ビグアナイド剤　95
膝関節痛　38
皮脂　390
皮質骨　237
ビスフェノールA　357
ビスフォスフォネート製剤　251
ビタミン　307
　　ビタミン欠乏症　2
ビタミンD　240, 246, 250
必須アミノ酸　302, 307
必須脂肪酸　302, 307
ヒッププロテクター　249
皮膚　390
肥満　277
　　肥満外科治療　57
　　肥満しやすい食習慣　30
　　肥満の治療法　55
肥満症　14, 38, 277, 290, 293, 315, 367
　　肥満症に合併する疾患　63

肥満症の診断　41
標準体重（理想体重）　41
頻脈性不整　137

ファイトケミカル　372
副交感神経　135
副甲状腺機能亢進症　238
副甲状腺ホルモン（PTH）製剤　252
副食　302
副腎アンドロゲン　354
副腎皮質機能低下症　346
副腎皮質ホルモン　78 →糖質コルチコイド
　副腎皮質ホルモン剤　346
不整脈　137, 142, 149
豚膵島　100
ブドウ糖　277, 285, 307, 314
　ブドウ糖負荷試験　83
不動による骨粗鬆症　239
不飽和脂肪酸　228, 276
プラーク・コントロール　265
プリオン　220
プレバイオティクス　281
プロゲステロン　348, 350
プロバイオティクス　59
分子標的療薬　209

平均寿命　20, 22
閉経　237, 323
米国栄養ガイドライン 2015　11, 49, 56, 62, 290
閉塞性動脈硬化症　130
ペースメーカー　137
β交感神経遮断剤　123
β細胞　82
β遮断薬　151
ベジタリアン　301
ペットボトル症候群　285
ヘモグロビン A1c　83, 86, 306
弁　135
変形性膝関節症　389
変性疾患　214

便秘　386

房室ブロック　137
報酬系　47, 60, 67, 302, 308
飽和脂肪酸　288
ボール・エクササイズ　331
勃起障害　354
母乳　278, 295, 303
骨　234
骨のリモデリング　236
ホメオスタシス　362 →恒常性
ポリフェノール　228
ホルター心電図　145
ホルモン　338, 340
ホルモン補充療法　154, 346
本態性高血圧症　105

[ま行]

マクロファージ　128
マルファン症候群　239
慢性肝疾患の治療　206
慢性腎臓病（CKD）　161
慢性心不全　150
満腹感　53

むくみ　168, 203
無酸素運動　316
虫歯　260
無症候性キャリア　186, 188

メインディッシュ　302
メタボリックシンドローム / 症候群　15, 21, 65, 162, 286, 290, 308
免疫チェックポイント阻害剤　209
免疫抑制剤　181, 270

モデル動物　26

[や行]

夜間の血圧低下　130
薬剤性肝障害　202
薬物依存　69
薬物性肝障害　192, 194
薬物性肥満　48
薬物による骨粗鬆症　238
薬物療法　169, 225
野菜　300
やせ指向　368

有酸素運動　316, 320, 324, 329

要介護度　397
溶血性連鎖球菌　164
腰痛　38

[ら行]

ライフコース・ヘルスケア　11
ライフスタイル　369
ライフスタイルの是正　55
ラジオ波焼灼術　208

利尿薬　171
リバウンド　55, 66
リハビリテーション　315
リラクゼーション / リラックス　319, 381
臨床医学研究　33

レッドコンプレックス　264
レニン・アンジオテンシン　115, 124
レビー小体型認知症　213, 217
レプチン　9, 47, 52, 67, 70, 71, 113, 294, 309, 347
　レプチン遺伝子　241
　レプチン補充治療　72
レム睡眠　377

[わ行]

和食　295, 301
笑い　382

プロフィール

中尾　一和（なかお　かずわ）
　京都大学名誉教授、同医学研究科メディカルイノベーションセンター特任教授
　1948 年　兵庫県生まれ
　1973 年　京都大学医学部卒業
　1983 年　京都大学医学博士
　1989 年　京都大学医学部内科学第二講座助手、講師を経て教授
　2002 年　京都大学大学院医学研究科内科学講座（臨床病態医科学・内分泌代謝内科）教授
　2013 年　より現職
　日本内科学会評議員、日本内分泌学会理事長（1999-2001 年、2007〜2009 年）、日本肥満学会理事長（2004〜2008 年）、日本心血管内分泌代謝学会理事長（2005〜2009 年）他歴任。認定 NPO 法人ホルモンステーション理事長、兵庫県養父市名誉市民　ベルツ賞、日本医師会医学賞、日本肥満学会学会賞、紫綬褒章他受賞

編著書
　『ナトリウム利尿ペプチドファミリー――その発見から世界最初の臨床応用へ』（井村裕夫・松尾壽之 監修、中尾一和・寒川賢治 編集、講談社サイエンティフィク、1995）、『内科学第 8 版』（杉本恒明・小俣政男・水野美邦 総編集）「12. 内分泌系の疾患」（中尾一和 編集、朝倉書店、2003）、『最新内分泌代謝学』（中尾一和 編集、診断と治療社、2013）他

京都大学健康市民講座
Q＆A生活習慣病の科学 Neo

2016 年 12 月 10 日　初版第一刷発行

編　者　中　尾　一　和
発行者　末　原　達　郎
発行所　京都大学学術出版会
　　　　京都市左京区吉田近衛町 69
　　　　京都大学吉田南構内（606-8315）
　　　　電　話　075（761）6182
　　　　FAX　075（761）6190
　　　　http://www.kyoto-up.or.jp/

印刷・製本　株式会社太洋社

ⓒ K. Nakao et al. 2016　　　　　　　Printed in Japan
ISBN978-4-8140-0050-0　　定価はカバーに表示してあります

本書のコピー、スキャン、デジタル化等の無断複製は著作権法上での例外を除き禁じられています。本書を代行業者等の第三者に依頼してスキャンやデジタル化することは、たとえ個人や家庭内での利用でも著作権法違反です。